한국의 산야초 민간요법

한국의 산야초 민간요법

글 · 사진 **약산 정구영**

중앙생활사

산야초를 통해 전통 비방 소개!

정구영 선생의 호는 약산(藥山)이다. 오래 전에 약산 정구영을 스승과 제자로 만났다. 그는 다년간 태극권 외 기공 수련을 했고, 내가 설립한 한국태극권학회와 국민생활체육우슈연합회에 참여하였다. 지금은 세속을 떠나 병고로부터 희망도 없는 사람들에게 건강비법과 양생, 기공, 무예, 풍류, 천연 자연요법으로 희망을 주고 있다.

건강은 아무리 강조해도 지나치지 않는 이유는 세상에서 몸이 가장 귀하기 때문이다. 예로부터 전하는 금언에 "재물을 잃은 것은 조금 잃은 것이요, 명예를 잃은 것은 많이 잃은 것이요, 건강을 잃은 것은 모두를 잃은 것이다"라는 말이 있듯이 건강은 세밀하게 챙기지 않으면 먼 훗날 후회를 하게 된다.

약산 정구영 선생은 마음과 몸은 모든 사람의 몸과 마음의 병을 다스리는 영약(靈藥)으로 가득 채워져 있기를 바라는 간절한 마음에서 병고로부터 해방될 수 있는 현대판 화타의 원고를 나에게 보여주며 추천을 의뢰하였다.

오늘날 대다수 사람이 마음의 풍요로움이 없이 마치 시속 100km로 질주하는 삶 속에서 병으로부터 자유로울 수 없으며, 건강의 시계는 멈춰 있다고 해도 과언이 아니다. 실로 인간 문화의 어떤 부분이든지 약산 정구영 선생의 머릿속에 들어오면 약이 된다. 그는 마음의 병이 있는 사람에게는 그의 해학으로, 몸에 병이 있는 사람에게는 질병의 고통을 치유하고 경감시키는 능력을 지니고 있다.

약산 정구영 선생은 2000년에 중국 하이난 섬에서 처음 만나 일주일 가까이 지냈다. 낮에는 양생기공과 태극권을 수련하고 밤에는 문헌자료를 구하러 낯선 땅을 돌아다니는 것을 보았다. 귀국 후에는 매주 내가 거처하는 곳에 방문하여 같이 태극권을 연마하고 때로는 주변 사람들에게 양생장과 태극권을 가르쳐주기도 하였다. 점심 때는 동양사상에 대하여 깊이 있는 토론을 하였다.

약산 정구영 선생은 독실한 기독교 신자이면서, 동양의 3대 사상이자 종교인 유교, 불교, 도교의 사상을 이해하려고 노력하여 상당한 지식 수준에 이르러 있다. 그의 대학원 학위 논문의 중요 주제의 하나가 불교 능엄경의 '소리 수행에 관한 연구'인 것을 보아도 알 수 있다. 그의 강의를 듣고 있노라면 유학자인지 불교학자인지 선도 도사인지 구별하기 어려울 정도이다.

오늘날 경쟁이 난무하는 세상에서 약산 정구영 선생이 그동안 연수원, 교육원, 기업체, 지자체(도, 시, 군, 구), 농협, 축협, 협회, 대학원 등 각종 단체의 초청강의를 위해 그때그때 정리해놓은 것을 많은 이들을 위해 책으로 펴냈다.

세상에서 유일하게 돈으로 살 수 없는 게 건강이다. 나의 현재 건강 상태는 지금까지 가졌던 식습관의 결과이다. 병을 치유하고 예방하기 위해서는 먼저 건강한 몸에 대해 이해해야 한다. 그리고 욕심을 내려놓고 자연과 교감하며 오염이 안 된 공기, 맑은 물, 긍정적인 생각, 육류가 아닌 효소가 풍부한 채소나 발효식품과 자연식을 하여야 한다.

이 책은 주로 산야초를 통해 전통 비방을 소개하고 있다. 또한 동양사상적 우주론과 한의학적 인체론에 근거하여 건강과 질병을 설명하고 있고, 상당 부분에서는 현대의학적 지식을 폭넓게 수용하여 설명하고 있다. 정신신체의학에서는 몸에 일어나는 병의 70%가 마음에서 기인한다고 주장하고 있다. 오늘날 스트레스의 홍수 속에서 살아가는 현대인은 각종 암, 뇌졸중, 정신신경증, 고혈압, 당뇨병, 신경성위궤양, 과민성 대장증후군 등 각종 스트레스성 질병에 노출되어 있다.

이 책을 통해 그동안 잊고 살았던 자연으로 돌아가 멈춰 있던 건강의 시계를 돌리고, 약산 정구영 선생이 주장하는 '100세 청년'처럼 건강하기를 바라면서 독자들에게 일독을 권한다.

화산 따상방에서 의학박사 이동호

병든 몸, 자연을 이용해 스스로 고쳐라!

필자가 대학원을 다닐 때 매주 토요일 서울시 한의사협회 유승원 명예회장을 만나 수강생들과 대체의학과 태극권 수련을 하고 개인적으로 약초의 비방을 사사받은 적이 있다. 사부는 우스갯소리로 "의사는 돈을 챙기고 병은 스스로 고친다"고 하면서, "병은 자연물을 이용해 제 스스로 고칠 수 있다"라고 했다.

건강할 때는 건강의 소중함을 잊고 있다가 어느 날 난치병이나 불치병 혹은 암에 걸렸을 때 병원이나 한의원을 찾아가 치료를 받고도 낫지 않음을 경험한 적이 있을 것이다. 과연 나는 건강한 몸인가? 스스로 묻지 않을 수 없다. 나의 병을 고쳐주는 의사는 어디에 있단 말인가? 나의 병을 고쳐주는 게 진짜 의사가 아닌가? 현대의학이든 동양의학이든 민간요법이든 병을 치료하면 된다. 오늘날 의학의 발달로 100세 시대를 살면서 도심과 아파트 주변 건물은 병원과 약국이 즐비하고 대형 병원마다 환자는 넘친다.

오늘날 대다수 의료인이 병을 치료하는 의료의 본질에 충실하지 않기 때문에 선진의료라고 하는 양의와 한의의 협진은 없고, 서로 부정하면서 갈등하고 공격하는 현실에 탄식만 나올 뿐이다.

정작 자신의 병을 고쳐주지 못하는 현실에 직면한 사람들은 말한다. 치료는 뒷전이고, 자신들의 이권을 침해받으면 설사 그것이 옳다고 해도 공격하는 세상이다. 솔직히 환자 입장에서 양의면 어떻고, 한의면 어떻고, 민간의학이면 어떻고, 침이면 어떻고, 뜸이면 어떻고, 주사면 어떻고, 천연요법이면 어떻고, 운동이면 어떤가? 왜 상대가 하는 것을 부정하고 집단적으로 서로를 비난하는 이유는 자기 영역을 지키겠다는 단 한 가지 이유 때문일 것이다.

세상에서 가장 귀한 것은 건강한 몸이다. 사람은 생로병사의 과정을 거치기도 하지만, 세월호 침몰처럼 피워보지도 못하고 생을 마감하는 경우도 있다. 과거는 지나간 시간이고, 미래는 돌아오지 않은 미지의 세계라고 본다면 지금 현재가 가장 중요한 시간이다. 시간과 돈을 투자해서 업그레이드하고 싶어도 되지 않는 게 건강이다.

일상의 바쁜 삶 속에서 건강의 시계는 멈추어 있다. 나의 몸을 가만히 놔두지 않는 스마트폰, 인터넷 등 발달된 문명은 사람을 병들게 한다. 현대 문명의 해독제는 자연밖에 없다. 왜냐하면 자연은 찌든 영혼육을 소생시켜 주기 때문에 인간이 마지막으로 기댈 곳은 자연뿐이다. 자연 속에서 우리 자신을 돌아보는 일을 게을리하지 않아야 너도 살고, 나도 산다.

우리는 언제부터인가 본질로부터 벗어나 쓸데없는 일에 몸과 마음이 파묻혀 세상에서 단 하나뿐이 몸을 훼손하고 있다. 돈이면 다 해결된다는 생각에서 벗어나야 한다. 필자가 강조하고 싶은 것은 "지금 현재 나의 건강상태는 생활습관과 식습관의 결과이다"라고 말하고 싶다.

필자는 인생의 태반을 세상과 타협하지 않고, '100세 청년'처럼 건강한 몸을 가지고 있기에, 나뿐만이 아닌 세속에서 돈에 찌들고 날마다 다람쥐 쳇바퀴 돌듯이 사는 사람을 위해 왕실비방을 담았다.

인생을 건강 장수로 보석처럼 살 것인지, 병든 노인으로 화석(化石)처럼 지낼 것인지는 개인의 노력에 달렸다. 건강을 잃으면 세상의 어느 것도 소용없기 때문에 평소에 꽃을 가꾸듯이 세밀하게 몸과 마음을 챙겨야 한다. 그리고 자기의 삶을 스스로 늘 지켜보는 일이 시급하다. 지금 이 순간이 나에게 주어진 마지막 순간인 것처럼 살아야 한다.

십승지에서 약산 정구영

차례

2
치매에 좋은 산야초 3가지

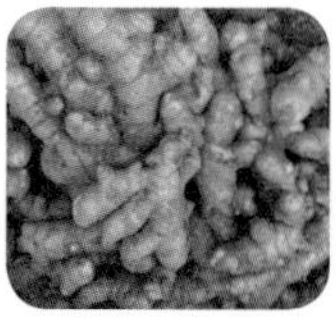 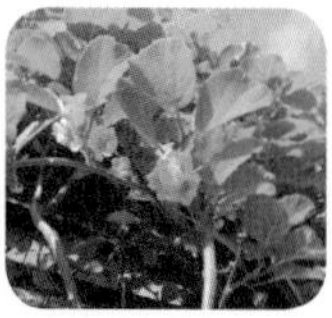 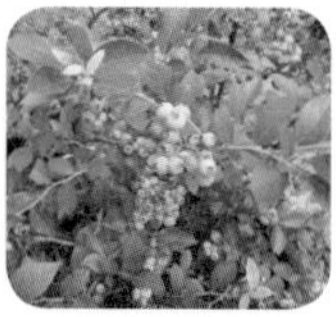

3
암에 좋은 산야초 7가지

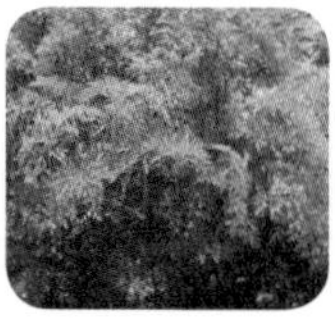 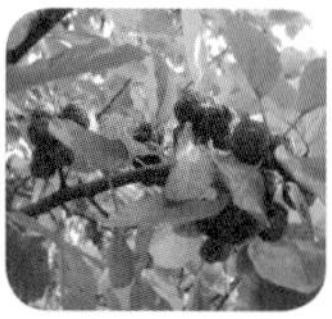 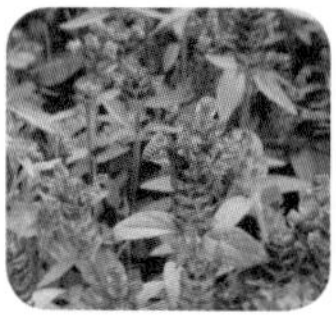 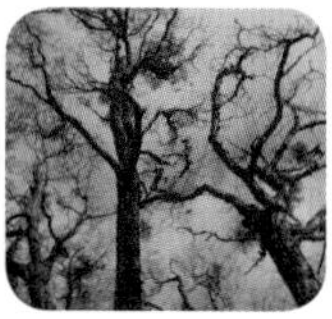

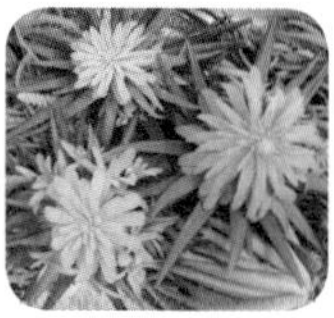 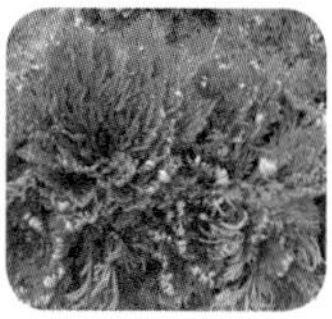 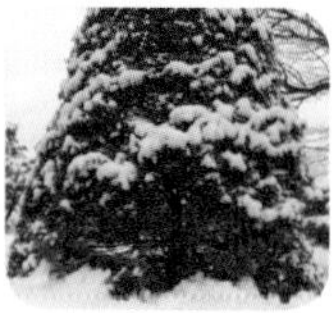

4
당뇨에 좋은 산야초 7가지

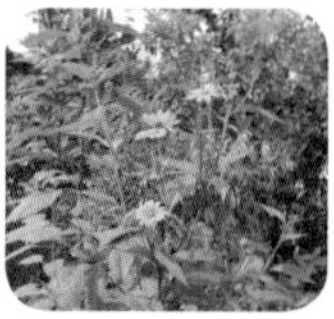 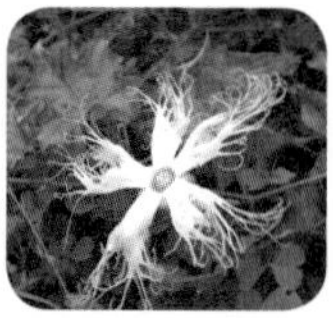 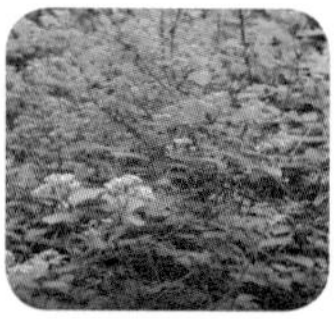 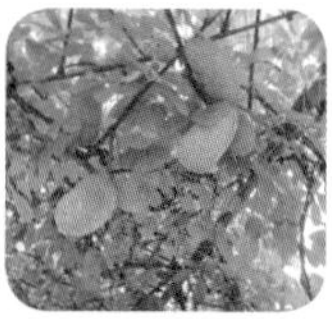

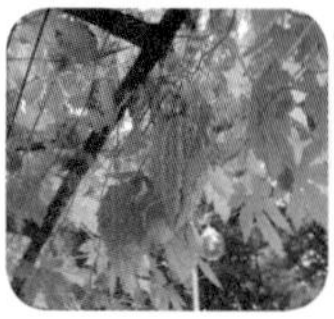 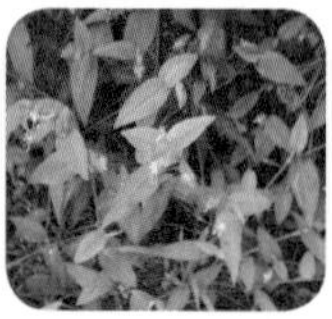 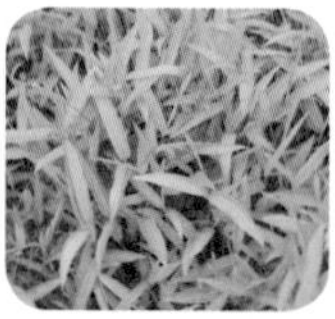

3장 산야초를 알면 건강이 보인다

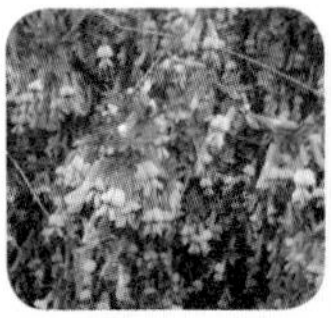

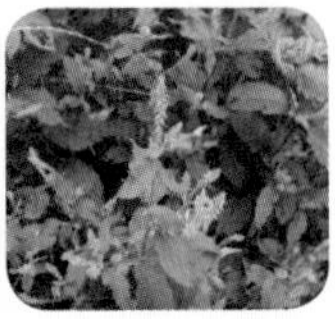

3
정력증강에 좋은 산야초 5가지

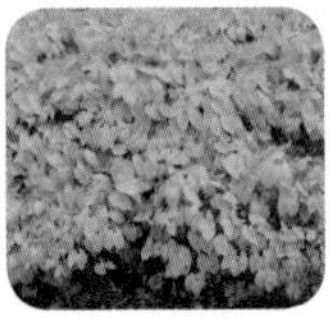

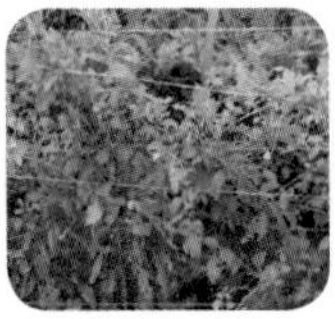

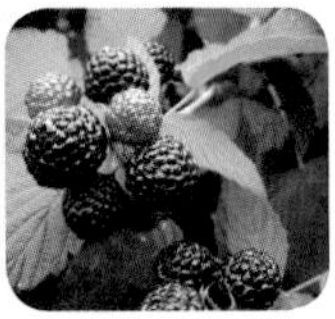

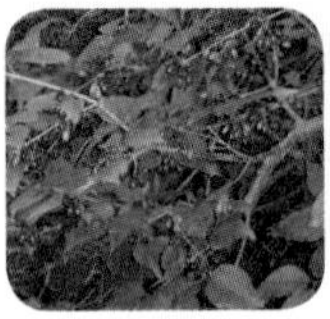

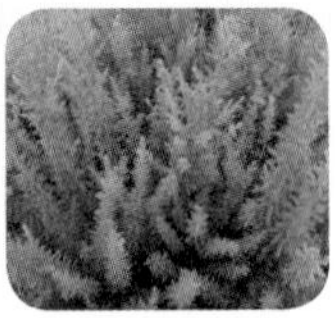

4
폐에 좋은 산야초 7가지

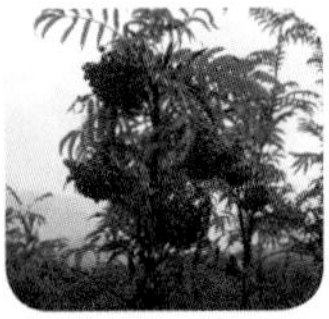

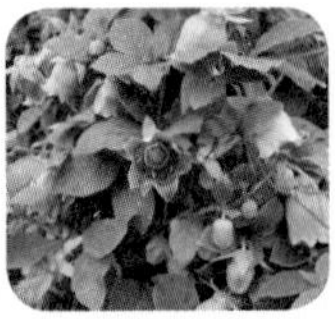

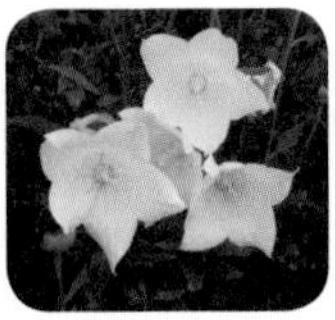

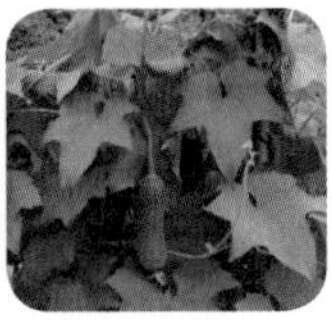

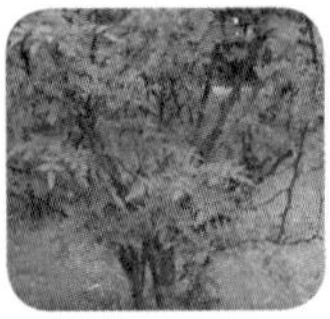

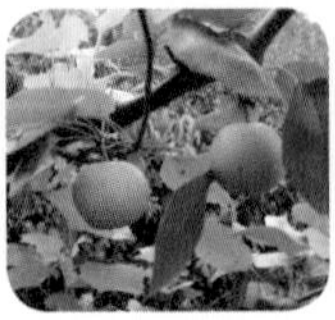

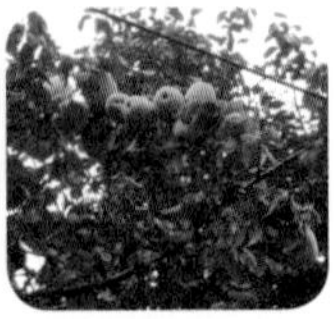

5
신장에 좋은 산야초 5가지

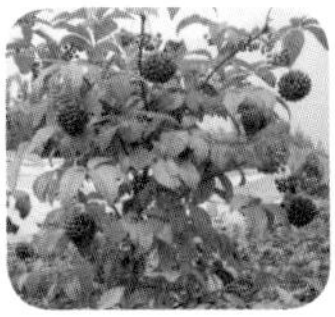 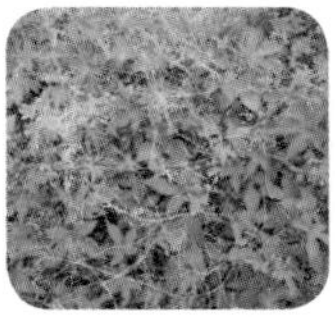 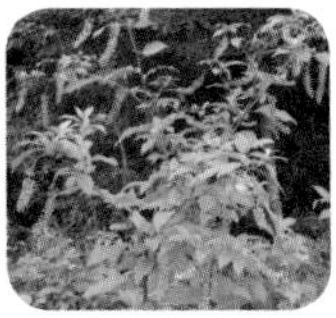

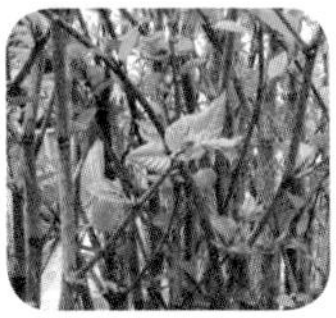 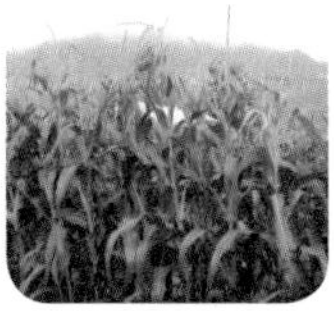

6
간에 좋은 산야초 4가지

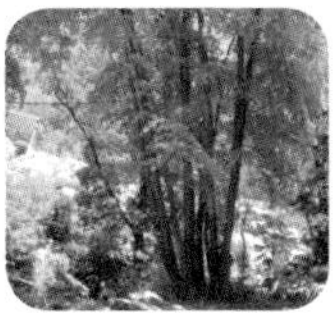 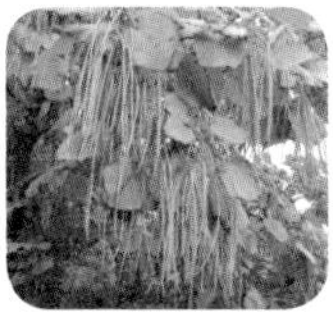 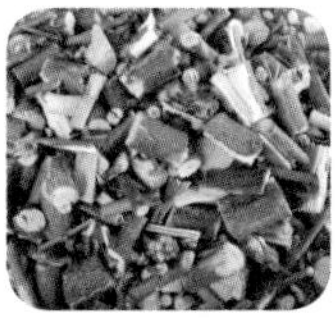 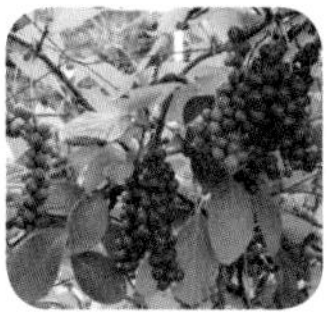

7
심장에 좋은 산야초 4가지

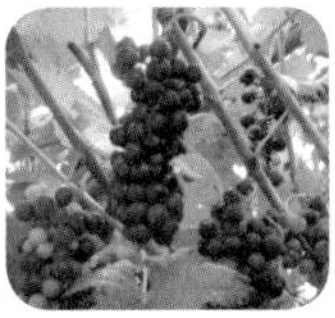 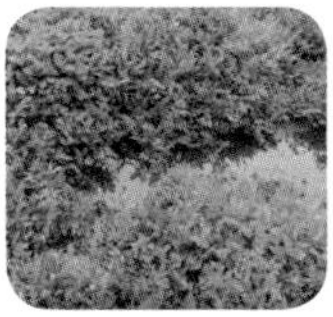 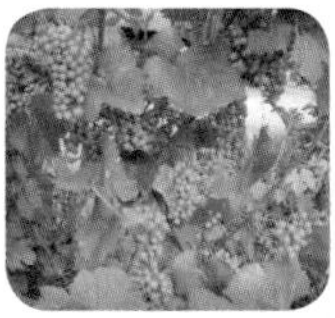 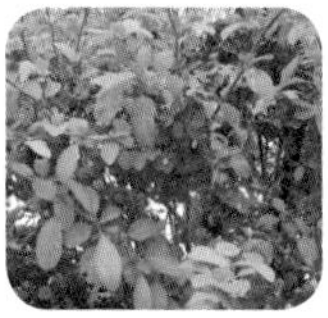

8
위장에 좋은 산야초 5가지

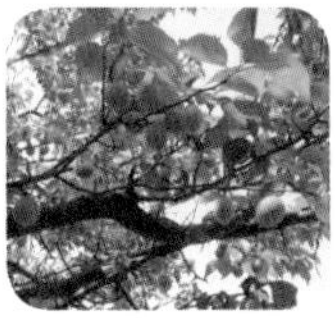 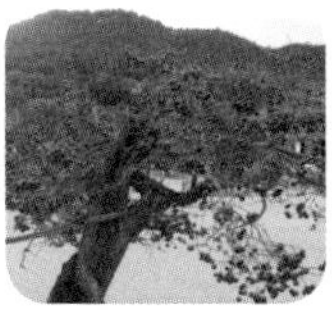 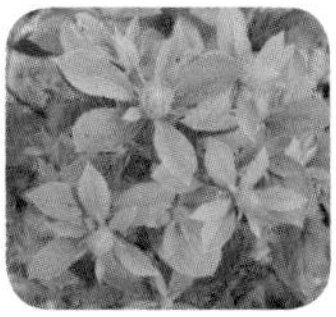

 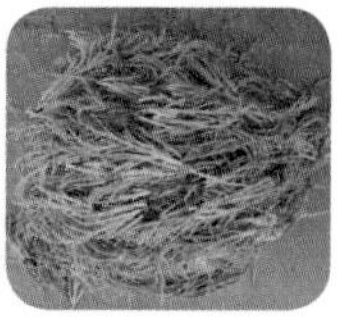

부록 힐링자연치유센터 건강캠프

일러두기

1. 우리나라에서 자생하는 초본식물, 덩굴식물, 목본식물 중에서 꼭 알아야 할 65종을 선택하여 자연분류 방식을 떠나 효능별로 실었다.

2. 학명 표기는 두산백과의 산림청 한국표준식물 목록을 기준으로 하였다.

3. 약초의 형태학적인 고증은 생략하고 이용하는 부위와 식용, 약용법, 약선, 술, 환, 효소 등을 만드는 방법을 수록하였다.

4. 한방요법은 통상 한의원에서 일반적으로 처방하는 방법, 민간요법은 국립문화재연구소의 《민간의약》과 전통적으로 민간에서 산야초를 식용과 약용으로 활용하는 방법을, 약리 실험과 효능은 배기환의 《약용식물》, 안덕균의 《한국본초도감》에서 발췌했다.

5. 산야초의 부작용이나 유독 성분에 대해서는 주의사항을 명기했다.

6. 이 책은 국민건강을 도모하는 목적이 있지만, 의학과 한의학 전문서적이 아니다. 그러므로 여기에 수록된 약선이나 효소 음용법을 제외한 산야초를 응용해 달여 먹으려면 반드시 한의사의 처방을 받아야 한다.

채취

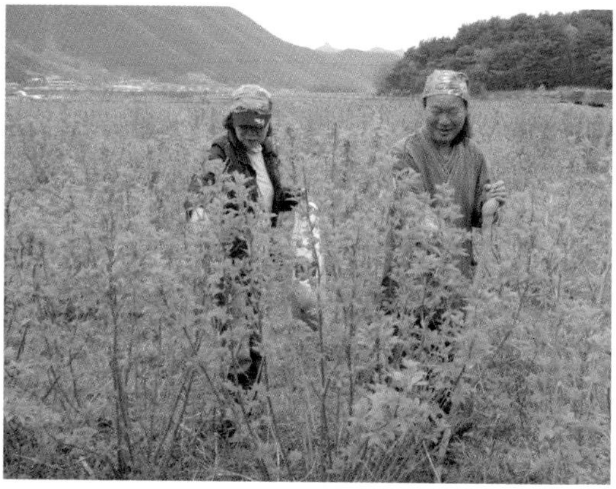

산야초를 채취할 때는 아무 때나 하는 것이 아니라 약효 성분이 가장 좋을 때 채취해야 한다. 보통 산야초를 채취하는 시기는 대체로 음력 2월과 8월이 좋다. 봄에는 일찍 채취하는 것이 좋고, 가을에는 늦게 채취하는 것이 좋다. 그러나 꽃, 열매, 줄기, 잎은 각각 성숙되는 시기에 따라 다르다.

식물의 뿌리를 약초로 쓸 때 이른 봄이나 가을에 채약하는 이유는 꽃이 피고 잎이 무성할 때는 약효 성분이 꽃, 잎, 줄기 등으로 확산되기 때문이다. 꽃은 아름답게 피었을 때, 잎만을 쓰거나 줄기를 쓸 때는 잎이 무성할 때, 과실은 성숙되었을 때, 뿌리는 잎이 떨어진 가을이나 겨울에 채취하는 게 약효가 좋다. 왜냐하면 이른 봄에는 뿌리에 있는 약효 성분이 오르려고 하지만 아직 가지나 잎으로 퍼지지 않고, 가을에는 가지와 잎이 마르고 약성이 다 아래로 내려오기 때문이다.

보관

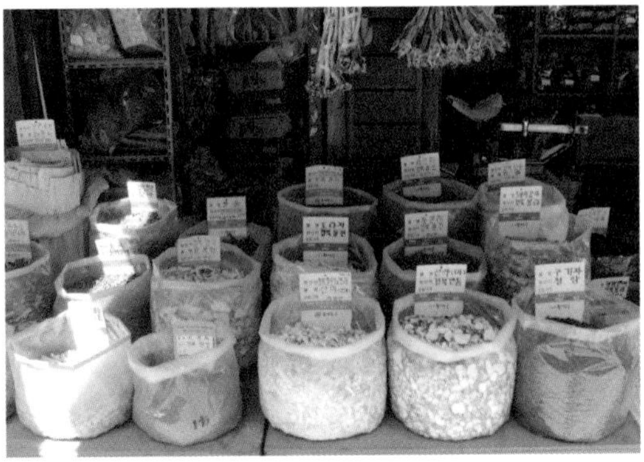

산야초는 저온에서 냉장 보관을 해야 한다. 또한 병충해나 약효가 떨어지는 것을 방지하기 위해 환기를 시켜주어야 한다. 왜냐하면 천연의 약재는 공기 중에서 쉽게 변질되고 분해되기 때문이다.

산야초는 채취한 지 2년이 경과되면 효능이 떨어지고 시간이 경과하면서 약성이 서서히 떨어지기 때문에 보관이 중요하다.

오래 되면 산야초에 함유된 독성 물질이 분해되기 때문에, 안정성을 유지하기 위해서라도 보관이 중요하다. 그렇기 때문에 2년이 경과되지 않는 것이 최대의 약효 함량을 유지할 수 있다.

가공

산야초를 가공 처리하는 이유는 약효를 높이고, 유독한 독성을 없애고, 부패나 변질을 막기 위해서이다.

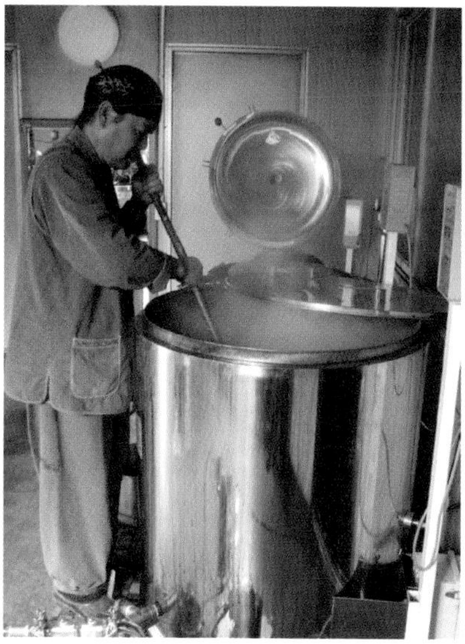

산야초의 표면에 흙이나 이물질을 제거할 때는 물로 세척한다. 단, 산야초의 유효 성분이 물에 녹는 것을 방지하기 위하여 오랜 시간 세척하지 않는다. 하지만 도라지처럼 독이 있는 것은 다량의 물에 반복하여 담가놓거나 씻어서 냄새나 독성분을 제거하거나 감소시키는 작업이 필요하다.

산야초를 세척할 때는 유효 성분이 최대한 유지해야 한다. 산야초를 술에 담갔다가 쓰는 이유는 약성을 신체 각 부위에 전달하기 위함이다. 산야초를 식초에 담그는 것은 약성을 신장으로 이끌기 위함이다.

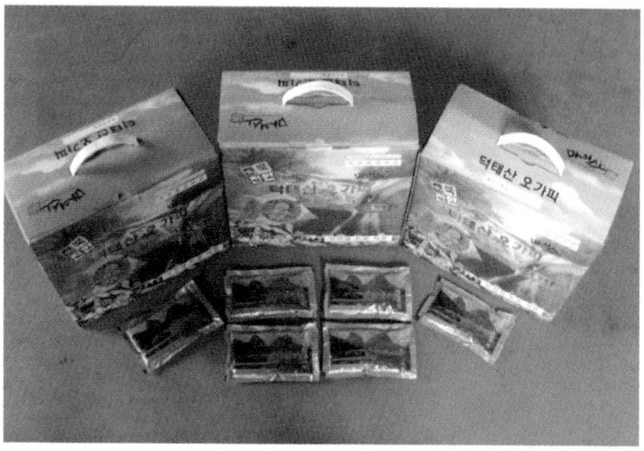

독성이 있는 산수유, 매실은 독을 제거하고 쓴다. 산

야초를 생강즙에 담그는 것은 독성을 완화시켜 상반 작용을 유도하기 위해서고, 소금물이나 쌀뜨물에 담가놓는 것은 독성을 제거하기 위해서이다.

산야초는 약재의 3~4배의 물을 붓고 2~4시간 달인다. 잎은 1시간, 가지 · 뿌리 · 종자 · 껍질 · 과실은 2~4시간을 달인다. 진하게 달이려고 할 때는 3일간 달여야 한다.

부작용을 줄이는 방법

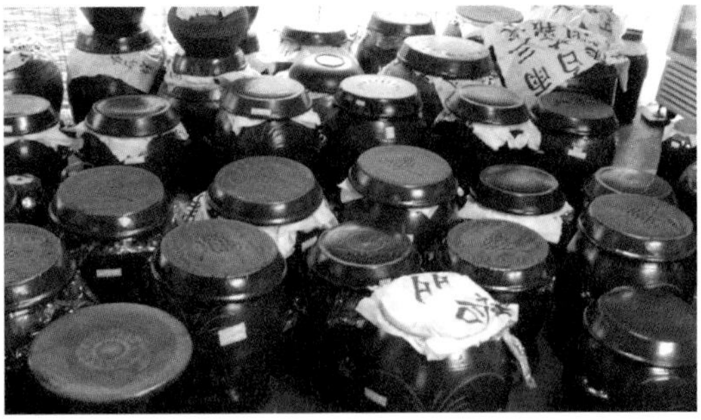

아무리 좋은 산야초라 할지라도 잘못된 방법으로 처리하여 복용하면 전혀 엉뚱한 방향으로 약물이 작용하여 치료효과를 기대할 수 없다. 뿐만 아니라, 부작용에 노출될 수 있다. 병이 머리, 얼굴, 손, 손가락의 피부에 생겼을 때에는 약초를 술에 축인 후 볶아 써야 한다.

모든 산야초를 싸서 굽거나 물에 우리거나 잿불에 묻어 굽거나 볶는 것은 독을 없애기 위해서이다. 하지만 병이 아랫도리에 생겼으면 생것으로 쓴다. 이때 산야초를 식초에 담그거나 생강으로 법제하거나 졸인 젓을 발라 굽는 것은 약 기운을 경락으로 가게 하기 위해서이다.

도라지는 꼭지를 버리고 써야 구역질이 나지 않는다. 하늘타리의 뿌리는 사람의 젖에 축여 쪄서 죽력을 묻힌 후 햇볕에 말려서 쓰면 좋다. 삽주 뿌리인 백출과 창출은 더운 물에 우려내고 씻어서 써야 조(燥)한 성질이 없어진다. 새삼(토사자)은 씻어서 흙을 제거하고 술에 3~5일 동안 담갔다가 쪄서 햇볕에 말린 후 가루를 내어 쓴다. 담에는 생강즙으로 법제하여 쓴다. 허한 증상에는 소변에 담갔다가 쓴다. 실한 증상에는 소금물에 달여서 쓴다. 적취에는 식초에 담갔다가 물에 달여 쓴다. 뽕나무 뿌리는 겉껍질을 버리지 않고 쓰면 원기가 소모된다. 복령은 가루를 내어 물을 붓고 저은 후 떠오르는 것은 버리고 써야 한다. 뜨는 것을 쓰면 눈이 상한다.

＊ 독이 있는 산야초

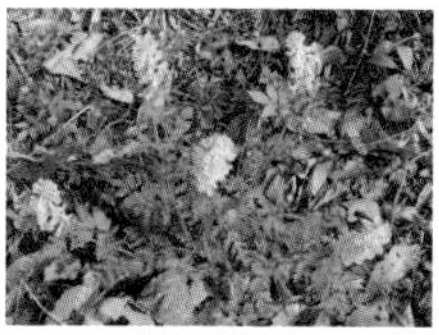
괴물주머니

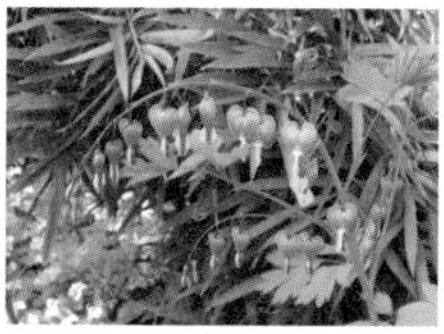
금낭화

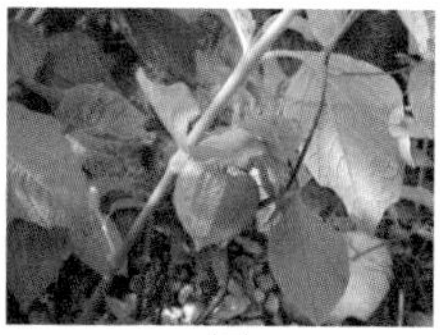
꽈리

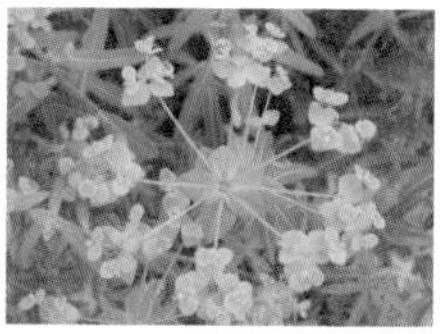
대극

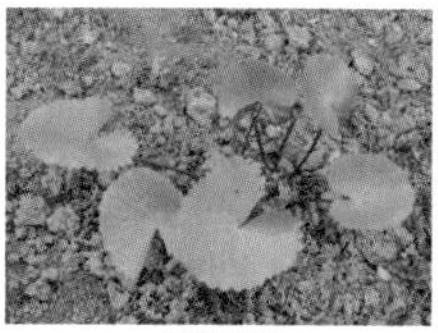
동의나물

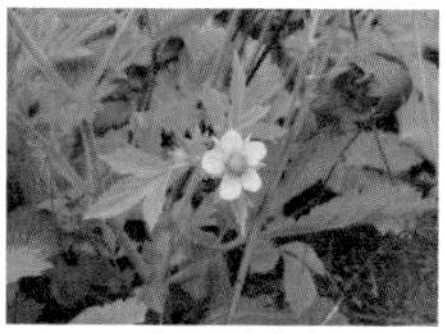
미나리아재비

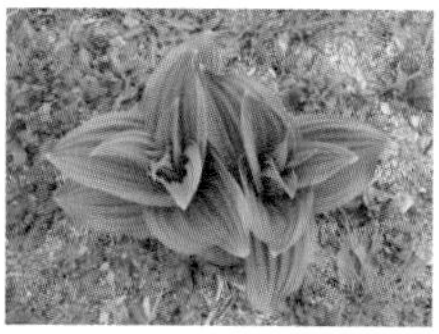
박새

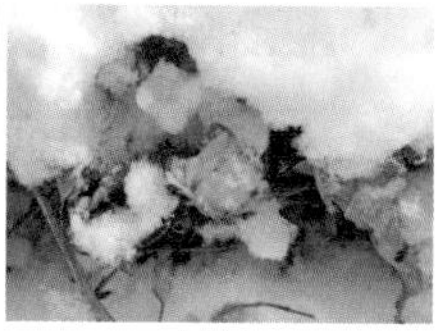
복수초

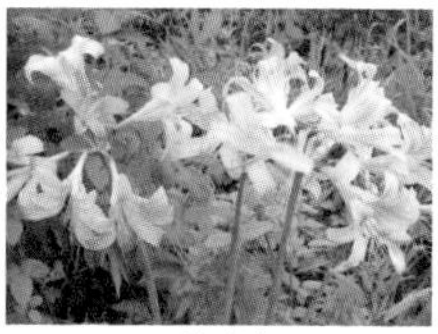
상사화

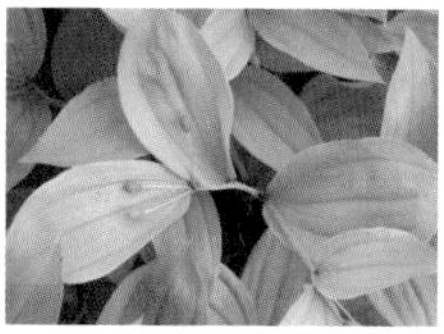
애기나리

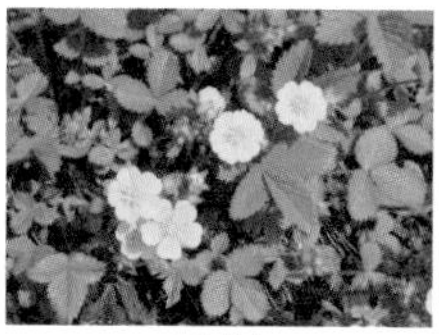
피나물

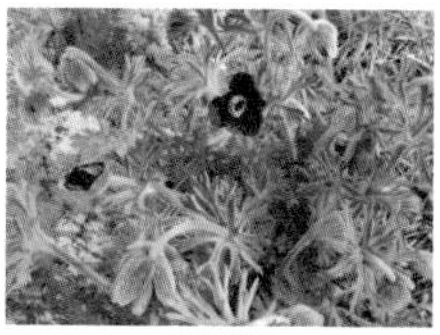
할미꽃

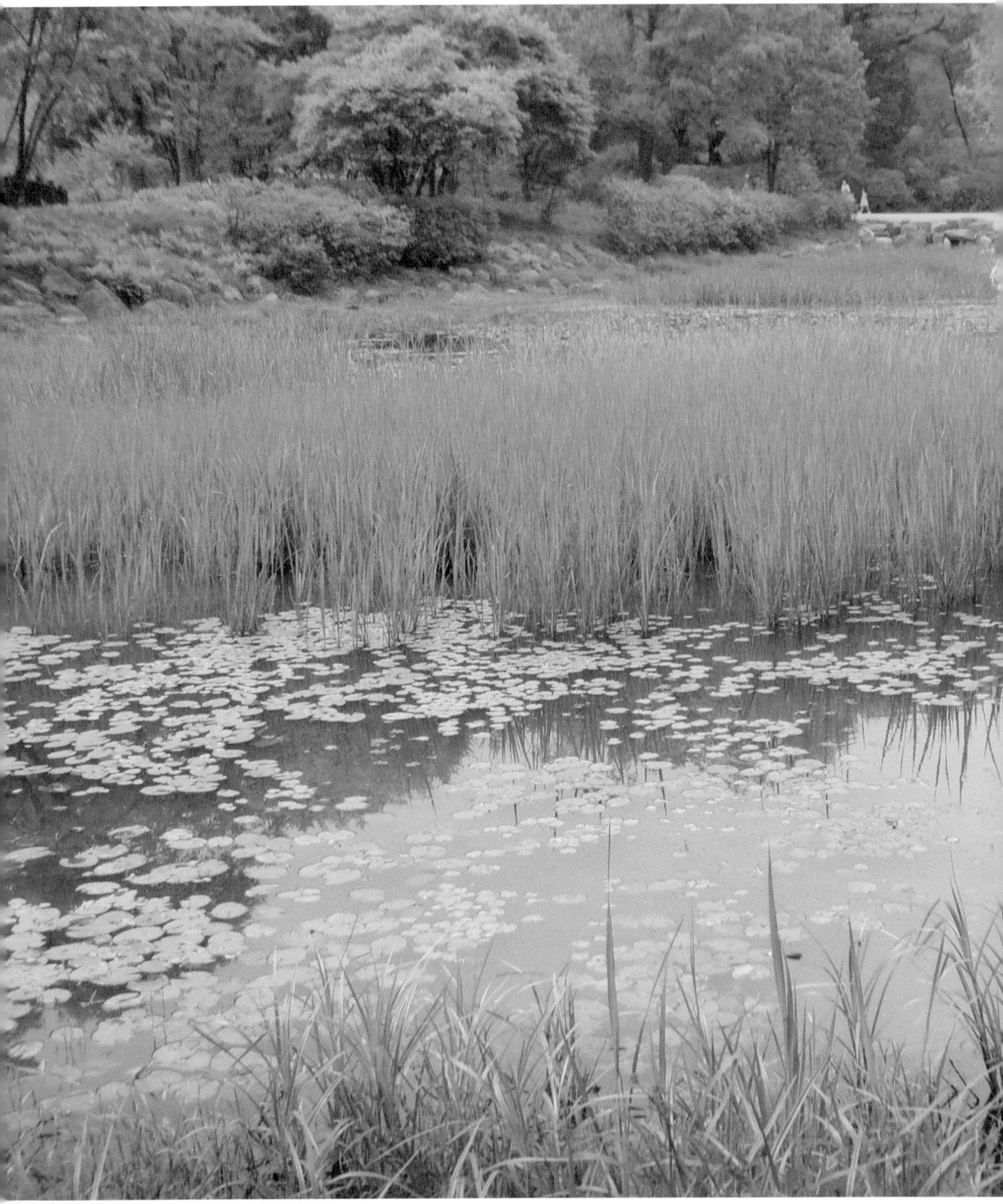

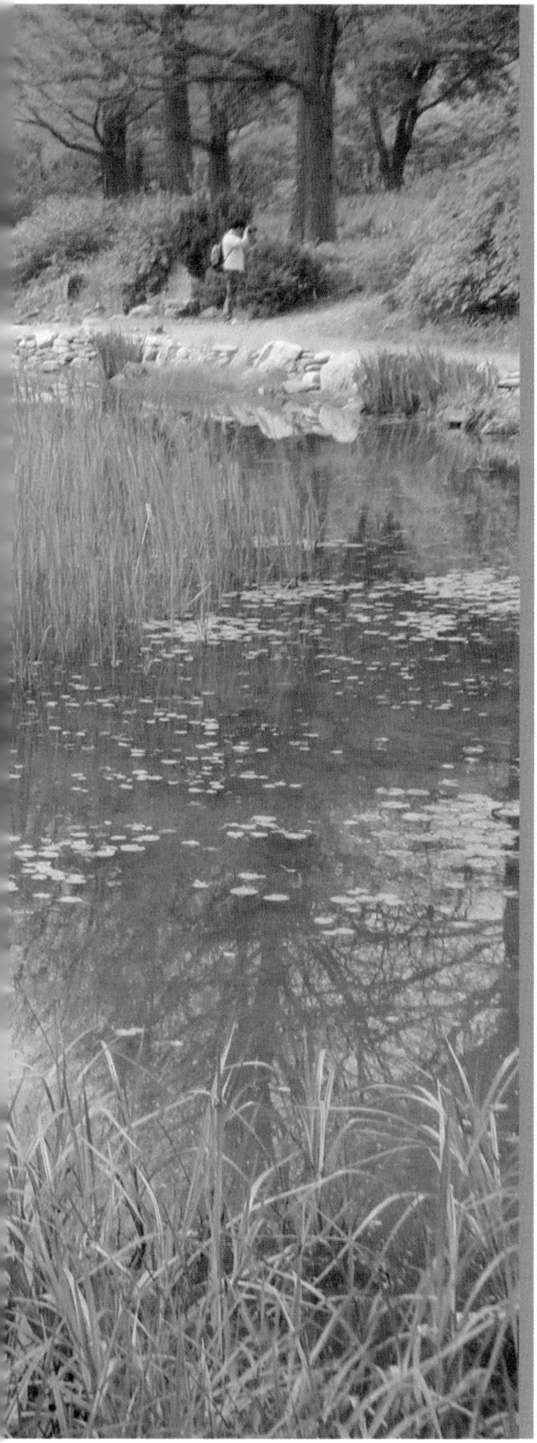

1장

세상에서 가장 귀한 몸

왜 몸인가

왜 《동의보감》인가?

왜 몸인가?

이 세상에서 가장 귀한 게 몸!
돈으로 건강을 살 수 없다.
몸과 마음을 리모델링 업그레드시키고 싶은가?
꽃을 가꾸듯이 몸을 관리하라!
도심을 벗어나 자연 속으로 들어가라!
혼자서 조용히 보내며 자신을 성찰하고 치유하라!

《주역 계사전》에서 '근취제신 원취제물(近取諸身 遠取諸物)'이라 했다. 즉 "세상을 보기 전에 내 몸부터 돌보라"는 뜻이다. 세월은 나를 기다려주지 않는다. 한번 엎지러진 물을 다시 담을 수 없다. 몸으로 평가받는 시대에서 몸의 숭배는 욕심을 불러 일으켜 몸의 학대와 훼손으로 이어지기 때문에 결국 몸의 반란으로 나타난다. 소 잃고 나서 외양간 고치지 말고 몸이 먼저라는 것을 깨닫고 속도의 삶에서 느림의 삶으로 전환해야 한다.

필자는 '몸학'을 창시하고 평생의 화두(話頭)는 항상 '몸'이다. 여기에 절실하게 매달리는 이유는 원치 않는 잦은 병과 교통사고를 당해 처절하게 투병생활을 하고 극적으로 살아난 이유도 있지만, 예나 지금이나 사람에게 건강이 최우선이라고 생각하기 때문이다. 그리고 우리가 살고 있는 지구에는 세상 어느 곳도 나를 지켜주는 안전지대가 없다는 맹신을 갖고 있기 때문이다. 이 세상에서 하나뿐인 몸을 지키고 건강한 삶을 살기 위해서는 더 이상 속도의 노예가 되지 말아야 한다. 느림의 삶만이 몸과 마음을 업그레드시킬 수 있다고 믿는다.

공자는 "몸이란 부모의 가지다"라고 했다. 몸의 훼손은 부모에게 첫 번째 불효가 된다고 하면서 군자가 되려면 먼저 너의 몸을 공경하여야 한다고 한 의미를 알아야 한다. 우리 속담에 "발등에 불을 꺼라"는 말이 있는데 여기서 발등이란 내 몸을 말한다. 삶에서 우선 순위가 항상 몸이 먼저 되어야 한다는 말이다. 소크라테스가 말한 "너 자신을 알라"는 말과 일치된다.

삶이란 자신의 뜻대로 되는 경우는 별로 없다. 한없는 노력과 시련을 겪어야 겨우 성취할 수 있는 기틀을 잡을 수가 있다. 무슨 일을 하든지 몸이 먼저라는 바탕 안에서, 나를 온전히 잊는 몰두에서만 빛나는 성취를 이룰 수 있다. 하나뿐인 몸에 대하여 얼마나 알고 있는지 스스로 자문해야 하는 이유다.

삶을 맛있게 요리하고 싶으면 건강한 몸을 가지고 있어야 한다. 그러나 건강한 몸을 가지고 삶을 살기란 쉽지가 않다. 사는 것이 격정적(激情的)이기 때문이다. 우리는 경기장 안에서 상대를 밀어내야만 살 수 있는 생존의 현실 앞에서 항상 희비가 엇갈린다. 왜 우리는 비명을 지르고 아우성을 치면서 살아야 하는가? 몸과 마음을 돌보지 않는 탓이다. 지나친 물질주의의 삶과 과도한 경쟁 속에서 너무나 몸과 마음이 황폐해지고 있는 중이다.

왜 몸이 먼저인가! 이것은 지난 수년간 필자가 내 자신에게 끊임없이 되묻는 화두(話頭)다. 날마다 홍수처럼 쏟아지는 정보 속에서 무엇보다 중요한 것은 몸을 먼저 챙기고 옳고 그름을 판단하는 일이다. 남들 하는 대로 하고, 가자는 대로 이리저리 몰려다니기만 해서는 큰일을 할 수 없다. 내가 나를 엄격하게 살펴보는 삶이 되어야 한다. 내 마음속을 아무도 들여다볼 수 없다. 그래서 겉과 속이 다른 삶을 사는지도 모른다. 천하를 다 속여도 내가 나를 속일 수는 없다.

남을 탓하기 전에 내가 나를 재판해서 무죄면 당당해도 된다. 그러나 당당하지 못하면 부끄러워해야 한다. 부끄러울 때 뉘우치는 삶으로 전환해야 한다. 이런 다짐을 가리켜 맹자는 되돌아와 나를 살찌우게 하는 반신(半身)의 삶을 살라고 했다. 사람들은 저마다 이기적이고 자기중심적으로 촉새처럼 톡톡 나서다 보면 언젠가는 자기 발등을 찍고 모난 돌이 정 맞는 꼴을 당할 수 있다.

세상은 자기 뜻대로 되지 않는다. 자신을 살피고, 사물(事物)을 항상 새롭게 느끼고 생각할 때 사물과 나 사이에 회심의 장이 열리게 되어 있다. 하루를 살아도 사람답게 사는 것이 중요하다. 뾰쪽한 송곳처럼 굴지 않고 칼날을 세우지 않는 삶이 중요하다.

오늘날 대다수 사람들이 탐욕의 소용돌이 속에서 신음하고 있다. 돈, 명예, 성공을 위해서 바쁘게 앞만 보고 삶을 살고 있지만, 건강을 잃고 난 후에 건강을 챙기려고 하면 마음대로 되지 않는 게 몸이다. 건강할 때 편한 것이 돌아온다는 강복(康福)의 이치도 모르고 산다. 어질게 살려고 하지도 않는다. 이러한 사람은 겉만 사람이지 속은 사람이 아니다. 잘 먹고 잘 살기 위하여 몸을 훼손하고 만물을 탕진한 사람에게는 하늘의 심판이 기다리고 있다는 것도 모르고 있다.

사람이 살아가는 데 시급한 일이 무엇이라고 생각하는가? 혀를 놀려 떠들지 않는 일과 교만하지 않고, 몸을 훼손하지 않는 일이다. 그리고 항상 마음을 닦는 일이다. 우리는 욕심의 덫에 걸려 아까운 생명을 담보로 할 때가 많다. 이는 바르게 살지 못한 탓이다.

바르게 사는 삶이란 어떤 것일까? 탐욕과 욕심의 덫을 줄이고 맑은 정신으로 일한 보람을 가지고 당당하고 떳떳하게 사는 것이다. 하늘이 준 만큼 가지고 만족하게 살면 된다. 동물이나 사람은 배가 부르면 안 된다. 배가 부르면 저만 알고 상대를 배려하지 않기 때문이다.

몸이 건강한 사람에게는 많은 기회가 주어진다. 기회가 많다는 것은 신명나는 일이지만, 자기밖에 모르는 삶에서 졸업을 해야 한다. 우리에게 주어진 하루의 시간을 어떻게 보내느냐에 따라서 삶이 설익을 수도 있고, 영글 수도 있다. 그렇다. 세상의 피조물인 나무나 열매는 하루도 헛되이 보내는 경우가 없다. 사는 것 자체가 가치가 있음에도 불구하고 사람만이 시간의 소중함을 깨닫지 못하고 길바닥에 팽개친다.

우리가 맞이하는 시간은 언제나 새롭고 신비하다. 날마다 새롭게 삶을 마주하고 온 힘을 다해 성실하게 사는 사람은 천 년을 사는 나무와 같다. 삶의 속도가 나날이 빨라져서 어떤 것은 나오는 순간 이미 낡은 것이 되어 버린다. 너도 나도 내면의 허기가 충족되지 않는 한 우리에게 주어진 시간이 의미가 없다. 세상에 여러 종류의 생명과 피조물이 있지만 사람은 귀하고 귀한 존재이다.

삶은 연습이 아니다. 내 삶을 남이 대신 살아주지는 않는다. 아무도 나를 구해주지 않는다. 내 스스로 건너가야 한다. 어디서 어디로 건넌단 말인가? 어리석은 곳에서 나를 일깨우는 곳으로 건너가야 한다. 나를 일깨우는 곳이 어디에 있단 말인가? 바로 내 안에 있다. 느림에 있다. 속도의 노예에서 벗어나면 된다. 느리게 산다는 것의 의미를 안다는 것은 몸이 먼저라는 것을 깨닫는 일이다.

지금! 행복하려거든 마음을 바꿔야 하고, 내 안에 세상이 있다고 생각하는 사람은 "내 안의 보물을 찾을 수 있다"고 힘주어 말하고 싶다. 내 안의 보물을 찾는 사람은 맛있게 삶을 요리할 수 있다. 세상에 미치지 않고 이룰 수 있는 큰 일이란 없다. 빛과 소금이 되는 일이란, 행복을 찾는 일이란 좋아하는 일을 추구하면서 몸을 챙기는 게 먼저다. 몸을 챙겨라!

왜 《동의보감》인가?

어떤 의학이든 병을 고치면 되고, 의료의 목적은 모두 같아야 한다.
병은 자연물을 이용해 제 스스로 고칠 수 있다.
삶에서 최우선적으로 몸을 챙겨라!
건강할 때 세상의 중심에 내가 있고, 건강을 잃으면 지구밖으로 밀려난다.

허준은 '몸학'을 완성한 위대한 사상가이다. 그동안 《소설 동의보감》이나 TV 드라마 〈허준〉을 통해 동의보감을 모르는 사람이 없을 정도로 알려져 있다. 하지만 아쉽게도 대다수 국민들은 동의보감의 내용을 건강에 접목할 수 없다는 사실을 깨달았다. 그래서 어떻게 하면 실용적으로 활용할 수 있는까라는 화두(話頭)를 가지고 수십 번 탐독하고 건강적으로 접목하게 되었다.

우리 선조의 유산인 《동의보감》이 세상에 나온 뒤 400주년이 되었고, 유네스코 세계기록유산에 등재될 정도로 건강적으로 유익한 양생과 의학의 보고(寶庫)이다. 하지만 3000년 전에 출간된 《황제내경》 출현 이후 송나라에서부터 명나라에 의학의 정수와 조선시대 《향약집성방》이나 《의방유취》 등과 함께 전통의학과 오늘날 한의학에서 맥을 잇고 있지만, 아쉽게도 일반인은 물론 한의학을 전공하는 사람도 《동의보감》의 진모를 파악하지 못하고 있다.

허준(1546~1615)은 선조와 광해군의 어의(御醫)로 있을 때 쓴 《동의보감》은 내경편, 외경편, 잡병편, 탕액편, 침구편 5편에 각 편마다 문을 두어 총 106문으로 구성된 양생과 의학의 대작이다.

《동의보감》에서는 몸의 형체를 흙 · 물 · 불 · 바람의 기운, 즉 몸에서 딱딱한 것은 흙, 흐르는 것은 물, 호흡은 불, 정신적인 것은 바람에 속한다 하여 사람은 이 네 가지가 상호작용하여 생명을 유지한다고 보았다. 그리고 우주와 자연과 몸의 이치, 각종 질병에 대한 의학 이론과 처방, 약물과 침구 외 양생(養生), 신체, 복식(服食), 내단(內丹), 복이(服餌) 등 구체적인 방법을 제시하고 있다.

허준은 사람의 몸을 단순히 병의 치료가 아닌 우주와 자연과 관련하여 성찰하였다. 사람은 소우주이고 자연의 일부이기 때문에 자연을 떠나 건강을 지킬 수 없다는 진리를 전개하고 있다. 병은 자연물을 이용해 스스로 고칠 수 있다는 이론이다. 오늘날 한의학에서는 몸과 마음을 분리해서 보지 않고 하나로 보고 있는 심신일원론(心身一元論)과 일치한다.

오늘날 민간요법을 비롯하여 전통의학이든 현대의학이든 대상은 몸이다. 어떤 의학이든 병을 고치면 되고 의료의 목적은 모두 같다. 중국의 전통의술이 치료와 처방에 치중한 반면, 허준은 《동의보감》에서는 사람의 몸을 중심으로 양생, 즉 몸과 마음을 다스리는 방법에 의학의 세계관을 다루고 있다.

《동의보감》에서는 음양(陰陽)을 보양하기 위해서는 양기와 정액을 잘 간직하지 못하면 음기가 결국은 끊어진다고 보았다. 이는 음(陰)과 양(陽)의 균형이 무너지면 정기가 끊어진다고 보았고, 성욕(性慾)을 조절하지 않으면 건강을 지킬 수 없다고 강조하면서 정력을 강화하는 방법은 신(腎)의 단련, 음식보양, 보약을 제시하였다. 사람의 몸은 하늘의 모습을 본받을 수밖에 없기 때문에 자연의 이치를 깨닫고 건강의 중요성을 강조하면서 돈 안들이고 할 수 있는 양생법(養生法)에 신경을 써야 한다고 주장한다.

허준은 사람의 몸은 어떻게 생겼는가에 평생 화두(話頭)를 가지고 죽어서도 자신의 몸을 제자를 통해 해부(解剖)하게 하여 궁금증의 해답을 찾고자 했다. 허준은 사람의 몸을 우주와 연결하여 보면서 생명의 근원을 우주의 근원과 같다고 보았던 것이다.

《동의보감》에서 눈에 보이는 현상을 중요시하면서 눈에 보이지 않는 기(氣)의 실체를 인정하고 있다. 사람에게 수명에 한계가 있는 것은 하늘로부터 받은 원기(元氣)가 한계가 있기 때문에 건강한 몸을 유지하고 오래 살기 위해서는 "정기신(精氣神)을 보양하라"하면서 몸 안의 정기를 기르기 위해서는 태아(胎兒)처럼 숨쉬는 태식법(胎息法), 안마도인법(按摩導引法), 금단(金丹)을 만드는 환단내련법(還丹內煉法) 등 방법을 소개하면서 사람은 하늘의 기운(氣運)과 음양(陰陽)의 의해 몸의 형체를 이루고 영양을 받는다고 말하고 있다.

허준은 《동의보감》에서 인체의 삼보(三寶)를 정기신(精氣神)으로 규정하고, 기(氣)는 몸의 대들보이고 정(精)과 신(神)의 뿌리로 보았다. '기(氣)는 정(精)의 아버지요, 신(神)의 할아버지'라고 표현할 정도로 몸의 구성과 활동의 가장 근본이자 생명으로 목숨을 늘려주는 약으로 보았다. 몸의 근본은 정(精)이요, 신(神)을 주관하는 것은 기(氣)요, 만물을 낳고 변화시키는 것은 신(神)이라 주장하는 것은 오늘날 각종 수련법에서 주장하는 기(氣)와 일치하고, 현대의학에서 말하는 DNA 생명의 설계도와 맥을 같이 한다고 볼 수 있다.

허준은 자연에 순종하며 순응하는 법과 양생을 강조하였다. 병을 치료하려면 먼저 그 마음을 다스려야 한다고 했다. 《동의보감》에서는 장수(長壽)할 수 있는 처방을 하였는데 예를 들면 약 처방 없이 한 가지만으로 몸에 유익한 한 것으로 황정, 석창포, 감국화, 천문동, 지황, 창출, 토사자, 백초화, 하수오, 송진, 회나무열매, 측백나무잎, 구기자, 복령, 오가피, 오디, 연밥, 검인, 잣, 참깨, 순무씨, 인유, 흰 쌀죽 등을 먹으면 좋다고 말하고 있다. 사람의 몸은 기(氣)를 고르게 하는 것이 첫째이고, 그다음 혈(血)을 고르게 해야 한다는 것은 오늘날 기혈소통이 건강과 상관 관계가 있다는 것과 일맥상통한다고 할 수 있다.

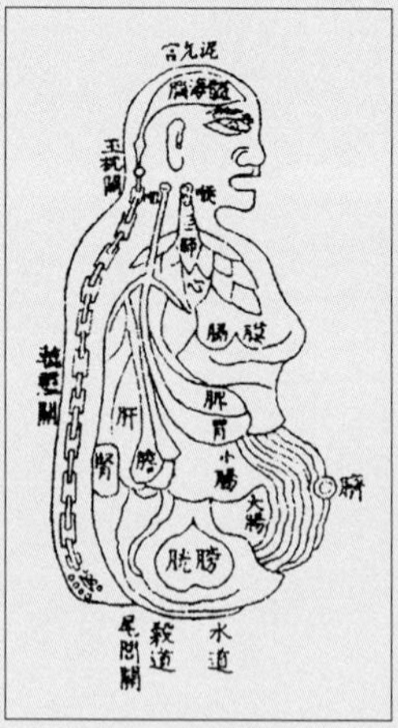

〈신형장부도〉

《동의보감》 내경편에서는 사람의 몸은 어떻게 생겼는가 신형장부도(身形臟府圖)가 나온다. 사람의 몸의 가춰짐과 사라지는 이치는 오늘날 생로병사(生老病死)와 일맥상통한다.

내경편은 몸 안의 세계를 다루고 있다. 정(精)은 생명의 근본이요, 기(氣)는 몸을 지탱하는 버팀목이요, 신(神)은 정신활동의 주체요, 혈(血)은 생명의 원천으로 보았다. 몸의 중심에는 오장육부(五臟六腑)가 있는데 오장과 육부는 짝을 이룬다. 간장(肝臟)은 생기를 낳는 곳이요, 심장(心臟)은 생명력 근원인 발전소요, 비장(脾臟)은 혈(血)과 기(氣)를 만드는 공장이요, 폐장(肺臟)은 호흡을 주관하는 곳이요, 신장(腎臟)은 정력과 생식의 발원지요, 담(膽)은 결단력의 근원지요, 위(胃)는 음식물을 저장하는 곳이요, 소장(小腸)은 영양과 찌꺼기를 분류하는 곳이요, 대장(大腸)은 쓰레기 하치장이요, 방광(膀胱)은 소변을 모으는 곳이요, 삼초(三焦)는 몸 안의 통로요, 포(胞)는 생명을 잉태하는 곳이요, 충(蟲)은 생명을 갉아먹는 것으로 보았다. 칠정(七情)은 희노우사비공경(喜怒憂思悲恐驚)은 기쁨, 노여움, 근심, 생각, 슬픔, 놀람, 무서움이 균형을 잃거나 감정이 지나치면 병을 일으키는 주요 원인이 된다.

또한 내경편에서 건강하게 오래 살게 하는 약으로 생지황 · 인삼 · 백복령 · 꿀을 배합해서 만든 경옥고는 정을 충만하게 해주고, 창출 · 지골피 · 오디를 배합해서 만든 삼정환을 환으로 만들어 오랫동안 먹으면 몸이 가벼워지고, 적하수오 · 백하수오 · 지골피 · 백복령 · 생건지황 · 천문동 · 맥문동 · 인삼 · 꿀을 배합해서 연년익수불로단을 환으로 만들어 먹으면 천 가지 만 가지 몸을 보호한다고 하였다. 그 외에 오로환동단, 연령고본단, 반룡환, 이황원, 현토고본환, 고본주 등에 대하여 약의 효능과 제법, 복용법을 소개하고 있다.

외경편은 몸 겉의 세계를 다루고 있다. 하늘인 머리에서부터 땅인 발까지 설명하고 있다. 머리(頭)는 신(神)이 있는 곳이요, 얼굴(顔)은 오장육부의 상태를 알려주는 곳이요, 눈(眼)은 오장의 정기가 모여 있는 곳이요, 귀(耳)는 신장과 연결된 구멍이요, 코(鼻)는 공기의 통로요, 입(口)과 혀(舌)는 음식의 맛을 알아내는 중추요, 치아(齒牙)는 뼈의 나머지요, 인후(咽喉)는 음식과 숨이 통하는 길이요, 목을 통해 병이 들어가는 곳으로 보고 있다.

몸통에 있어서 "등(背)은 몸의 정기가 오르내리는 길이요, 가슴(胸)은 오장육부를 감싸고 있는 성곽이요, 젖(乳)은 아이의 생명줄이요, 배(腹)는 소화기관을 담은 자루요, 배꼽(臍)은 몸의 중심이요, 허리(腰)는 사람 몸의 대들보요, 옆구리는 담과 간이 드러나는 곳이요"로 설명하고 있다. 몸의 오체에 있어서 "피부(皮膚)는 몸 방어의 최일선이요, 살(肉)은 비척(肥瘠)이 갈리는 곳이요, 맥(脈)은 하늘과 몸의 기운이 나타나는 곳이요, 힘줄은 몸의 골격과 지탱을 잡아주는 곳이요, 뼈(骨)는 골수의 저장고요"로 보았고, 몸의 변방에 있어서 "팔(臂)은 모든 양(陽)의 근본이요, 다리(脚)는 기(氣)가 들어오고 생성하는 곳이요, 머리카락은 혈의 나머지이요, 생식기는 음정(陰精)이 표현되는 곳이요, 항문은 오장육부의 심부름을 하는 곳이요"로 보았다.

잡병편에서는 사람과 자연은 서로 감응한다고 보았다. 질병의 원인은 대개 외적인 원인과 내적인 원인으로 발병한다. 예를 들면 외적인 원인은 환경의 급격한 변화를 초래할 때 생기고, 내적인 원인은 흔히 마음에서 오는 스트레스를 과도하게 받았을 때 온다. 《동의보감》에서는 의사가 꼭 알아야 할 천문학 상식으로 하늘과 땅 사이에 존재하는 기(氣)를 알아야 하고, 자연에 순응해야 건강을 유지할 수 있다고 보았다. 각종 병증 자체를 다루기 위해서는 진찰하는 방법, 맥을 짚는 법, 약물을 쓰는 방법 등을 알아야 한다고 말하고 있다.

사람의 몸과 인간의 환경과 병에 대하여 자세하게 기술하고 있다. 예를 들어 몸의 진단과 치료의 기초를 '풍한서습조화(風寒署濕燥火)'의 사기에 대하여 설명하고 있다. 풍(風)은 100가지 병의 으뜸이요, 한(寒)은 차가운 기운이요, 서(署)는 여름에 쉽게 얻는 더운 기운이요, 습(濕)은 축축한 기운이요, 조(燥)는 말리는 기운이요, 화(火)는 불 사르는 기운이라는 것이다.

탕액편에서는 약초의 채취와 가공, 약물의 저장, 약을 달이고 먹는 법, 그 외에 민간요법을 쉽게 설명하고 있다. 동의보감 마지막 장인 침구편에서는 기(氣)가 흐르는 통로인 경락과 혈자리와 침의 종류와 시술법과 뜸의 이론과 활용하는 방법을 다루고 있다.

오늘날 의학의 발달로 100세 시대를 살고 있지만 평균수명은 의미가 없고 각자 개인의 건강수명이 중요하지만, 대다수 사람이 병치레를 하는 기간이 늘어만 가는 게 문제다. 그리고 언제 병에 걸릴지 모른다는 건강 염려증에 사로잡혀 있고, 정작 병에 걸렸을 때 나의 병을 고쳐주는 명의(名醫)는 어디에 있는 것인가? 이런 화두를 가지고 독자들이 《동의보감》을 쉽게 이해할 수 있도록 정리해보았다.

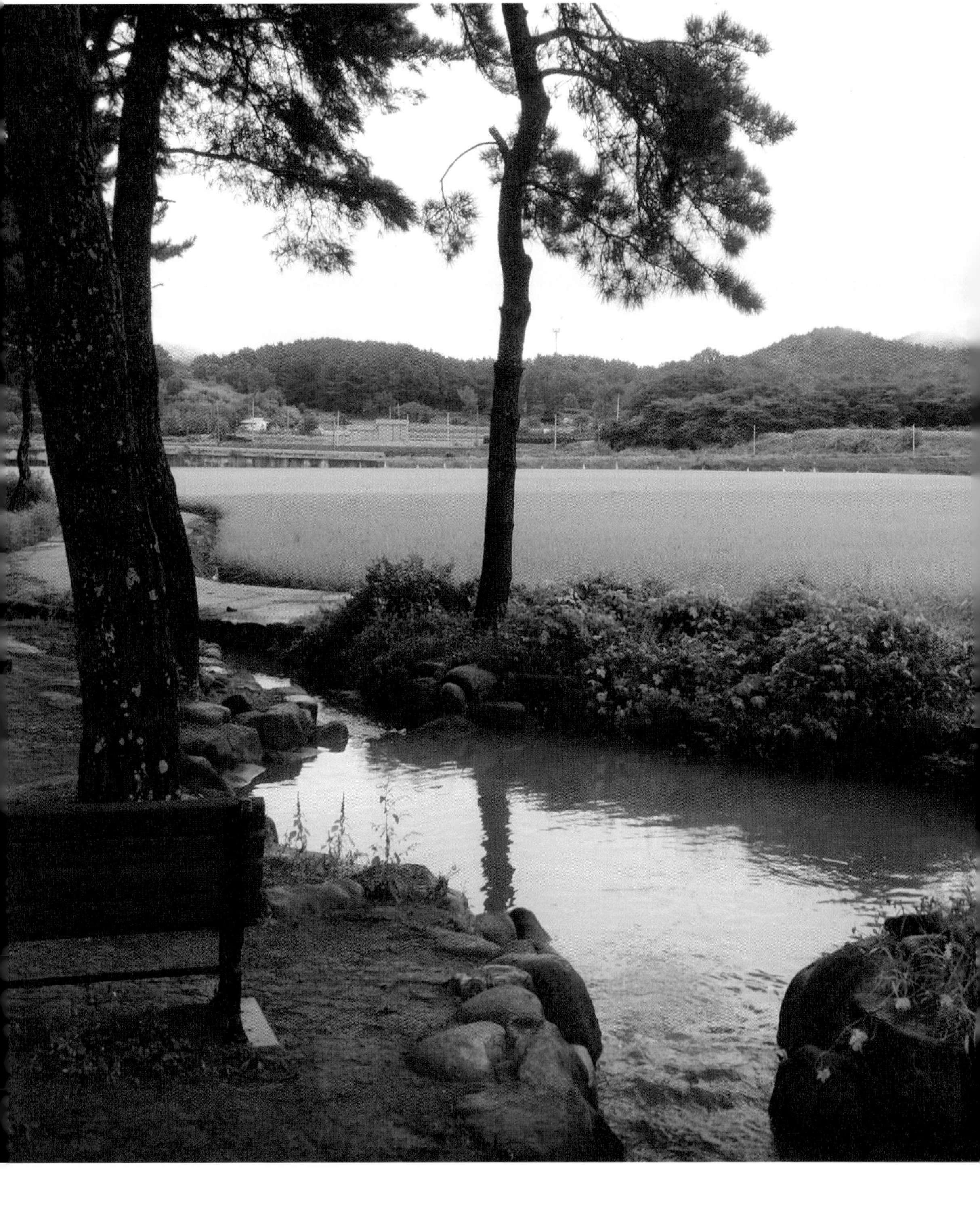

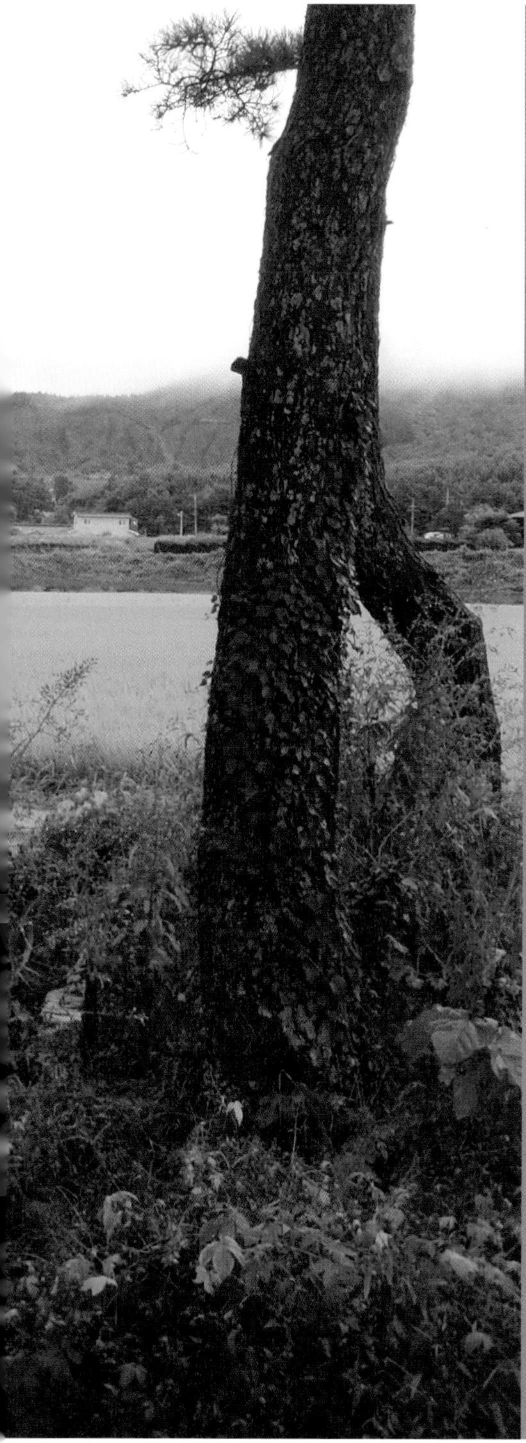

2장

5대 질병에 좋은 산야초

1. 뇌졸중에 좋은 산야초 4가지
   방풍 | 천마 | 달맞이꽃 | 소나무
2. 치매에 좋은 산야초 3가지
   강활 | 키위 | 블루베리
3. 암에 좋은 산야초 7가지
   개똥쑥 | 꾸지뽕나무 | 꿀풀 | 겨우살이
   와송 | 부처손 | 주목
4. 당뇨에 좋은 산야초 7가지
   뚱딴지 | 하늘타리 | 다래나무 | 으름덩굴
   여주 | 닭의장풀 | 조릿대
5. 고혈압에 좋은 산야초 4가지
   연꽃 | 차나무 | 은행나무 | 뽕나무

평생 의지하는 몸

건강할 때 주변에서 뇌졸중환자를 보고도 무심코 지나쳤는가?
그런데 내가 뇌졸중으로 쓰러졌다.
이젠, 주위 사람의 도움이 없이는 난 혼자서 아무 것도 할 수 없다.
자유롭게 걸을 수 있다는 게 얼마나 행복한지 쓰러지고야 알았다.
왜! 젊었을 때 몸을 함부로 했는가 후회뿐이다.

필자는 병의 우선 순위를 1위 뇌졸중, 2위 치매, 3위 암, 4위 당뇨, 5위 신장 질환으로 본다. 미국 국립보건원과 질병통계센터에 의하면 1900년 이래 미국에서 심혈관계 질환은 독감이 대유행한 1918년을 제외하고 매년 사망률 1위를 기록하고 있다. 미국인은 관상동맥 심질환, 협심증, 뇌졸중 등 최소 한 가지 유형의 심혈관 질환을 지니고 있다. 미국은 29초마다 미국인 1명이 심장발작과 같은 관상동맥 사건을 일으키고, 53초마다 누군가가 뇌졸중을 일으키고, 3분마다 사망한다.

고혈압은 침묵의 살인자이다. 미국인 중에서 고혈압으로 병원을 찾는 사람이 해마다 5,000만 명 정도 된다. 고혈압은 자각 증상을 전혀 느낄 수 없기 때문에 혈압을 재어 체크하고 적절히 대처해야 한다. 고혈압은 평소에 외향 징후가 나타나지 않더라도 여전히 혈관 내피를 손상시키고 있으며, 뇌졸중을 일으킬 위험이 7배가 높기 때문에 위험한 질환이다.

그렇다면 어떻게 심장발작 증상을 미리 알 수 있을까? 예를 들면 흉부 중앙이 답답하거나 통증이 몇 분 이상 지속되었다가 가라앉기를 반복하는 경우, 숨이 차고 현기증을 동반하는 흉부 통증이 있는 경우에는 반드시 조기에 병원을 찾아 치료를 받아야 한다. 뇌졸중은 사전에 예방이 가능한 질환이다. 와인을 많이 마시는 프랑스인은 다른 나라 사람들에 비해 심장병 발병률이 낮다.

알다시피 너무 많은 사람이 심혈관계질환 때문에 제명을 누리지 못하고 이 세상을 떠난다. 설령 살아있다 해도 정상적인 활동은 못하고, 재활운동을 해도 정상으로 회복은 힘들고, 장애 수준으로 남에게 신세를 지는 몸이다. 평소에 동맥에 혈전이 생기지 않도록 피를 맑게 하는 채소와 효소, 중풍에 좋은 방풍, 천마, 달맞이꽃, 솔순을 섭취한다.

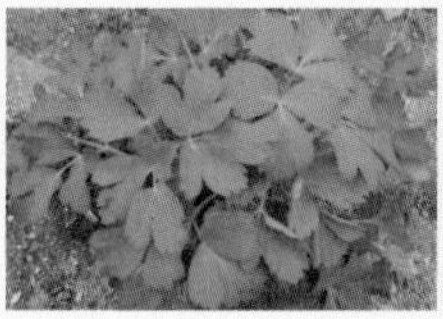
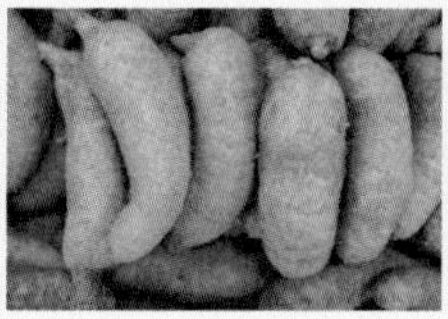
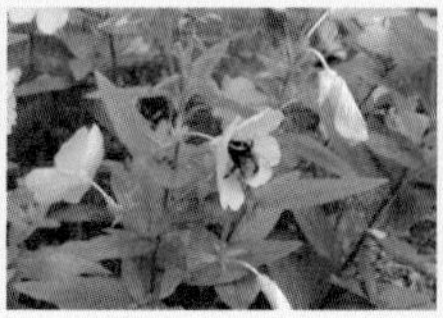
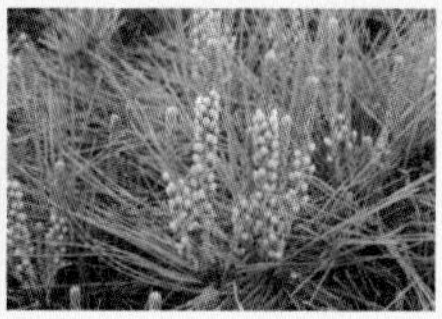

방풍

학명 *Nedebouriella seseloides*
한약명 방풍(防風)

생육상	여러해살이	이용	잎, 뿌리
개화시기	7~8월(백색)	분포지	전국의 산 기슭, 남해의 섬
채취시기	봄(잎), 가을(뿌리)	다른 이름	갯기름나물, 수방풍, 식방풍, 중국방풍

■ 형태 높이는 1m 정도이고, 꽃은 7~8월에 원줄기 끝과 가지 끝에 겹산형 꽃차례로 백색으로 피고, 열매는 분과로 편평한 넓은 타원형으로 여문다.

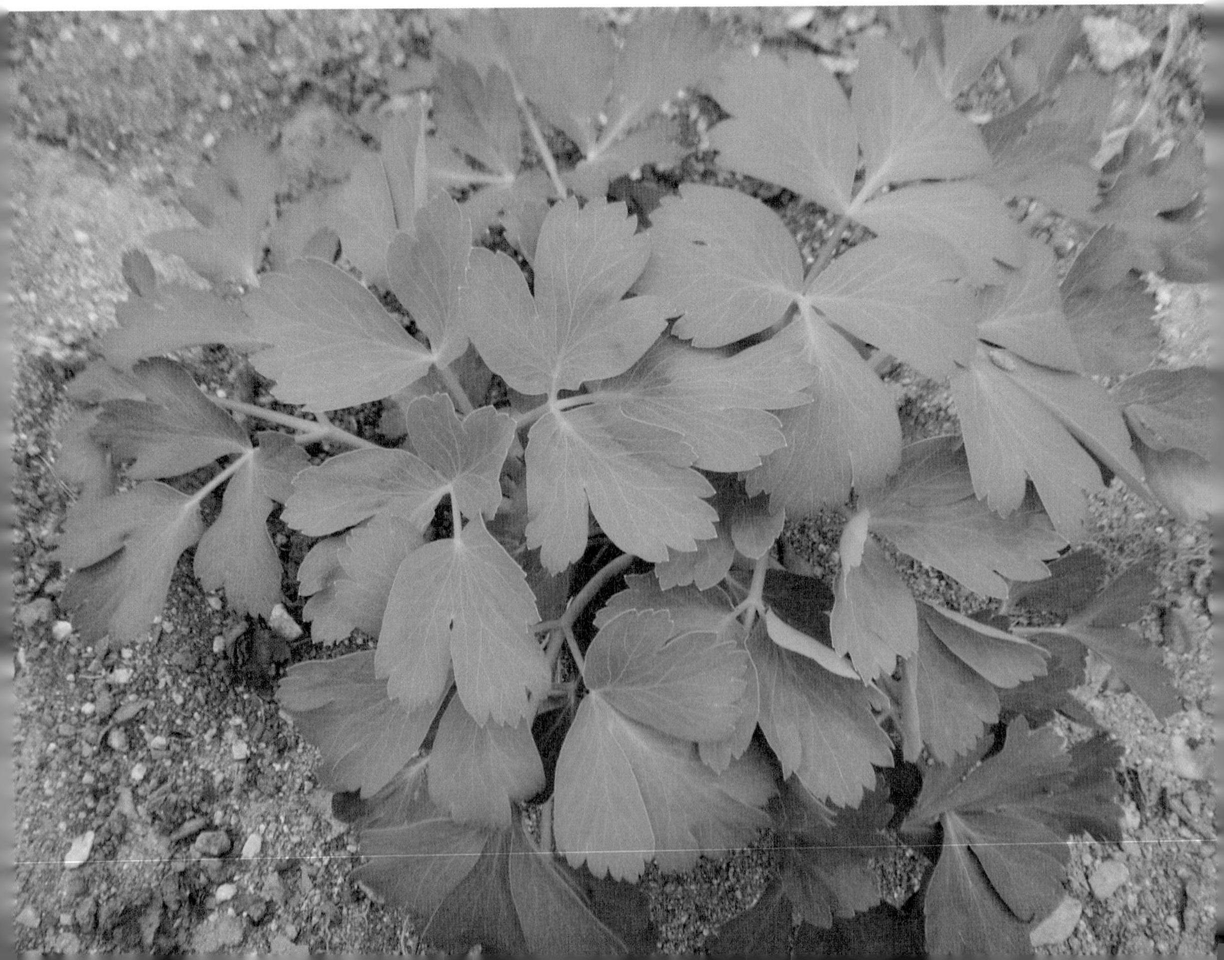

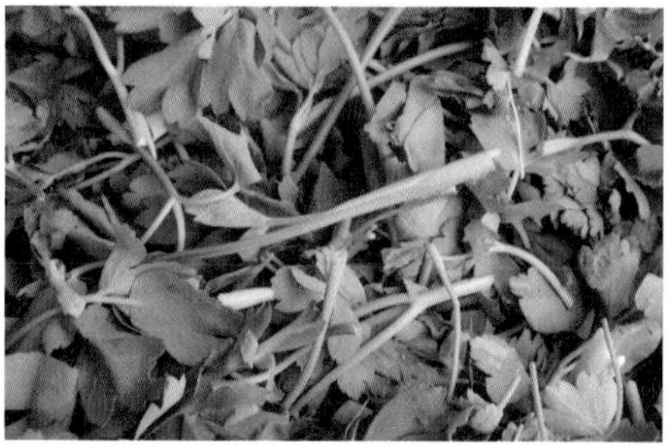 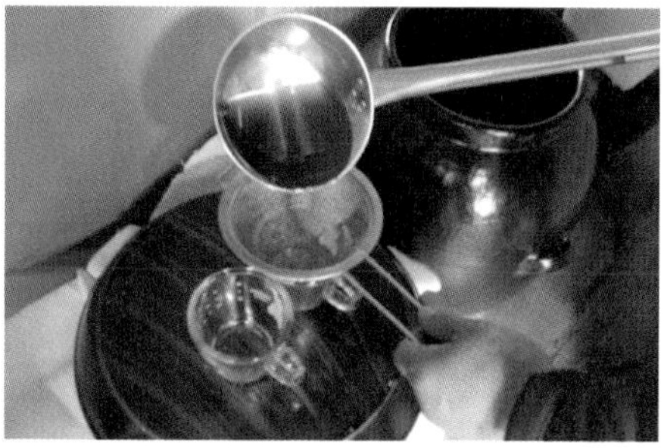

뇌졸중은 사람에게 사회활동의 막을 내리는 무서운 병이고, 심한 경우 다른 사람에게 평생 의지를 해야 한다. 전통 의서에 의하면 방풍은 일체의 풍증(風症)을 제거하는 묘약으로 기술되어 있고, 다른 이름으로 수방풍, 식방풍(갯기름나물), 중국방풍으로 부른다.

방풍은 풍한습(風寒濕)이 원인이 되어 발생하는 사지관절(四肢關節)의 굴신(屈身)이 안 되는 증상, 춥고 열이 나타나는 전신 통증, 반신불수나 팔과 다리의 근육 경련 증상 등에 좋은 것으로 알려져 있다.

방풍에는 유기산과 다당류 효소가 함유되어 있어, 면역을 활성화시키고, 혈액 응고를 막아준다. 최근 약리 실험을 통해 혈액응고 저지, 항염증, 진경(경련을 가라앉힘), 항알레르기 작용이 있는 것으로 밝혀졌다.

Tip

- **한방요법** 뿌리를 방풍(防風)이라 부른다. 주로 외감으로 인한 풍한, 잦은 두통, 수근경직(목덜미가 굳어 뻣뻣해짐), 풍한습비, 골절산통 등에 다른 약재와 처방한다.
- **민간요법** 봄에 잎을 채취하여 끓는 물에 살짝 데쳐서 나물로 무쳐 먹거나 김치를 담가 먹고, 말려서 차(茶)로 마신다.

천마

학명 *Gastrodia elata*
한약명 천마(天麻)

생육상	여러해살이	이용	뿌리
개화시기	6~7월	분포지	전국 산지의 깊은 숲 속
채취시기	늦가을~봄	다른 이름	수자해좆, 적전, 정풍초, 신초

■ 형태 높이는 60~100cm 정도이고, 잎이 없고 땅 속에 있는 덩이줄기가 고구마 같고, 길이는 15~20cm 정도 지름은 5~7cm 정도이다. 줄기는 원추형으로 곧게 선다. 꽃은 6~7월에 황갈색으로 피고, 열매는 달걀 모양의 삭과로 여문다.

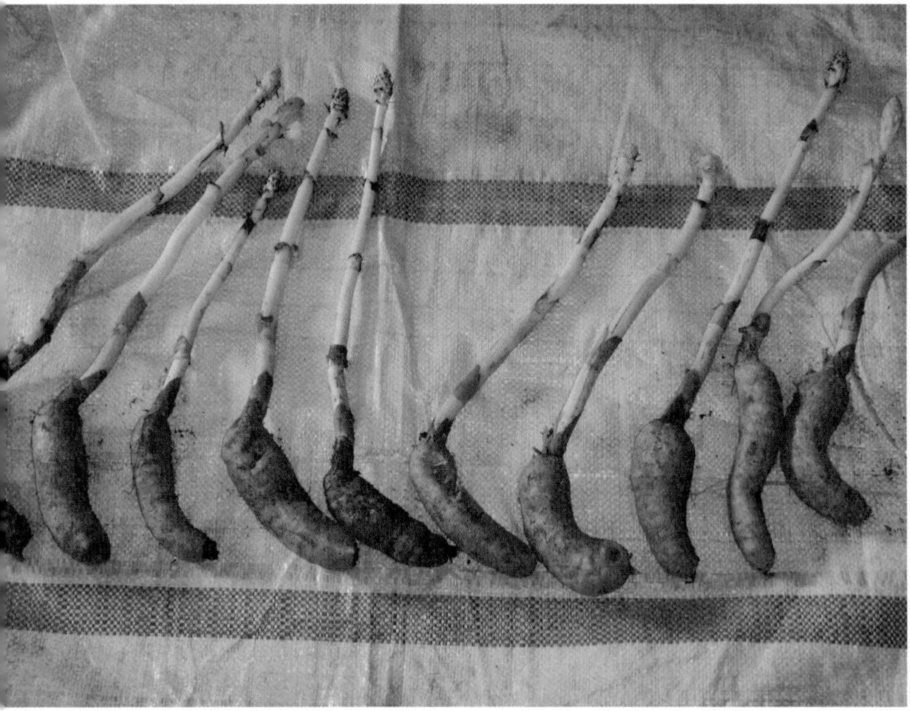

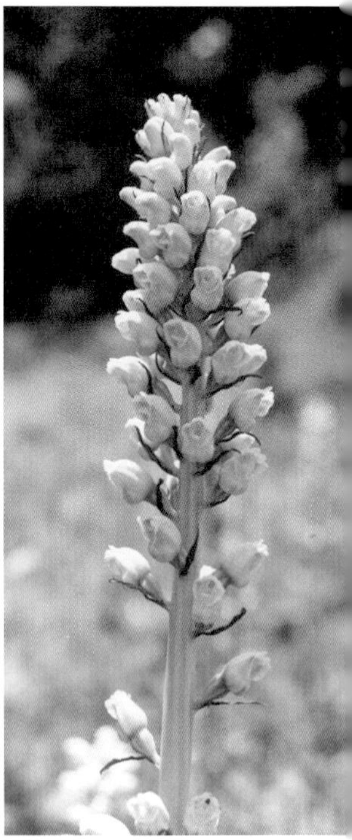

사진 : 특화작목연구소

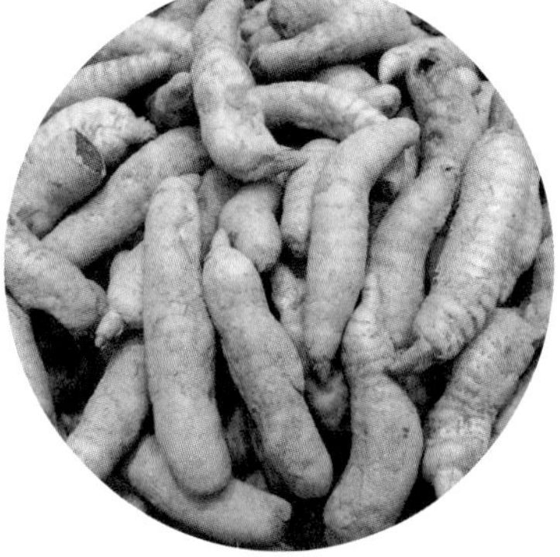

천마가 하늘에서 떨어져 마목(痲木)을 치료하였다 하여 하늘 천(天)과 마목(痲木)의 마(痲)를 합해 천마(天麻)라고 한다. 또 뿌리가 남성의 생식기와 닮았다 하여 수자해좆, 정력에 좋다 하여 산뱀장어, 다른 이름으로 적전, 정풍초, 신초로 부른다.

천마는 식용과 약용으로 가치가 높다. 천마를 약초로 만들 때는 뿌리를 가을부터 이듬해 봄까지 채취하여 사용한다. 천마에는 점액질, 미네랄, 비타민 A 등이 풍부하고 끈적끈적한 성분은 '뮤친(mucin)'이라는 당 단백질이다.

천마는 《동의보감》에서 천마는 "말초혈관까지 순환을 시켜주는 신효한 약으로 혈관병에 좋다"고 했고, 맛이 달고 약간 따스한 성질을 가지고 있다. 기혈(氣血)을 소통시켜 통증을 그치게 하고 마비를 풀어준다. 최근 약리 실험에서 진정작용, 진통작용이 있는 것으로 밝혀졌는데 주로 두통, 어지러움, 류머티즘, 요통, 반신불수, 뇌 관련 질환, 불면증, 고혈압, 뇌출혈, 옹종, 뇌졸중, 언어장애에 좋다고 한다.

천마를 맨손으로 오랫동안 손질하거나 겉껍질을 벗기면 옥살산칼슘 성분 때문에 피부에 가려움과 염증을 일으킬 수 있다. 이때는 식초를 한 순갈을 물에 타서 헹구면 사라진다.

Tip

- **한방요법** 뿌리줄기인 천마(天麻)는 뇌졸중에 다른 약재와 처방한다.
- **민간요법** 뿌리를 강판에 갈아 생즙으로 먹거나 우유에 타서 먹는다.

달맞이꽃

학명 *Oenothera biennis*
한약명 월견초(月見草)

생육상	여러해살이	이용	종자, 뿌리
개화시기	7~9월	분포지	전국의 산과 들
채취시기	7월(꽃), 9~10월(종자)	다른 이름	월하향, 월견자, 대소초, 야래향

■ 형태 높이는 50~90cm 정도이고, 전체에 털이 있고, 잎은 가늘고 길며 끝이 뾰족하고 가장자리에 톱니가 있다. 뿌리에서 여러 개의 줄기가 나와 곧게 자란다. 7~9월에 겨드랑이에서 노란색 꽃이 핀다. 열매는 9~10월에 긴 타원형으로 여문다.

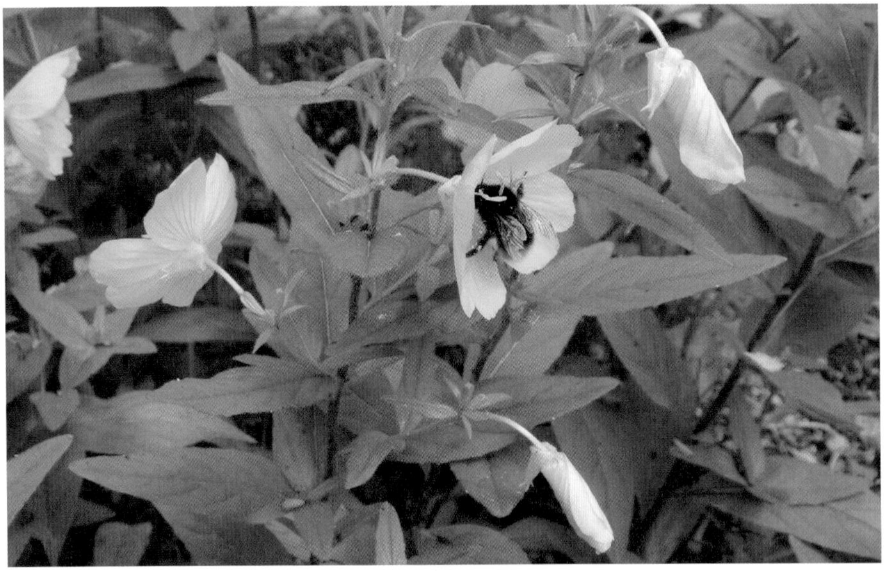

달맞이꽃은 화려하고 아름다워 관상용으로 가치가 높고, 정유가 다량으로 함유되어 있다. 달과 교감하며 밤에 꽃을 피웠다가 아침에 햇살이 비치면 곧 오므

라들어 '월견초(月見草)'라 부르지만 실제로 꼭 그런 것은 아니다. 낮에 노란 꽃을 피우며, 다른 이름으로 월하향, 월견자, 야래향으로 부른다.

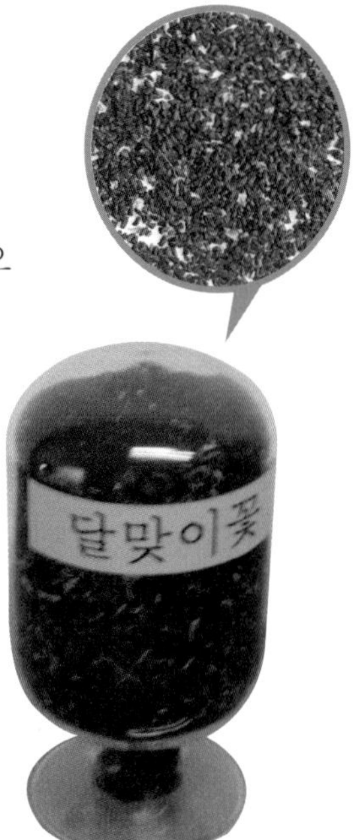

달맞이꽃으로 약초를 만들 때는 여름에는 꽃과 잎을, 가을에는 뿌리와 종자는 채취하여 햇볕에 말려서 쓴다. 꽃, 전초, 줄기, 뿌리, 종자 모두를 약용으로 쓴다. 특히 종자에는 정유가 다량으로 함유되어 식용, 약용으로 가치가 높다.

민간 의약에서 "달맞이꽃 종자는 콜레스테롤을 비롯한 지질 성분의 과다한 축적작용을 억제시켜주기 때문에 고지혈증에 좋다"고 알려져 있다. 가을에 달맞이꽃 꼬투리가 터지기 전에 줄기째 채취하여 햇볕에 말린 후 털어 기름을 짜는데, 당뇨병이나 고혈압에 좋다.

최근 약리 실험에서 소염작용과 해열작용이 있는 것으로 밝혀졌고, 종자는 콜레스테롤을 비롯한 지질 성분의 과다한 축적작용을 억제시키므로 동맥경화, 고지혈증에 좋다. 꽃은 감기로 인한 고혈로 인해 인후염에 좋고, 뿌리 대소초는 해열에 효능이 있고, 기관지염, 피부염에 좋다.

Tip

- **한방요법** 종자를 기름을 짠 것을 '월견초유(月見草油)'라 부른다. 심장질환, 동맥경화, 고혈압, 인후염, 해열에 다른 약재와 처방한다.
- **민간요법** 잎은 몹시 써서 생으로 바로 먹을 수 없고, 끓은 물에 살짝 데쳐서 찬물에 우려내어 먹을 수 있다. 꽃은 따서 말려서 차(茶)로, 술에 담가 밀봉하여 3개월 후에 먹는다. 달맞이꽃 기름으로 여성의 갱년기를 다스리는 데 썼다.

소나무

학명 *Pinus densiflora*
한약명 송절(松節)

생육상	늘푸른큰키나무	이용	꽃가루, 솔잎, 솔방울, 속껍질
개화시기	5월	분포지	전국 각지의 산지
채취시기	4월(솔순), 5~6월(솔방울)	다른 이름	솔, 적송, 구룡목, 호피송

■ 형태 높이는 약 30m 정도이고, 한 다발에 솔잎이 2개씩 나는 이엽송으로 지름은 약 2m 정도까지로 가지는 사방으로 퍼진다. 나무껍질은 적갈색으로 조각조각 떨어지고, 꽃은 5월에 노란색으로 꽃이 피고, 열매는 이듬해 9~10월에 길이 4cm, 지름 3cm의 짙은 갈색의 구과(毬果)로 여문다. 줄기에 상처가 나면 향긋한 냄새가 나는 송진이 나온다.

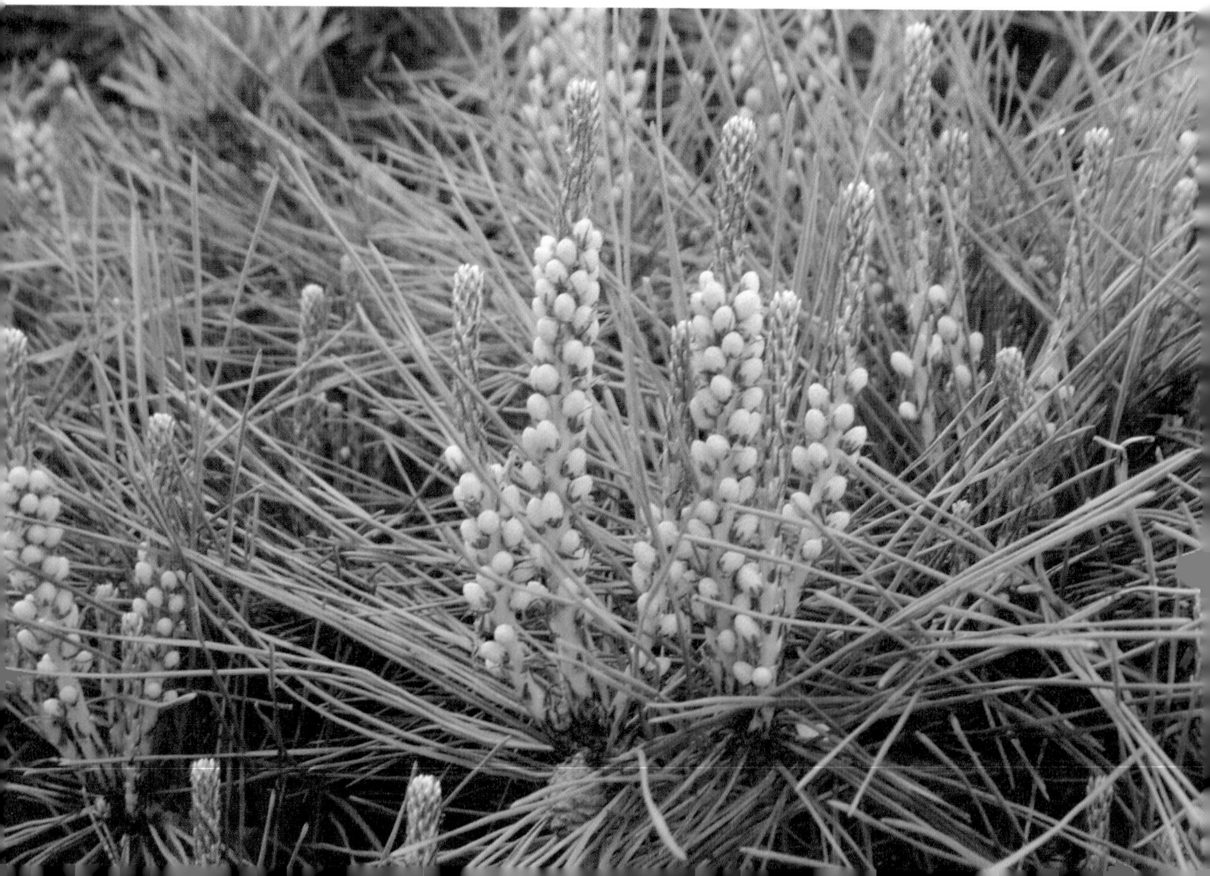

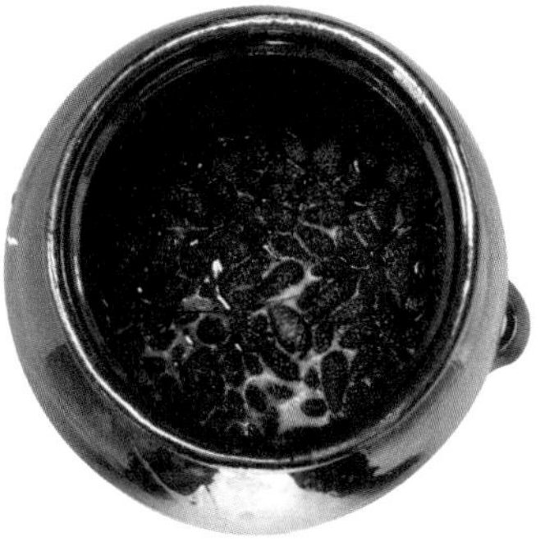

소나무 이름은 다양하다. 소나무는 줄기에서 붉은 빛이 나는 적송(赤松), 육지에서 자라는 육송(陸松), 줄기에서 검은 빛이 나는 흑송(黑松), 바닷가에서 잘 자라는 해송(海松) 등으로 부른다.

소나무는 꽃가루, 솔잎, 솔방울, 속껍질을 먹을 수 있다. 먹을 것이 귀할 때는 소나무의 바깥쪽 껍질을 벗겨내고 흰 색깔의 안 껍질을 벗겨서 말려 찧어 가루로 만들어 송피떡으로 먹었다. 꽃가루는 다식(茶食)용, 송화가루(松花粉)를 꿀이나 조청에 반죽하여 다식판에 찍은 송화다식으로 먹었다.

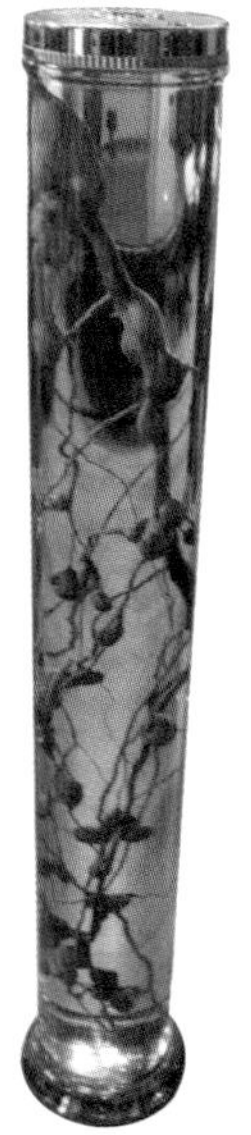

소나무는 정원수, 풍치수, 식용, 약용으로 가치가 높다. 소나무를 약초로 쓸 때는 꽃가루는 이른 3~4월, 줄기에서 나오는 수지(樹脂)는 수시로, 송엽(松葉)은 새순이 나올 때 채취하여 쓴다.

최근에 소나무 나무껍질에서 혈전용해제를 추출하고, 소나무에서 나오는 피톤치드는 발암(發癌) 물질, 중금속 등 유해물질을 분해 및 제거하여 심신, 면역기능 향상, 살균작용, 항균작용 등에 도움을 준다.

Tip

- **한방요법** 송지(松脂)는 악창, 송엽(松葉)은 류머티즘, 송화분(松花粉)은 지혈, 복령(茯苓)은 심신 불안을 치료하는 데 다른 약재와 처방한다.
- **민간요법** 송편에 솔잎을 넣어 만들고, 탕(湯)에 솔잎을 넣고 목욕을 하였고, 신경통에 솔잎을 물에 삶아서 찜질을 했고, 솔씨로 성욕(性慾)을 자극하는 데 썼고, 송진은 고약(膏藥)의 원료로 썼다.

몸 안의 수분과 세포를 유지하라

100세 시대를 맞이하여 요양원이 급속히 늘고 있다.
이따금 건망증 환자처럼 잊는 일이 자주 있었는가?
식물인간이나 치매 환자는 사람으로서 구실을 할 수 없다.
뇌졸중처럼 가족 중에 치매 환자가 있는가?
누군가는 치매 환자를 위해 희생해야 한다.
치매를 예방하려면 인도인처럼 카레를 즐겨 먹어라!

세포란 인체의 생명 현상을 이해하는 최소 단위이다. 세상에서 가장 작고도 인체의 신비를 간직하고 있는 세포는 물과 단백질, 핵산, 다당류라는 생체 고분자, 지질 그 외에 유기 소분자, 무기 이온류 등으로 만들어져 있다. 세포에서 물을 뺀 나머지는 대부분 단백질로 생명활동에 필요한 화학 반응의 촉매 효소로 사용된다.

사람은 생로병사의 과정을 거친다. 나이가 먹으면서 인체 내의 효소가 점점 줄어 노화의 증후들이 나타난다. 예를 들면 흰 머리카락은 타이로시나아제(tyrosinase)라는 효소 부족으로 생기고, 순환기 질환은 피브린(fibrin)의 부족으로 생기고, 혈전의 형성과 파괴의 균형을 유지시켜주는 플라스미노겐(plsaminogen)과 플라스민(plasmin)도 효소가 관여한다.

사람의 뇌와 연결되어 있는 뒷목 부위에 있는 '브레인스 베리어(brains barrier)'라는 막을 통과할 수 있는 영양소는 한정되어 있어 불특정 단백질이나 거대 분자가 들어가지 못하도록 막아준다. 또한 체내 효소가 뇌에서 필요로 하는 한정된 영양소를 작은 단위로 분해하는 역할을 한다.

전 세계에서 치매와 뇌졸중의 발병률이 가장 적은 나라는 인도다. 인도 사람들은 카레의 원료가 되는 강황을 평소에 섭취하기 때문인 것으로 알려져 있다. 강황은 기혈(氣血)과 혈액순환을 돕고, 어혈을 제거하기 때문에 종기와 옹종에 좋고, 통증을 완화하기 때문에 관절염에 좋고, 담즙 분비 촉진으로 소화에 좋고, 간(肝)의 기능을 개선해줄 뿐만 아니라 뇌 세포에 좋은 것으로 알려져 있다.

알츠하이머병은 기억이나 언어의 추리 능력을 손상시켜 삶의 질을 현저하게 떨어뜨린다. 평소에 알츠하이머병을 예방하기 위해서는 비타민 C · E와 기타 항산화제, 효소를 꾸준히 섭취해야 한다.

미국에서 65세 이상 노인을 대상으로 조사한 결과 매일 3~4잔의 적포도주를 음용하는 사람은 마시지 않는 사람에 비해 노인성 치매(알츠하이머) 발병률이 1/4에 그쳤다. 평소에 세포의 노화를 늦추기 위해서는 맑은 공기와 오염이 안 된 물을 섭취하고 피를 맑게 하는 채소나 발효식품을 섭취해야 한다. 강황, 키위, 블루베리, 함초를 먹는다.

강황

학명 *Curcuma aromatica*
한약명 강황(薑黃)

생육상	여러해살이	이용	잎, 뿌리
개화시기	가을	분포지	인도, 남부지방(진도), 밭
채취시기	봄~여름(잎), 가을(뿌리)	다른 이름	울금

■ 형태 높이는 50m 정도이고, 잎은 넓고 가장자리는 밋밋하다. 꽃은 가을에 피고, 뿌리줄기는 주황색으로 생강처럼 여물 때 쓴다.

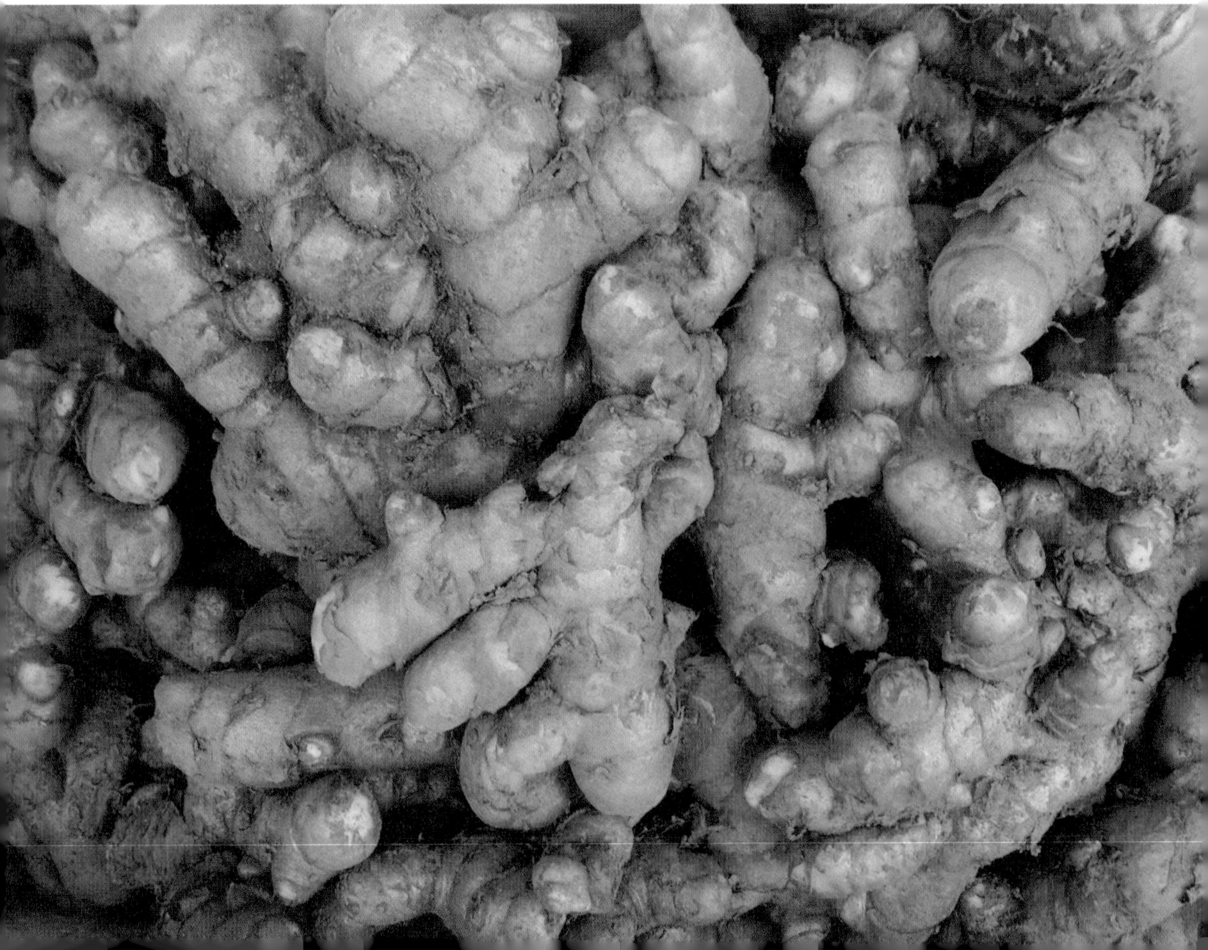

《본초강목》에서 "강황은 기(氣)와 혈(血)의 막힘을 개선해주며 모든 질병의 치유에 쓰인다"고 기록되어 있는 것처럼 식용과 약용으로 가치가 높다.

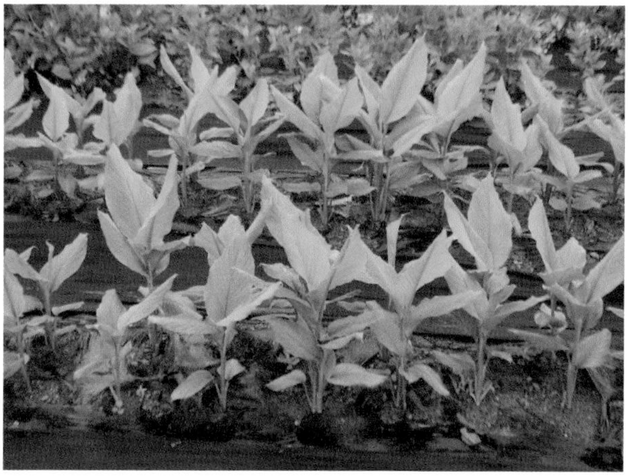

강황(薑黃)은 신고(辛苦)하며 온(溫)하다. 잎이나 꽃 등은 쓰지 않고 뿌리줄기만을 쓰는데, 맵고 쓴맛을 내기 때문에 향신료나 카레를 만드는 재료로 쓰인다. 뿌리줄기의 색깔은 연한 주황색을 띠며 톡 쏘는 냄새가 날 때가 가장 좋은 것이다. 대부분 요리에 쓰이지만 인도에서는 식용이나 약용으로도 쓴다.

강황은 인도가 원산지이며 고온다습한 지역에 분포하는 열대성 생강과 다년생식물이다. 강황 커큐민(curcumin)에는 플라보노이드 외 강력한 항산화물질로 세포의 산화를 방지하고 인체의 노화를 촉진하는 활성산소를 제거해주기 때문에 '황금식품, 식물성 웅담'이라는 애칭이 있다.

강황이 주재료인 카레를 매일 먹는 인도인의 치매 발생률은 세계에서 가장 낮고, 암 발병률이 미국인의 암 발병률의 1/7 수준인 이유는 식사 때마다 카레의 주성분인 커큐민을 먹기 때문이다. 싱가포르의 한 대학 연구팀이 카레를 매일

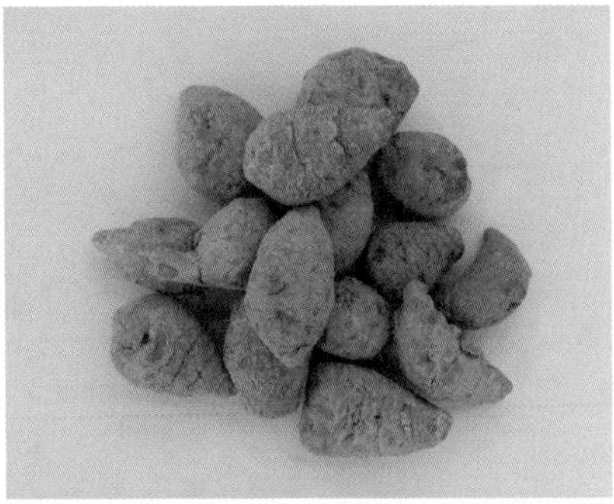

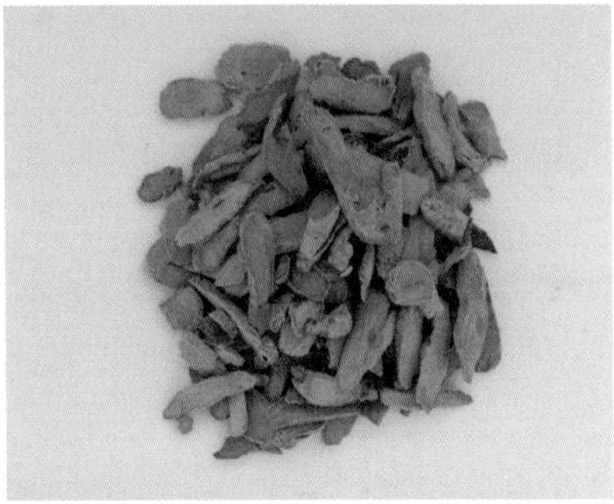

섭취하는 경우, 그렇지 않은 경우에 비해 인지기능이 높고 치매 발병률이 낮은 것을 밝혀냈다.

강황을 약초로 쓸 때는 가을에 뿌리를 캐어 햇볕에 말려서 쓴다. 봄~여름에 잎을 채취하여 썰어서 끓은 물에 살짝 데쳐서 나물로 먹을 수 있다. 지방을 분해하기 때문에 다이어트 식품으로 좋다. 봄~여름에 부드러운 잎을 따서 그늘에 말려서 차(茶)로 마시거나, 뿌리를 햇볕에 말려서 제분소에서 가루로 내어 찹쌀과 배합해서 환으로 만들어 먹는다. 그러나 너무 많은 강황을 섭취하게 되면 설사를 할 수 있다.

최근에는 암을 억제하는 항산화 성분이 많고, 살균작용과 항균작용이 뛰어나고, 담즙의 분비를 촉진시켜 동맥경화, 고혈압, 심장질환, 당뇨병에 응용된다.

Tip

- **한방요법** 뿌리를 강황(薑黃)으로 부른다. 주로 치매, 당뇨병에 다른 약재와 처방한다.
- **민간요법** 카레의 맵고 독특한 냄새와 향을 잡아주고 맛을 더해주기 때문에 감자와 당근과 함께 다양하게 먹고, 강황을 달인 물로 치질이나 부스럼의 환부를 씻었다.

키위

학명 *Actinidia chinensis*
한약명 키위

생육상	갈잎덩굴나무	이용	성숙한 열매
개화시기	6~7월	분포지	밭
채취시기	8~9월	다른 이름	양다래, 중국다래, 참다래

■ 형태 길이 5~7m 정도이고, 잎은 둥글고 어긋나고 뒷면에 털이 있고 가장자리는 가시 같은 톱니 모양이고, 어린 가지에는 갈색 털이 많다. 꽃은 6~7월에 흰색으로 피고, 열매는 8~10월에 달걀 모양으로 여물고 긴 갈색털이 빽빽이 나 있다.

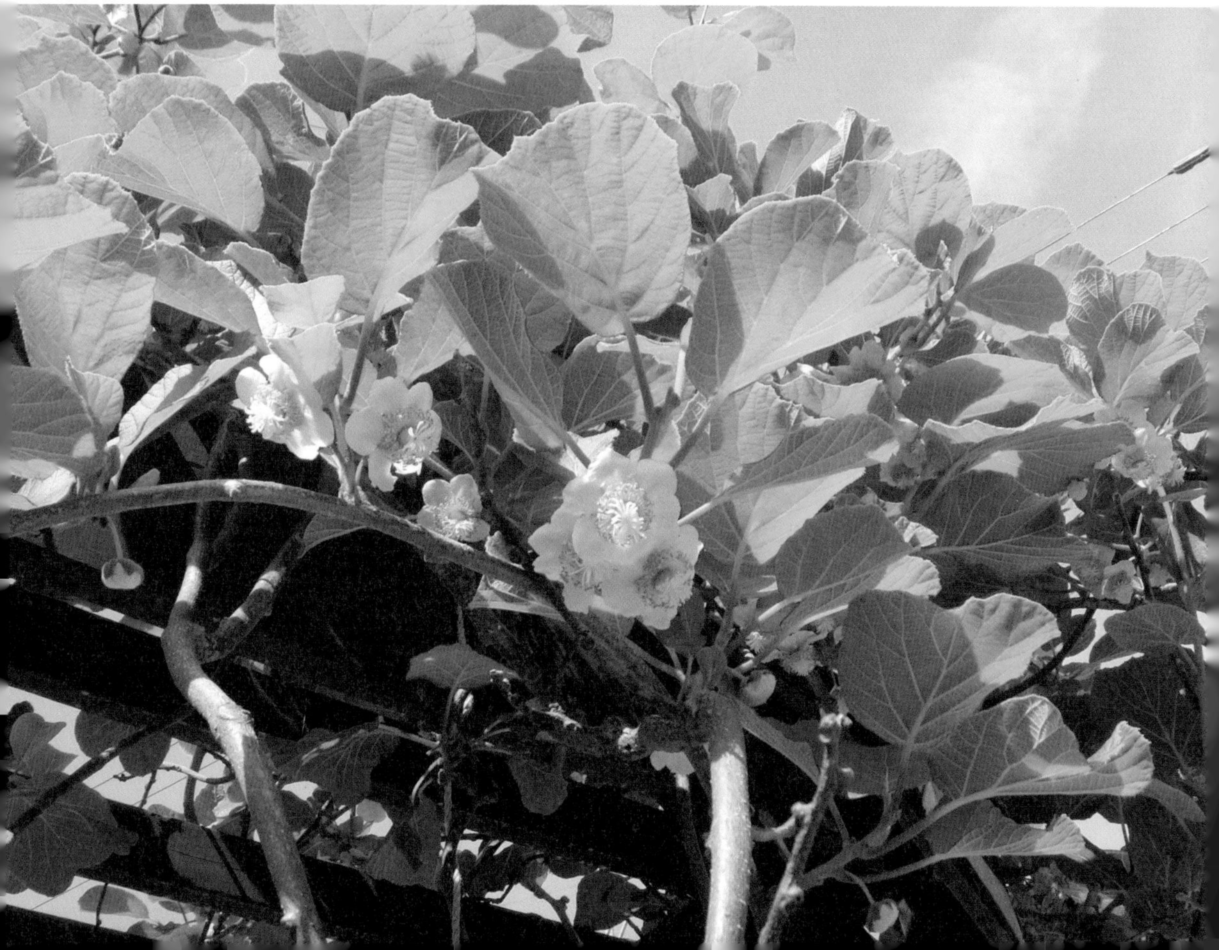

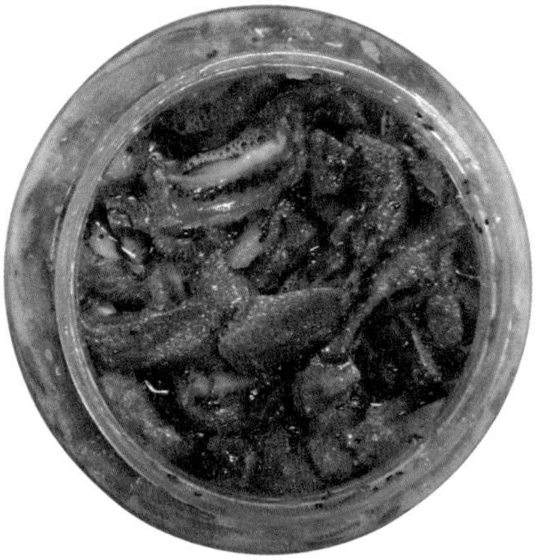

키위는 중국의 양쯔강 주변이 원산지로, 1906년 뉴질랜드 사람들이 개량해 오늘날 전 세계 시장점유율 70%를 차지하며, 키위를 건강식품으로 브랜드화하는 데 성공하였다.

1997년 미국 영양학회 저널에 발표된 미국 러트거스대학 폴 라생스 박사팀의 연구 실험 결과에 따르면, 다른 식물에 비해 영양소 밀도에서 가장 높은 점수를 받았는데 사람에게 유익한 각종 미네랄, 비타민, 식이섬유, 항산화 성분이 풍부하다.

키위에 함유된 '루테인' 효소는 눈에 특정한 항산화작용이 있어 노인성 안질환을 예방해준다. 키위 한 개에는 비타민 C 75mg이 함유되어 있어 하루 비타민 섭취 권장량을 채울 수 있다. 키위는 육식이나 생선 요리를 먹은 뒤에 후식으로 키위를 먹으면 소화가 잘 되고, 저지방 · 저열량 과일이며 비타민 E(토코페롤)의 공급원이기 때문에 건강에 좋다.

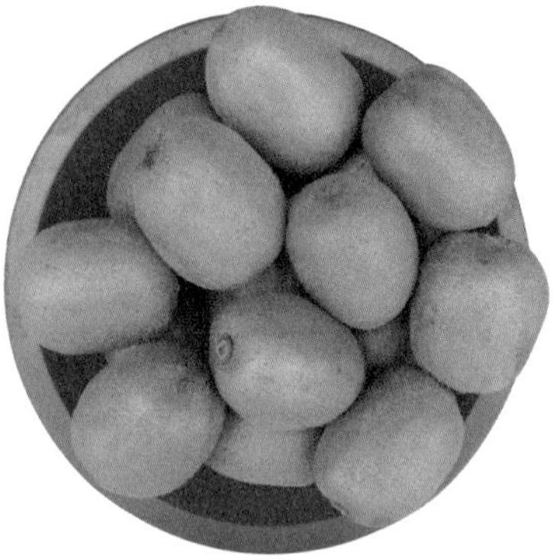

키위의 '액티니딘(actinidin)' 성분은 소화를 촉진해 위(胃)와 장(腸)의 기능을 개선해주고, 키위에 든 식이섬유는 물에 녹지 않는 불용성(不溶性)으로 과일 중에서 함량이 가장 높아 변비나 대장암을 예방하고 소화를 돕고 혈중

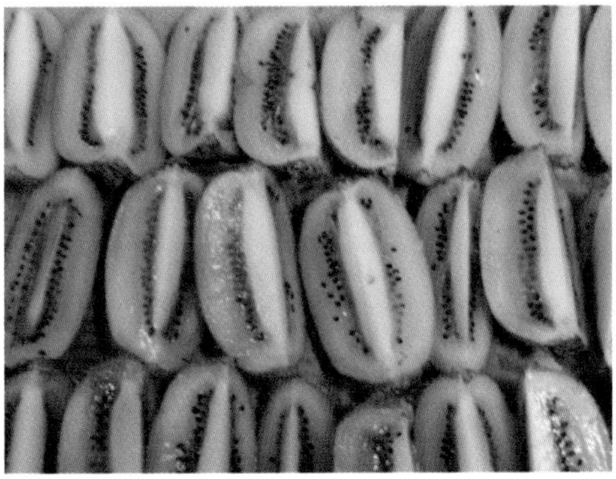

내 콜레스테롤 수치를 떨어뜨린다.

키위를 생으로 먹으면 몸 안의 나트륨을 배출시켜주기 때문에 혈압을 낮추는 부수적인 효과를 얻을 수 있고, 효소를 만들어 먹으면 더욱 좋다. 키위가 당뇨병 환자에게도 유용한 이유는 당분이 적고 대부분 과당이어서 혈당이 빠르게 변하는 것을 막아준다.

Tip

- **한방요법** 키위는 소화불량, 변비, 당뇨병에 다른 약재와 처방한다.
- **민간요법** 성숙한 키위를 생으로, 샐러드 재료로 먹는다. 즙을 내서 먹거나 효소로 먹는다.

블루베리

학명 *Vaccinium spp.*
한약명 블루베리(blueberry)

생육상	관목	이용	열매
개화시기	4~5월	분포지	산지나 논과 밭
채취시기	여름~가을(열매)	다른 이름	하이부시(highbush) 블루베리, 로부시(lowbush) 블루베리 외 20여 종

■ 형태 높이는 50~2m 정도이고, 잎살은 두껍고, 달걀 모양으로 가장 자리가 밋밋하다. 꽃은 4~5월에 작은 종 모양의 흰색으로 피고, 열매는 구형으로 여름부터 가을까지 표면에 회백색으로 덮고 진한 흑청색으로 여문다.

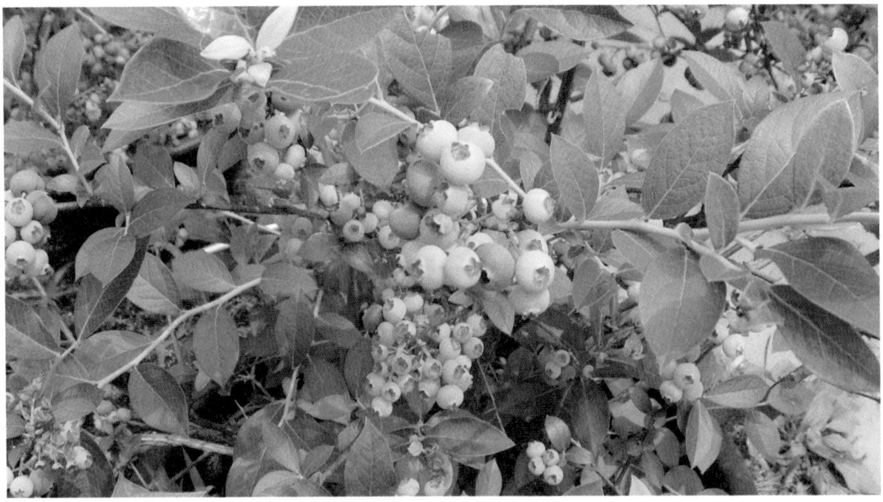

미국 〈타임(TIME)〉은 세계 10대 건강식품으로 '블루베리'를 선정하였고, 1970년부터 이탈리아에서는 블루베리에 함유되어 있는 안토시아닌 효능을 인정해 의약품으로 시판하고 있다. 현재 미국, 프랑스, 일본 등에서 블루베리에 함유되고

있는 성분을 추출하여 의약품으로 사용하고 있다.

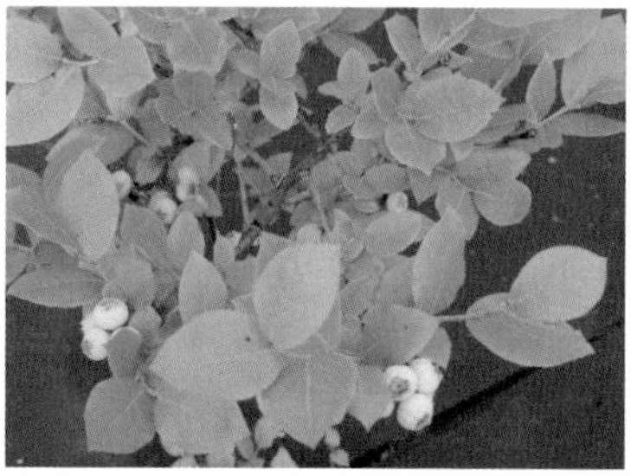

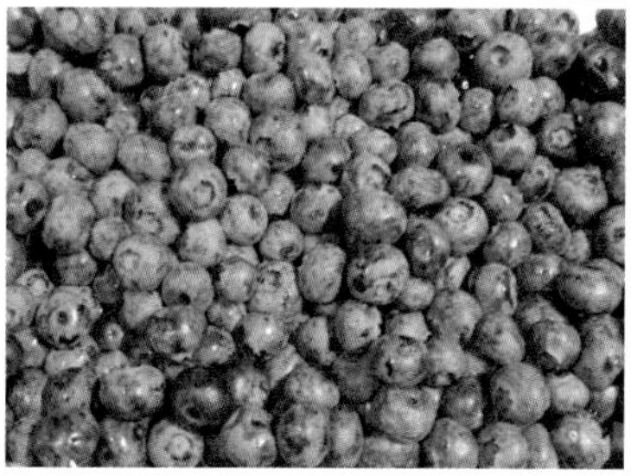

최근 블랙푸드 열풍이 불고 있다. 블루베리는 현존하는 식물 가운데 항산화물질을 가장 많이 함유하고 있어 눈의 시력에 좋고, 신장기능을 강화하고 체내 혈액순환에 좋은 것으로 알려져 있다.

블루베리에 들어 있는 안토시아닌(anthocyanin)은 물에 작 녹는 수용성 물질로, 보라색 색소가 면역체계를 증진시키고 항암작용을 한다. 산도에 따라 색깔이 다르지만 농도가 높아질수록 진해져서 검은색에 가까울수록 미네랄, 비타민류, 카로테노이드, 페놀, 이소플라본류, 플라보노이드 항산화물질이 풍부하다.

사람의 안구 망막에는 시력에 관여하는 색소채 '로돕신'이 있는데, 노화가 진행되면서 로돕신이 부족해져 시력 저화와 각종 안질환의 원인이 된다. 안토시아닌이 로롭신의 재합성을 돕는 역할을 하기 때문에 눈을 많이 사용하는 수험생, 시력이 급격히 떨어지는 중년층, 노인성 백내장과 당뇨병성 망막증에 좋다. 최근 임상 실험에서 노인성 치매 예방과 기억력 증진에도 도움을 주는 것으로 밝혀졌다.

Tip

- **한방요법** 시력 저하나 노화 예방, 동맥경화에 다른 약재와 처방한다.
- **민간요법** 성숙한 열매를 따서 생이나 즙으로 먹는다. 생으로 먹을 때는 하루 20~30알씩 3개월 이상 지속해서 먹어야 효과를 볼 수 있다.

블루베리를 채취할 때는 일손이 많이 가는 이유는 보라색이나 검은색이 될 때마다 따주어야 하기 때문이다. 시중에서 구입할 때 열매가 탱탱한 것이 좋다.

조기 발견만이 살길이다

식습관, 흡연, 잦은 스트레스가 암을 부른다.
암(癌) 자의 의미를 아는가?
산처럼 욕심, 음식, 부정이 쌓인 것이다.
설마 나에게 암은 없겠지!라는 고정된 생각을 하고 있는가?
암은 충분히 대처할 수 있는 병이다.
평소에 면역력을 강화하면 산다.
암을 친구로 삼고 산속으로 들어가라!

한국인 사망 원인 1위는 암이다. 4명 중 한 명은 암으로 사망한다. 하지만 모든 암이 곧 '사망'을 의미하는 것은 아니다. 암은 예방이 가능하고 조기에 발견만 하면 완치율이 높다. 암은 대책이 있는 질환이다. 암을 유발하는 요인은 유전적 요인, 잘못된 식습관, 흡연, 스트레스, 환경적인 요인 등이 있다. 금연만 해도 기본적으로 70%는 예방할 수 있다.

암은 우리 몸을 구성하는 세포의 핵 속에 있는 유전자에 돌연변이가 발생하여 생기는 '유전자 질병'이지만, 세계보건기구에서는 암 발생인구 중 1/3은 일차 예방이 가능하고, 2/3는 조기진단만 되면 완치나 적절한 치료를 한다면 암으로 인한 여러 가지 증세를 완화시킬 수 있는 것으로 보고 있다.

우리 몸에서 백혈구를 제외한 정상 세포들은 이동하지 않지만, 암세포는 원래 있어야 할 곳에서 주위 조직을 뚫고 나와 주변의 다른 장기로 직접 침범하거나, 혈관이나 림프관을 타고 전신으로 퍼져 몸의 여러 곳에 또 다른 암 덩어리를 만들게 된다. 암은 세포가 한 자리에 있지 않고 마음대로 돌아다닐 수 있다. 암세포 표면은 항원이 두껍고 끈끈한 피브린(fibrin) 막으로 뒤덮여 있어 항체에 의한 인식을 막아준다. 효소는 서로 단단하게 뭉쳐 있는 피브린 막을 녹여내 암세포의 항원을 표출시켜 면역체계가 암세포를 인지하고 제거하는 데 도움을 준다.

건강한 사람의 몸에도 암세포가 있지만 암으로 발병하지는 않는다. 우리 몸의 면역체계에서 수천 개에 이르는 비정상적인 암세포를 인식하여 항체를 만들어내고, '마크로파지(macrophage)'라는 면역세포가 체내에서 암세포들이 암으로 발병되지 않도록 제거하는 기능을 하기 때문이다.

암세포가 상피조직을 뚫은 순간 암은 1기, 2기, 3기 등 진행성 암으로 발전하기 때문에 조기에 발견하면 치료가 가능하다. 암 사망빈도가 높은 6대 암은 폐암(담배), 위암(헬리코박터 파이로리균), 간암(간염바이러스), 대장암(식생활), 유방암(여성호르몬), 자궁경부암(인유두종바이러스)이다. 폐암은 금연으로 80~90% 예방할 수 있고, 간암은 B형 간염백신 접종으로 70% 예방이 가능하다. 사망빈도가 높은 6대 암의 증상은 다음과 같다.

폐암은 계속되는 마른기침, 위암은 상복 불쾌감과 식욕부진, 간염은 오른쪽 상복부의 묵직한 통증, 대장암은 점액변비나 배변 습관 변화와 잔변감, 유방암은 통증이 없는 멍울이 만져지거나 젖꼭지에서 나오는 비정상적인 분비물, 자궁경부암은 질에서 나오는 이상 분비물과 월경이 아닌데 하혈을 할 때 암을 의심해야 한다.

1990년 말 암세포 확산에 공통으로 관여하는 효소(Akt)가 있다는 사실이 밝혀진 후, 최근 건국대 미생물공학과 안성관 교수와 배승희 박사 연구진이 뮬란(mulan)이라는 효소가 폐암과 같은 고체 상태의 고형암과 골수성 백혈병과 같은 액체 상태의 혈액암 모두에서 암세포의 사멸을 촉진한다는 새로운 사실을 밝혀냈다. 서울대 약대 서영준 교수는 한중 국제 파이토뉴트라언트 심포지엄에서 "식물영양소 1,000여 가지는 암을 일으키는 돌연변이 세포를 정상으로 복구하는 것을 도와 암을 예방한다"고 했듯이, 암세포 촉진의 단계를 암으로 진행하는 것을 막아준다.

주목나무 껍질에서 탁솔(taxal), 주목나무 잎에서 탁소테레(taxotere)를 추출했고, 2008년 미국 워싱턴대학 연구팀이 〈암저널(Cancer Letters)〉에서 "개똥쑥이 기존의 암 환자에게 부작용은 최소화하면서 항암 효과가 1,000배 이상 높은 항암제로 기대된다"고 밝혀 화제가 된 것처럼, 의학의 발달과 자연치유로 건강을 되찾은 사람이 많다는 사실에 희망적이다.

미국 국립암연구소(NCI) 과학자가 19년간 1만 명을 대상으로 식이 내력을 분석하여 작성한 1997년 〈미국역학저널(AJE)〉의 논문에 의하면, 비타민 C를 가장 많이 섭취한 사람은 적게 섭취한 사람보다 폐암 발생 위험이 34%나 현저히 낮은 것으로 나타났다. 미국 암연구기관(AICR)은 다양한 색깔의 야채와 과일을 하루에 400g 이상 먹으면 암 발생률을 최소 20% 정도 낮출 수 있고, 짙은 색깔의 과일과 야채는 다양하고 풍부한 비타민, 미네랄, 섬유질을 함유하고 있어 노화와 암에 좋은 것으로 알려져 있다.

종양이나 암세포 덩어리는 조기에 발견할수록 완치율이 높기 때문에 정기검진이 필요하다. 암세포는 다른 세포를 형성하면서 급속하게 무제한 증식하기 때문이다. 암세포의 전이를 막는 면역력을 높이는 일은 암 치료에서 매우 중요하다. 암세포는 잘못된 식습관이나 과도한 스트레스로 인해 발암인자가 작용하면서 세포분열이 불규칙해져 생겨난 무질서한 세포다. 정상세포보다 활발하게 분열하며 주변 조직, 혈관, 림프관 등으로 전이된다.

다양한 채소와 과일 섭취로 암을 예방할 수 있다. 붉은색 토마토에 들어 있는 '라이코펜'은 전립선암과 폐암을 억제하고, 녹색채소에 들어 있는 '설포라판'은 방광암, 노란색 콩에 들어 있는 '제니스틴'은 유방암, 청보라색 포도에 들어 있는 '안토시아닌'은 발암물질을 억제하고, 흰색 마늘에 들어 있는 '알리신'은 항암 효과가 있다. 이외에 강황의 커큐민, 녹차의 카테킨, 브로콜리의 설포라판 등이 발암 효과가 있다. 여러 가지 색의 채소와 과일에는 풍부한 미네랄, 비타민, 섬유질을 함유하고 있어 노화와 암 예방에 좋다.

암환자는 체내 효소가 부족하기 때문에 정상인보다 효소가 풍부한 음식을 섭취해야 한다. 기존의 항암제에 의한 치료 시에 기능성 효소인 분말이나 산야초로 만든 효소를 음용한다면 단일 치료 시보다 효과를 볼 수 있고, 부작용도 줄일 수 있다. 암을 예방하기 위해서는 담배를 끊고, 청결한 생활습관을 몸에 익히고, 불에 굽거나 훈제된 고기를 먹지 않고, 건강한 채소 · 과일, 암에 좋은 약초를 섭취한다. 그 외에 암에 좋은 꾸지뽕나무, 개똥쑥, 하고초, 겨우살이, 바위솔, 부처손, 주목나무 등을 먹는다.

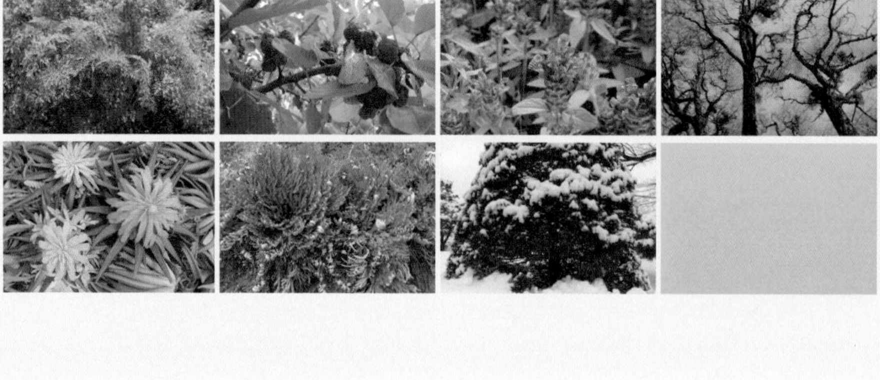

개똥쑥

학명 *Artemisia annua*
한약명 개똥쑥

암

생육상	한해살이풀	이용	전초
개화시기	6~7월	분포지	전국의 산기슭이나 밭둑
채취시기	봄	다른 이름	진잎쑥, 개땅꾹, 인진호

- 형태 높이는 1~1.5m 정도이고, 전체에 털이 없고 특이한 향이 있다. 손으로 뜯어서 비벼보면 마치 개똥 같은 냄새가 난다 하여 개똥쑥이라고 부른다. 꽃은 6~7월에 녹황색으로 피고, 열매는 수과로 여문다.

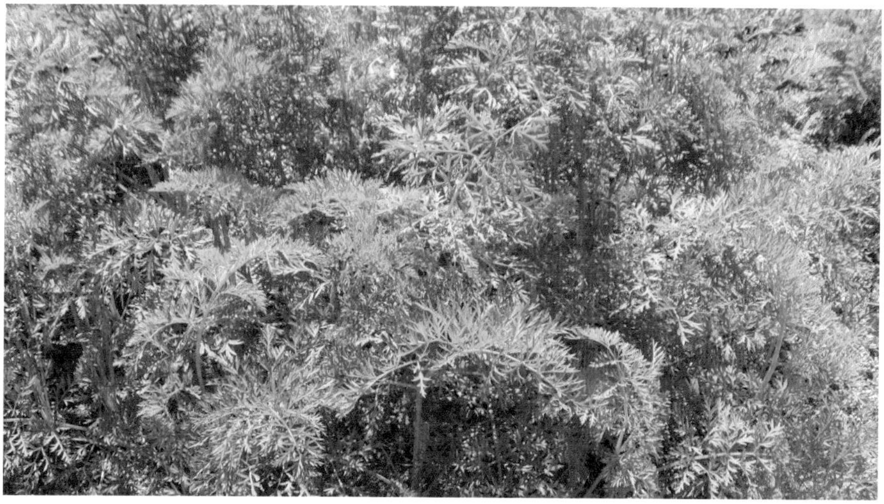

쑥은 생명력이 강하다. 개똥쑥은 인진쑥이나 사철쑥, 황해쑥처럼 키가 1m 정도 되고 특이한 향이 난다. 우리 조상은 개똥쑥을 손으로 뜯어서 비벼보면 마치 개똥 같은 냄새가 난다 하여 개똥쑥이라고 불렀다.

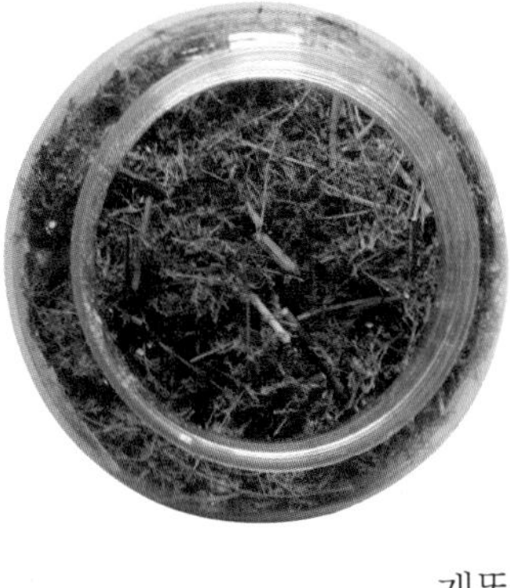

중국 중의학에서는 개똥쑥을 2000년 이상 응용하고 있고, 일부 아시아 국가에서는 샐러드 형태로 섭취하고 있다. 현재 개똥쑥의 플라보노이드 성분은 말라리아 치료제인 아테미시닌(artemisinin) 제조에 사용하고 있다. 최근 개똥쑥이 주목받기 시작한 것은 2008년 미국 워싱턴대학 연구팀이 〈암저널〉에서 "개똥쑥이 기존의 암환자에게 부작용은 최소화하면서 항암효과는 1,000배 이상 높은 항암제로 기대된다"고 발표하면서부터이다.

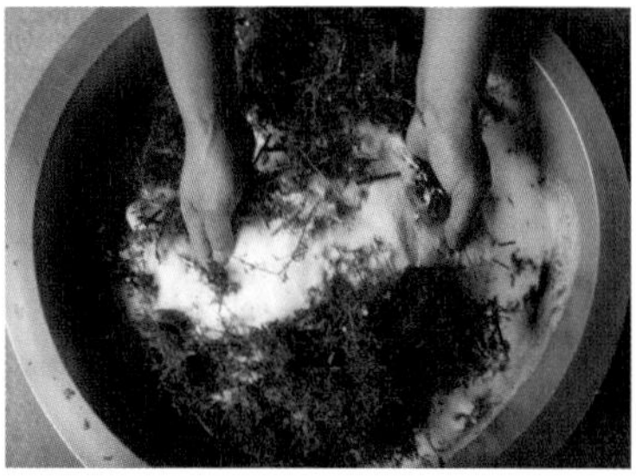

개똥쑥은 학질(瘧疾)을 치료하고 열을 식히며 염증을 가라앉히는 효과가 탁월하다. 최근 약리 실험에서 항암작용, 살충작용이 있는 것으로 밝혀졌고, 〈한국생태학회지〉에서 곰팡이의 생장률 억제가 입증되어 항균효과가 있고, 〈한국식품영양과학회지〉에서 개똥쑥 잎과 줄기의 항산화 및 암세포 증식억제 활성을 실험한 결과 상피암이나 위암에 효능이 있는 것으로 밝혀졌다. 이로 인해 개똥쑥은 항암효과는 물론 당뇨나 고혈압 등 성인병에까지 소문이 있다는 소문이 퍼져나가면서 무차별하게 채취를 당하고 있다.

Tip

- **한방요법** 전초를 황화호(黃花蒿)로 부른다. 암이나 학질, 부스럼, 옴에 다른 약재와 처방한다. 한꺼번에 많이 먹거나 효소를 진하게 먹으면 안 된다.
- **민간요법** 봄에 어린잎을 따서 된장에 넣어 먹거나 쑥처럼 갈아서 떡으로 먹거나 그늘에 말려서 차로 먹는다.

개똥쑥을 약초로 쓸 때는 성숙했을 때 채취하여 말려서 쓰면 되지만, 식용이나 효소로 만들 때는 키가 30cm 미만일 때 채취하여 쓴다.

꾸지뽕나무

학명 *Cudrania tricuspidata*
한약명 자목(柘木)

생육상	갈잎작은큰키나무
개화시기	5~6월
채취시기	봄~여름(잎), 가을(열매), 겨울(뿌리)
이용	잎, 열매, 줄기, 뿌리
분포지	전국의 산기슭이나 밭둑
다른 이름	돌뽕나무, 활뽕나무, 가시뽕나무, 상자

■ 형태　높이는 8m 정도이고, 가지에 가시가 있으며, 꽃은 5~6월에 암수딴그루로 연노란색으로 피고, 열매는 9~10월에 둥글게 적색 수과로 여문다. 최근에는 가시가 없는 꾸지뽕나무를 개발하여 관리가 수월해졌다.

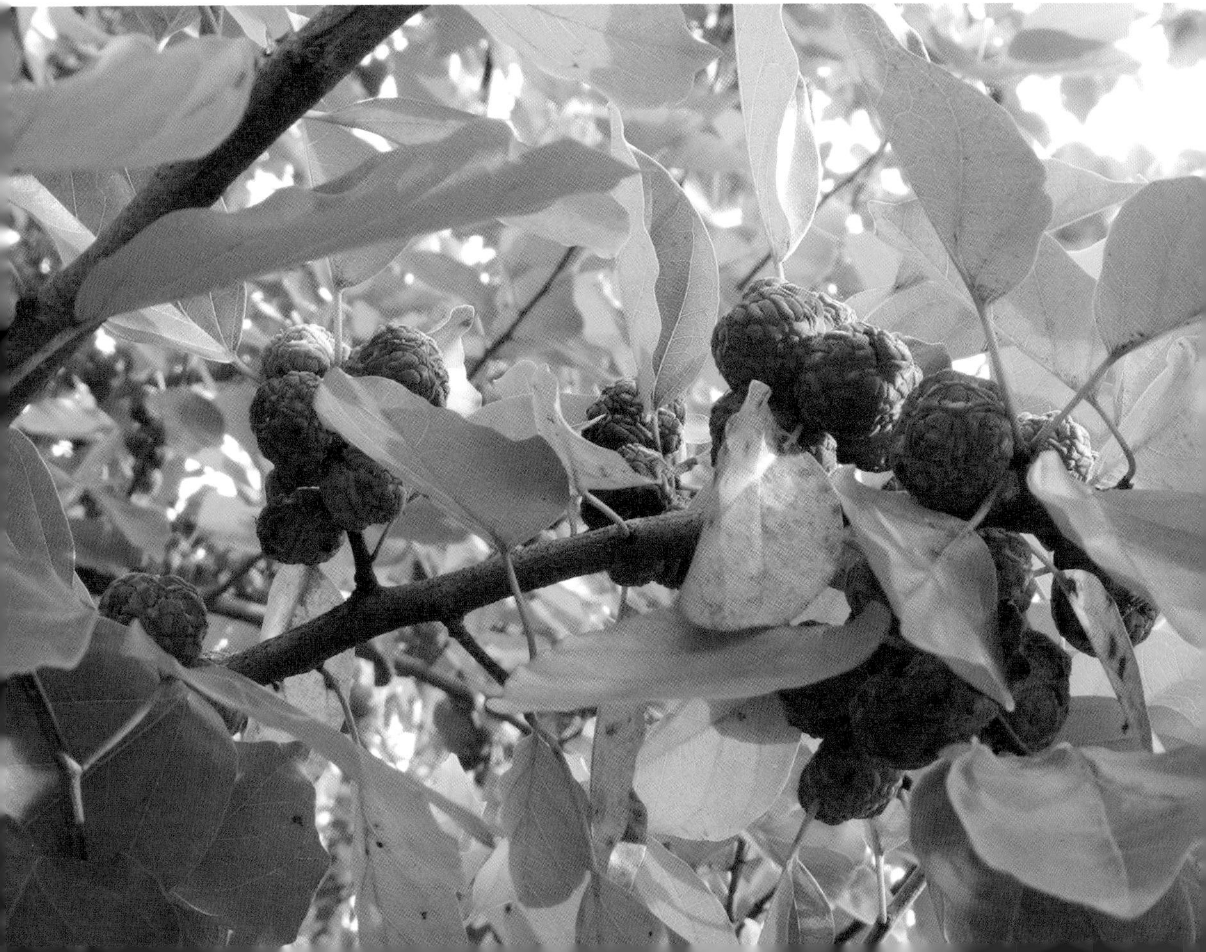

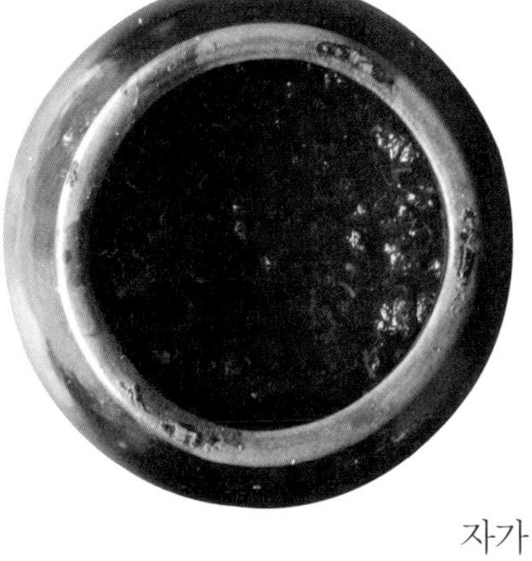

개똥쑥의 항암효과가 알려지기 전까지 전통의서나 《본초강목》에서 꾸지뽕나무는 각종 암에 좋은 것으로 알려져 있는 산야초였다. 최근 임상 실험을 통해 꾸지뽕나무에서 추출한 목초액과 뿌리 속껍질 40g을 식초에 1시간 동안 담갔다가 식도암과 위암환자가 상복 후 빠르게 회복되었다는 사실이 입증되었다. 동물 실험에서 뿌리와 껍질은 복수암 억제율이 51.8%, 체외 실험에서는 암세포에 대한 억제율이 70~90%로 밝혀졌다. 이처럼 최근 TV나 종편 등에서 꾸지뽕나무가 각종 암에 효능이 있다고 하여 재배용 외에는 멸종 위기를 맞고 있다.

꾸지뽕나무는 버릴 게 없을 정도로 식용과 약용으로 가치가 높다. 약리 실험에서 항암작용, 항산화작용, 혈당 강하작용, 혈압 강하작용이 있는 것으로 밝혀졌다. 잎, 열매, 가지, 뿌리 모두를 쓰고, 와인, 효소, 환, 차(茶), 반찬 등을 만들어 시판하고 있다.

봄에 부드러운 잎을 따서 깻잎처럼 양념에 재어 장아찌로 먹을 수 있고, 잎을 그늘에 말려서 차관이나 주전자에 넣고 끓여 꿀을 타서 차(茶)로 마실 수 있고, 가을에 성숙된 열매를 생으로 먹거나 술을 담가 먹었다.

꾸지뽕나무 잎이나 열매로 효소를 만들 때는 봄에는 잎을, 가을에는 성숙된 열매를 따서 항아리나 용기에 넣고 설탕이나 시럽을 붓는다. 그리고 100일 정도 발효를 시킨 후에 효소 1에 찬물 5의 비율로 희석해서 마신다.

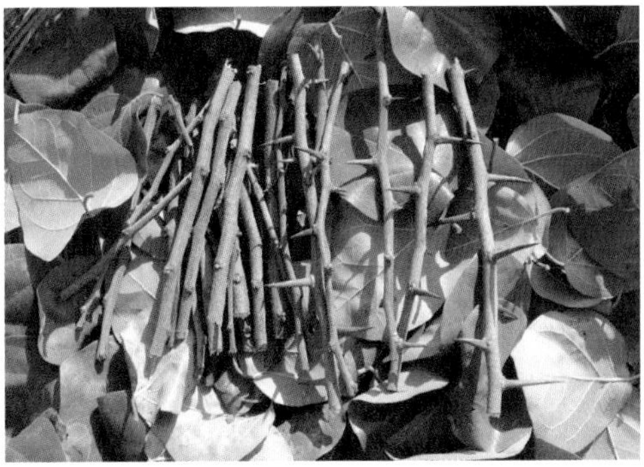

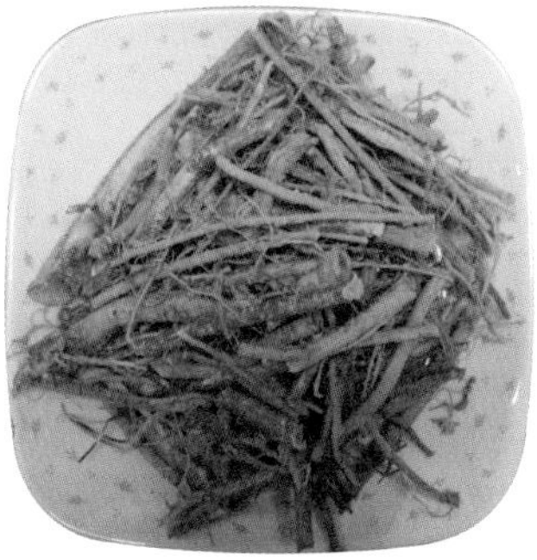

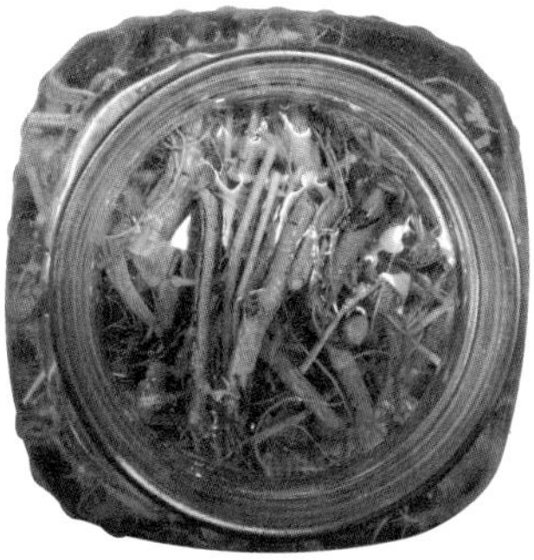

Tip

- **한방요법** 꾸지뽕나무의 목질부를 자목(柘木), 줄기와 뿌리껍질을 자목백피(柘木白皮), 줄기와 잎을 자수경엽(柘樹莖葉)으로 부른다. 암, 고혈압, 당뇨병에 다른 약재와 함께 처방한다.
- **민간요법** 봄에 부드러운 잎을 따서 깻잎처럼 양념에 재어 장아찌, 성숙한 열매를 따서 과육으로 먹었다. 불면증과 이명(耳鳴)에는 꾸지뽕나무의 뿌리로 술을 담가 먹었다. 고혈압이나 당뇨에는 차로 먹었다.

꿀풀

학명 *Prunella vulgaris var. liacina*
한약명 하고초(夏枯草)

생육상	여러해살이풀	이용	꽃, 전초
개화시기	5~7월	분포지	전국의 들과 산기슭 양지
채취시기	봄~여름(꽃과 잎)	다른 이름	동풍, 철색초, 맥하초, 근골초

■ 형태 높이는 10~40m 정도이고, 긴 타원형의 잎이 마주나고 가장자리는 밋밋하거나 톱니가 있고, 전체에 흰색 털이 있고, 줄기는 네모꼴로 곧게 서고 밑부분에서 땅속줄기가 뻗어 나온다. 꽃은 5~7월에 줄기나 가지 끝에서 이삭 모양으로 이루며 붉은 빛을 띤 보라색으로 피고, 열매는 9월에 여문다.

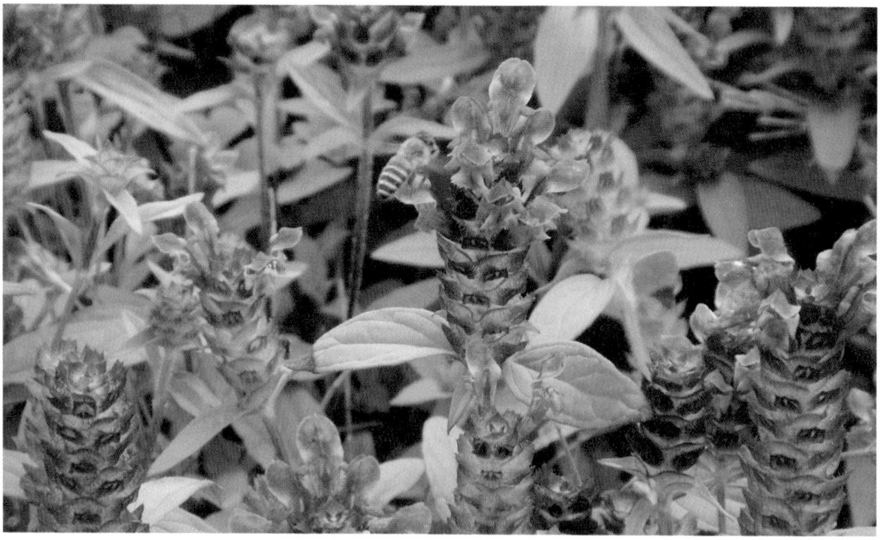

꿀풀이 만발할 때는 벌들의 축제의 장이 된다. 꽃이 피었을 때 꽃술을 빨면 꿀처럼 달다. 다른 꽃에 비해 꽃에 꿀이 많이 들어 있어 '꿀풀'이라고 부른다. 꿀풀은 방망이처럼 생긴 꽃차례에 꽃이 빽빽이 달려 있어 '꿀방망이', 꽃이 입술 모양을 닮았다 하여 '순형화관(脣形花冠)'이라고도 부른다.

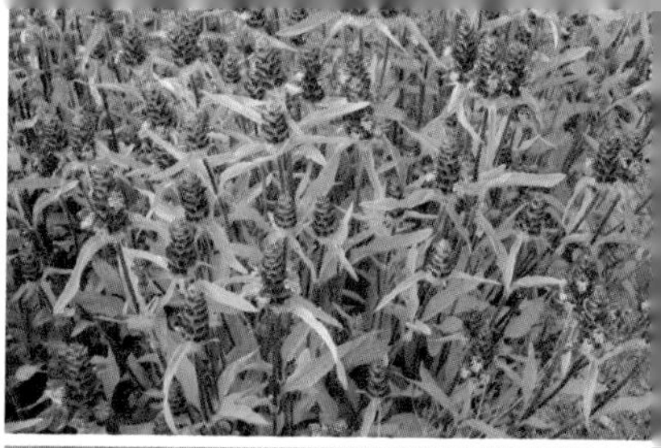

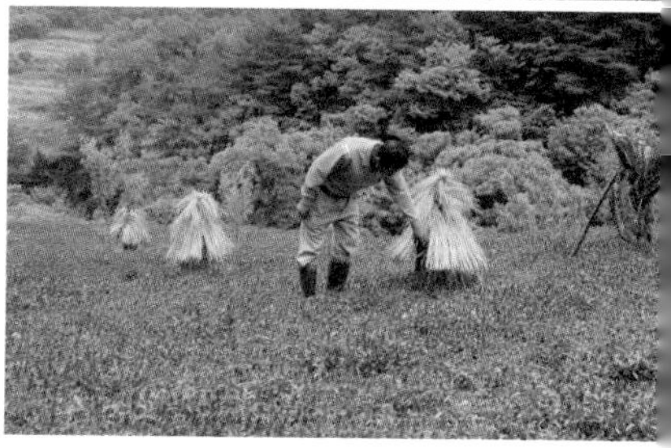

꿀풀은 꿀풀과의 다년생 초본으로 전국의 산야(山野)에 자생하고, 우리나라에는 1변종 3품종이 보고되고 있으며, 흰꿀풀, 붉은꿀풀, 두메꿀풀이 있다. 경남 함양군 백전면 하고초 마을에서는 논과 밭에서 집단적으로 재배하고 있다.

꿀풀은 식용, 약용, 관상용, 밀원용으로 가치가 높다. 본초학(本草學)에서 쓴맛이 나는 꿀풀은 '나력(瘰癧), 산결(散結), 습비(濕痺)'에 쓰고, 약리 실험에서 항암작용, 소염작용, 항균작용, 이뇨작용이 있다. 달인 물은 복수암, 혈관을 확장시켜주고, 종기나 염증 반응에 현저한 억제가 있는 것으로 밝혀졌다.

약초로 만들 때는 봄~여름에 꽃과 잎을, 뿌리는 수시로 채취하여 말려서 쓴다. 꿀풀의 꽃이삭은 여름에 시들어버려 검게 변할 때 채취하여 약초로 쓴다.

봄에 꽃을 채취하여 그늘에서 말려서 차관이나 주전자에 넣고 끓여 차(茶)로 마셨고, 봄~여름까지 잎, 줄기, 꽃봉오리를 따서 용기에 넣고 술을 붓고 밀봉하여 3개월 후에 먹는다.

Tip

- **한방요법** 잎을 하고초(夏枯草)로 부른다. 갑상선이나 나력(瘰癧), 암, 고혈압에 다른 약재와 처방한다. 꽃이 핀 후 여름에 시들어버려 검게 변할 때 채취하여 쓴다.
- **민간요법** 봄에 꽃을 따서 생으로 먹거나 그늘에 말려서 차로 먹거나, 봄에 꽃이 피기 전 어린잎을 따서 물로 씻고 끓는 물에 살짝 데쳐서 나물로 먹는다.

겨우살이

학명 *Viscum album var. coloratum*
한약명 곡기생(槲寄生)

생육상	늘푸른떨기나무	이용	잎, 줄기
개화시기	2~3월	분포지	전국의 산속, 강원도
채취시기	10~2월(가을, 겨울)	다른 이름	동청, 황금가지, 기생초, 상기생

■ 형태 지름이 50~100cm 정도이고, 다른 나무에 가지에 뿌리박고 산다. 새둥지 같은 둥근 모양이고, 잎이 마주 나며 잎자루는 없다. 줄기에 마디가 있으면 가지가 둘로 갈라진다. 꽃은 2~3월에 가지 끝에서 꽃잎이 없이 종 모양의 연한 노란색으로 피고, 열매는 11~12월에 구슬 모양으로 여문다.

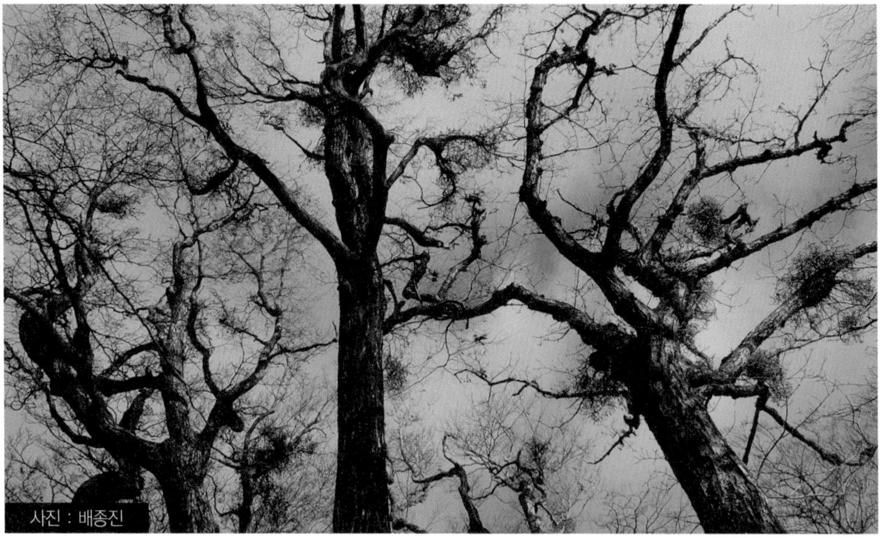
사진 : 배종진

겨우살이는 땅에 뿌리를 내리지 않고 다른 식물에 붙어서 사는 기생나무다. 참나무에 사는 겨우살이를 곡기생(槲寄生), 뽕나무에 사는 상기생(桑寄生)이라

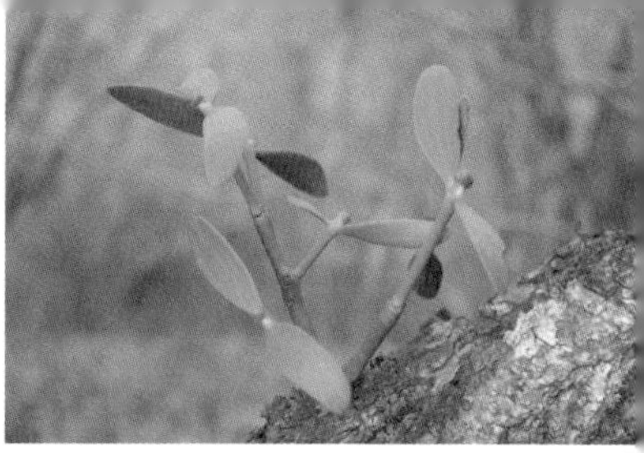

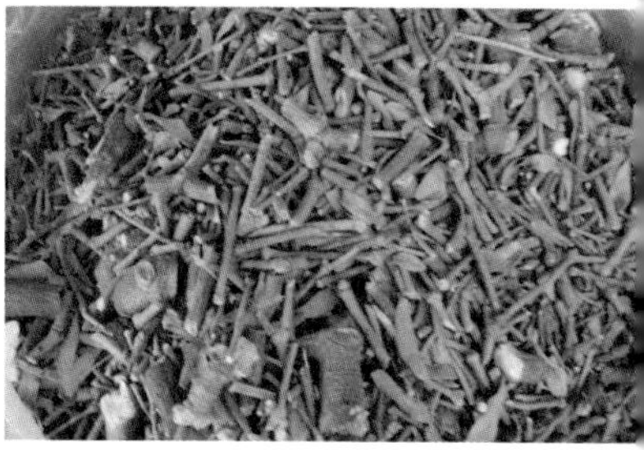

부르고, 그 외에 배나무, 자작나무, 팽나무, 밤나무 등에도 자생한다.

우리 조상은 겨우살이가 한 겨울에도 푸름을 간직하기 때문에 '동청(凍靑)', 황금색으로 변하기 때문에 '황금가지'라는 애칭이 있다. 공중에서 나무에 의지하고 푸름을 잃지 않고 겨울을 겨우겨우 살아간다 하여 '겨우살이'라는 이름을 붙였다.

겨우살이는 독성이 없어 식용보다는 약용으로 가치가 높다. 다른 약초와는 달리 겨우살이를 약초로 쓸 때는 황금색이 될 때까지 햇볕에 말려서 쓴다. 겨우살이를 먹을 때는 물만을 끓여서 다른 용기에 부어 80℃의 물에 우려내어 꿀을 타서 차(茶)처럼 마신다.

1926년부터 유럽에서는 겨우살이에서 암 치료물질을 추출하여 임상에 사용하고 있다. 중국의 동물 실험에서 겨우살이 추출물을 흰쥐에게 투여하자 암세포가 70% 이상 억제되는 효과가 있음이 밝혀졌다. 약리 실험에서 항암작용, 이뇨작용, 항균작용, 혈압 강하작용이 있는 것으로 밝혀졌고, 신장과 간장에 좋아 동맥경화 예방 및 각종 통증과 진정에 효능이 있으며, 주로 간염, 고혈압, 기관지염, 요통, 관절염, 근육통에 좋은 것으로 알려져 있다.

Tip

- **한방요법** 잎, 꽃, 열매, 줄기, 가지를 약재로 쓸 때 기생하는 나무, 채취시기, 건조방법에 따라 약효가 다르기 때문에 환자에 따라 다르게 처방한다. 주로 암이나 고혈압, 동맥경화에 다른 약재와 처방한다.
- **민간요법** 겨우살이를 갈아 찹쌀로 배합해서 환으로 먹거나 고약(膏藥)을 만들어 썼다.

와송

학명 *Orostachys japonica*
한약명 와송(瓦松)

생육상	여러해살이	이용	전체
개화시기	9월	분포지	중부 이남, 지붕 위, 바닷가의 바위
채취시기	가을	다른 이름	와연화, 지붕지기, 바위솔, 와상

■ 형태 높이는 30cm 정도이고, 뿌리에서 나온 잎은 방석처럼 퍼지고 끝이 가시처럼 뾰족하고 딱딱하다. 줄기에서는 잎자루가 없고 통통한 잎이 돌려나고 끝은 딱딱해지지 않는다. 전체에 물기가 많고, 꽃이 피어 열매를 맺은 후 죽는다. 꽃은 9월에 촘촘히 모여 탑 모양의 흰색으로 피고, 열매는 10월에 여문다.

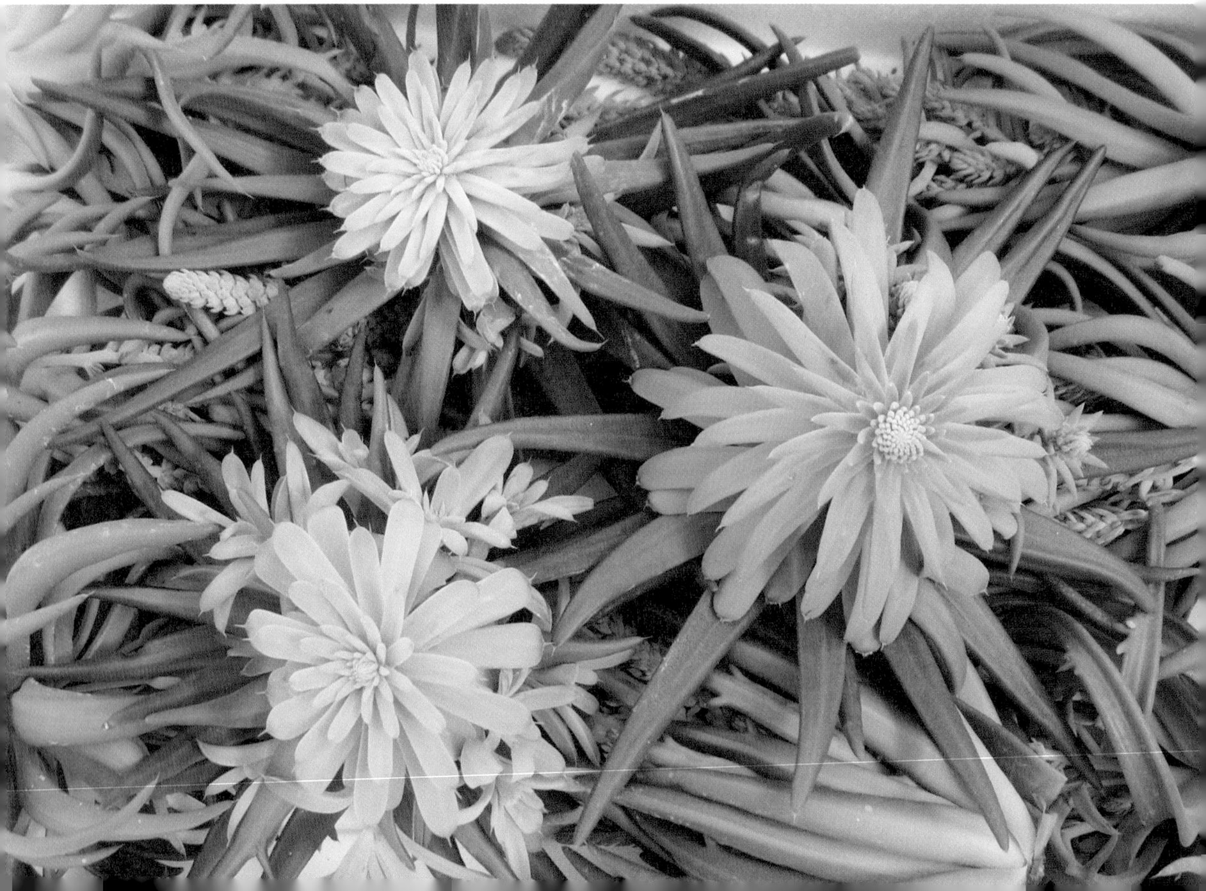

와송이 최근에 암에 좋다 하여 대량으로 농가에서 재배하고 있다. 와송은 땅에 뿌리를 내리지 않고 주로 지붕 위 기와나 바닷가 바위에서 생명을 유지한다. 와송은 잎이 다닥다닥 달리며 잎자루가 없고, 꽃받침이 있다. 다른 이름으로 지붕을 지킨다 하여 지붕지기, 연꽃 모양과 비슷하여 외연화, 그 외에 와상, 지부지기 등으로 부른다.

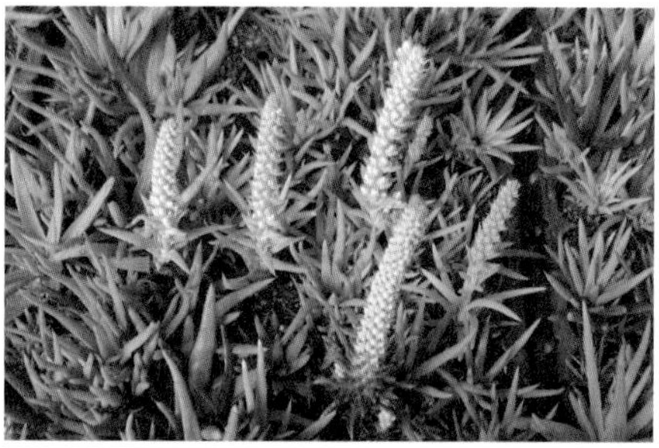

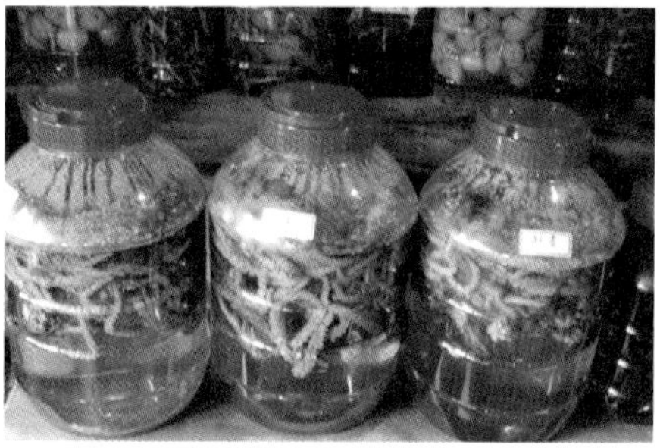

최근 약리 실험에서 지혈작용, 해열작용이 있는 것으로 밝혀졌고, 암, 청열해독(清熱解毒), 이습(利濕), 통경(通經), 간염, 폐렴에 좋은 것으로 알려져 있어 민간에서 음용된다.

와송을 약초로 쓸 때는 가을에 채취하여 생으로 쓰거나 그늘에 말려서 쓴다. 효소를 만들 때는 가을에 꽃, 잎, 꽃받침 전체를 채취하여 물로 씻고 물기를 뺀 적당한 크기로 잘라 항아리나 용기에 넣는다. 그리고 설탕이나 시럽을 붓고 100일 정도 발효시킨 후 효소 1에 찬물 5의 비율로 희석해서 마신다.

Tip

- **한방요법** 와송(瓦松)으로 부른다. 각종 암에 다른 약재와 처방한다. 약성이 강하기 때문에 한꺼번에 많이 먹지 않는다.
- **민간요법** 항암에 널리 쓰인다. 와송을 차관이나 주전자에 넣고 끓여 꿀을 타서 차로 먹는다. 삶은 물로 치질과 습진 부위를 씻고, 짓찧어 종기, 악창, 화상 등의 환부에 붙였다.

부처손

학명 *Selaginella tamariscina*
한약명 권백(卷柏)

생육상	늘푸른여러해살이풀	이용	전체
개화시기	포자식물로 꽃이 없음	분포지	전국 산지의 바위
채취시기	1년 내내	다른 이름	장생불사초, 불로초, 불사초

■ 형태 높이는 20cm 정도이고, 포자낭은 작은 가지 끝에 1개씩 달리고, 비늘 조각 같은 잎이 4줄로 늘어 서 있다. 포자엽은 달걀 모양 삼각형으로 가장자리에 톱니가 있다. 가는 뿌리가 서로 엉켜 실타래처럼 생긴 밑동에서 줄기가 나온다.

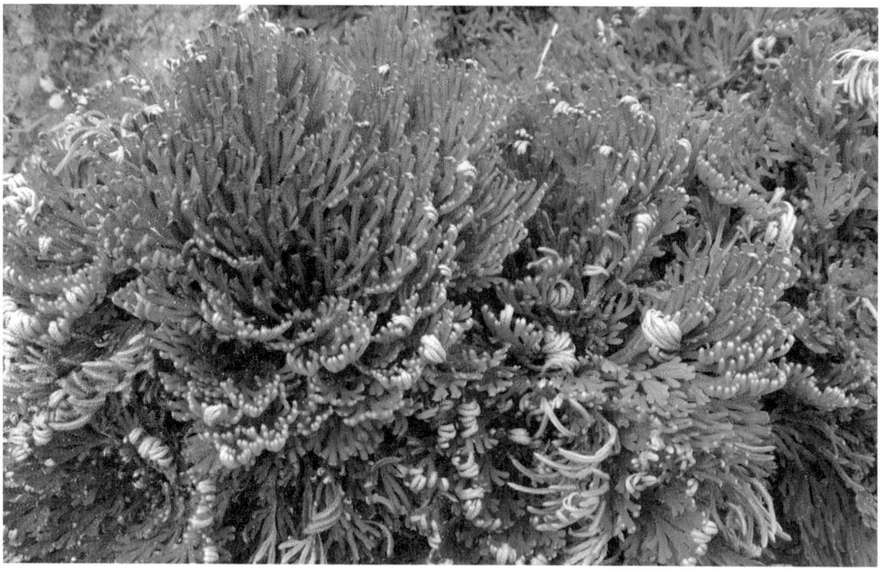

부처손은 사람의 손길이 닿지 않는 바위나 암벽에 붙어 자생한다. 중국의 전통의학에서 "천금(千金)과도 바꿀 수 없는 영혼을 살리는 신비의 약초다"라고 할

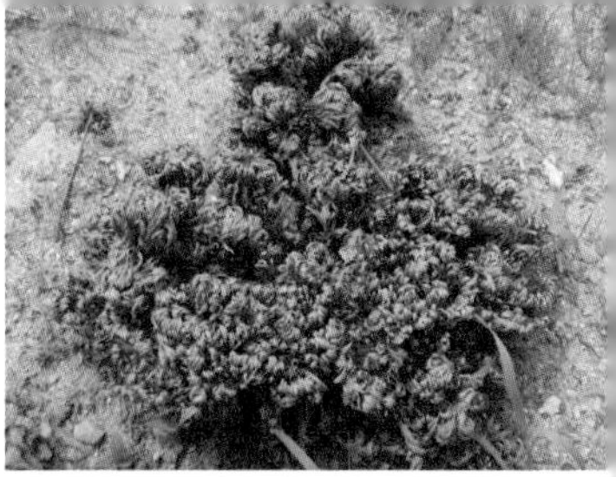

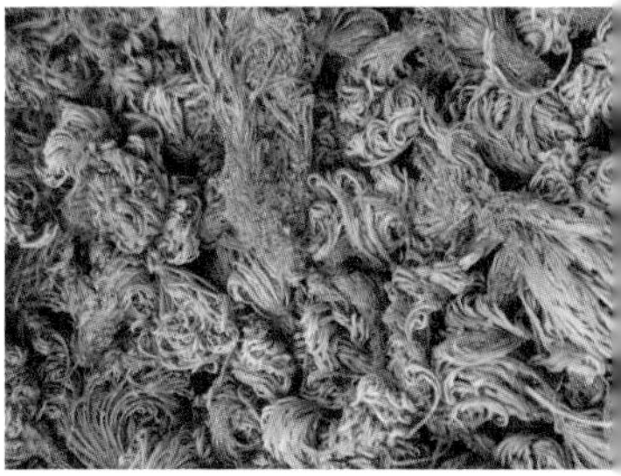

정도로 신비한 효능을 간직하고 있다고 알려져 있다.

부처손은 비(雨)나 눈(雪)이 올 때는 수분을 흡수하기 위해 잎을 펼치고 있다가 햇볕이 쨍쨍할 때는 수분 증발을 최대한 억제하기 위하여 잎을 안쪽으로 공처럼 오므리고 있을 때 주먹을 쥐고 있는 모습과 같고, 측백 잎과 흡사하여 권백(卷柏), 신선이 먹었다 하여 장생불사초, 불로초, 불사초 등으로 부른다.

《동의보감》에서 "부처손은 신장을 이롭게 하고, 달여서 즙을 상복하면 하혈, 통경에 효과가 있다"고 했다. 최근 중국에서는 부처손으로 추출한 액체를 만들어 암 환자에게 임상으로 쓰고 있다.

최근 약리 실험에서 항암작용, 항염작용, 해열작용, 해독작용, 지혈작용이 있는 것으로 밝혀졌다. 간염, 편도선염, 혈액순환도 좋게 하는 것으로 알려져 있다.

부처손은 독성이 전혀 없어 식용보다는 약초로 가치가 높다. 부처손을 약초로 쓸 때는 계절에 구애 없이 채취하여 물에 씻고 물기를 뺀 다음 말려서 가루를 내어 환으로 먹거나, 술에 담가 밀봉하여 3개월 후에 먹을 수 있다.

Tip

- **한방요법** 가을에 뿌리째 채취하여 씻어서 말린 것을 연주권백(兗州卷柏)으로 부른다. 각종 암에 다른 약재와 처방한다. 부처손은 땀을 많이 흘리는 사람이나, 임산부는 먹지 않는다.
- **민간요법** 부처손을 달인 물로 여성이 음부가 가려울 때 씻었고, 몸속의 종양과 응어리나 어혈을 제거하는 데 쓰고, 외상에는 생것을 짓찧어 붙였다.

주목

학명 *Thuja orientalis*
한약명 자심(紫杉)

생육상	늘푸른큰키나무	이용	잎, 가지
개화시기	4월	분포지	추운 지역에서 자라고 해발 1,000m가 넘는 정상이나 능선에서 자란다.
채취시기	봄~가을	다른 이름	붉은색 나무

■ 형태 높이는 20m 정도이고, 짧고 굵은 바늘 모양의 잎이 가지에 촘촘히 돌려 나고 뒷면에 2개의 녹색 줄이 있다. 나무껍질은 얇아 띠 모양으로 벗겨지고 줄기를 자르면 붉다. 꽃은 4월에 피는데 수꽃은 황색, 암꽃은 녹색으로 핀다. 열매는 9~10월에 붉은색으로 여문다.

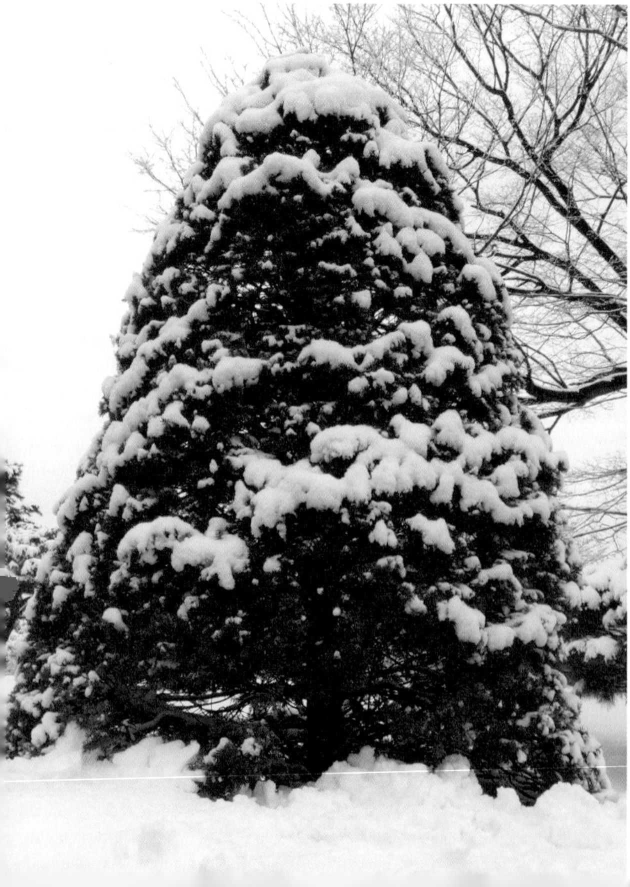

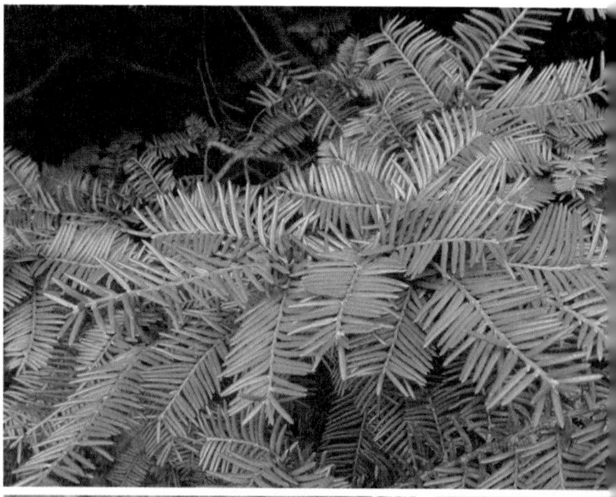

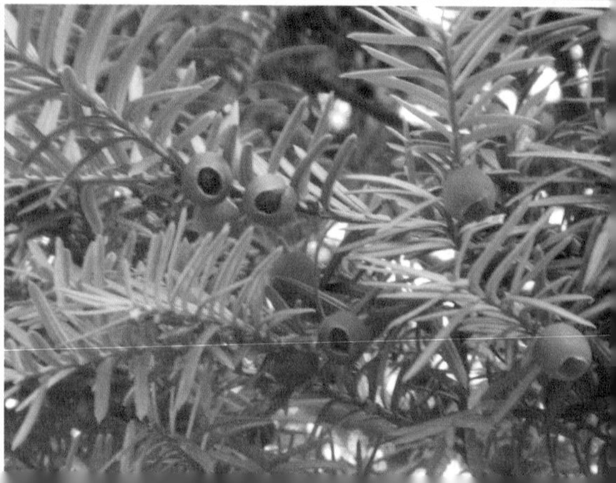

주목은 "살아서 천 년, 죽어서 천 년을 산다"는 대표적인 장수목(長壽木)으로 추운 지역이나 해발 1,000m가 넘는 정상이나 능선에서 자란다. 나무의 줄기가 붉은색을 띠어 붉을 '朱(주)' 자에 나무 '木(목)' 자를 써 주목으로 부른다.

주목이 오늘날에는 암환자에게 희망을 주는 나무였지만, 예전에 일부 종교에서는 '몰약'을 만드는 데 사용하였다. 성경에 등장하는 갈릴리아 사람들은 화살촉에 바르는 독(毒)을 주목에서 추출해서 쓰기도 했다.

미국 국립암연구센터에서 1971년 태평양산 주목 껍질에서 항암효과가 있는 '파크리탁셀'이란 물질을 발견했고, 21년 뒤 미국의 브리스톨 마이너스 스퀴브(BMS)는 미국식품의약국에서 이 성분을 항암제인 '탁솔(taxol)'로 시판 승인을 받아 지금은 연간 1조 원이 넘는 매출을 올리고 있다.

주목을 약초로 쓸 때는 봄부터 가을까지 잎과 가지를 채취하여 말려서 쓴다. 중국에서는 잎이나 가지를 '자삼(紫杉)'으로 부르고, 이뇨, 통경, 당뇨병에 쓴다. 그러나 잎과 씨앗에는 알칼로이드 계통의 탁신(taxin)이라는 유독 성분이 있어 혈압 강하 또는 심장을 정지시키는 부작용을 일으킨다.

Tip

- **한방요법** 잎과 가지를 자삼(紫杉)으로 부른다. 암이나 고혈압, 신장병, 당뇨병에 다른 약재와 처방한다. 주목에서 추출되는 의약품으로 시판되고 있는 것은 의사의 처방으로 먹을 수 있지만, 함부로 상복하면 중독성의 위험이 있고, 혈압을 떨어뜨리는 작용이 있기 때문에 주의를 요한다.
- **민간요법** 잎을 말려 구충약 대용으로 쓰고, 종자를 따서 기름을 짜거나, 물감을 들이는 염료로 쓴다.

21세기 국민병

가족력에 당뇨환자가 있으면 30%는 유전한다.
아직까지 당뇨를 고치는 약은 없다.
당뇨를 우습게 보면 큰코 다친다.
당뇨를 방치하면 합병증이 올 가능성이 크다.
최악의 경우 손끝과 발끝이 괴사하여
잘라내야 하는 경우가 있다.
당뇨는 철저히 관리하고 효능이 좋은 약초를 먹어라!

1970년대만 해도 당뇨는 희귀병이었다. 하지만 지금은 국민병이라고 불릴 정도로 당뇨병 환자가 많아졌으며, 소아당뇨도 있을 정도이다. 당뇨병은 췌장에서 분비되는 인슐린이 부족하거나 제대로 적응하지 못해 소변으로 배출되는 병으로, 합병증이 오기 전까지는 아무런 증세가 없기 때문에 소리 없는 살인자라고도 불린다. 고혈당은 혈류에 포도당이 과다하여 심혈관계질환, 신경 손상, 순환장애, 시력 상실, 신장질환, 성기능 부진 등의 위험을 증가시키기 때문에 꾸준한 관리가 중요하다.

당뇨병의 대표적인 증상은 다음(多飮), 다식(多食), 다뇨(多尿)이다. 심한 시장기와 함께 항상 갈증을 느낀다. 당뇨병 진단 기준은 공복에 혈당이 126 이상, 당부하검사 두 시간 후에 200 이상일 때이다.

췌장에서 분비되는 인슐린은 혈당을 적정수준으로 유지시키며 알맞게 연소하고 있는지를 감독한다. 췌장에서는 하루에 약 1리터의 알칼리성 소화액을 생산한다. 온몸에 흩어져 있는 약 100만 개의 소도세포(小島細胞)를 이용해서 인슐린을 생산한다.

당뇨병은 인슐린이 혈당 호르몬의 이상에서 생기는 병으로 혈액 속에서 사용되지 못하고 소변으로 포도당이 빠져나오는 병이다. 혈액 속에 과도한 포도당이 장기간 쌓이면서 나타나는 병으로 혈관에 치명적이다. 당뇨병 합병증의 60%가 혈관이 막히면서 족부궤양으로 시작하여 당뇨족으로 나타난다.

당뇨병을 예방하기 위해서는 유전적인 요소를 파악하고, 내장비만을 피하고, 고혈압, 고지혈증이 없어야 한다. 당뇨병은 치료가 아닌 철저하게 조절관리를 잘하면 일생 동안 정상적인 사람과 똑같이 살 수 있다.

당뇨병 증상이 있는데도 주의 깊고 효과적인 관리를 하지 않으면 심각한 합병증을 초래할 수 있다. 무엇보다 심질환과 고혈압 발병 가능성이 크다. 합병증으로 인해 실명으로 이어질 수 있고, 손과 발의 절단까지 갈 수 있는 순환장애에 직면할 수 있다.

현재 당뇨병을 완치하는 약은 없지만, 운동은 당뇨에 의한 합병증을 최소화하는데 도움을 준다. 당뇨에 좋은 약초는 많다. 천연 인슐린이라는 별명을 가진 뚱딴지를 비롯하여 다래나무, 뽕나무, 여주, 으름덩굴, 하늘타리, 닭의장풀, 조릿대, 천문동 등의 약초를 달여 먹고 관리를 철저히 한다면 일반인과 같이 정상적인 생활을 할 수 있다.

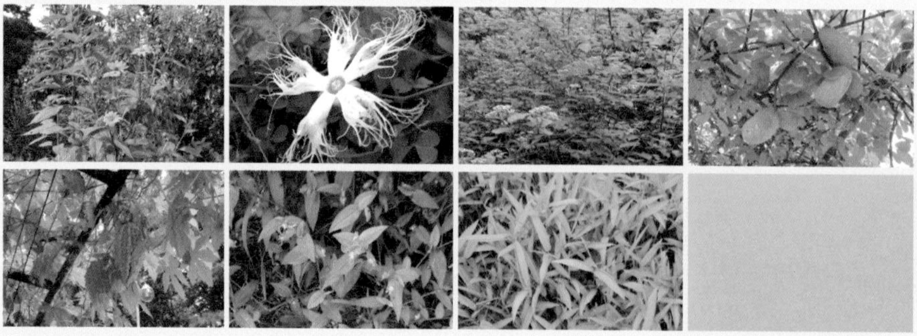

뚱딴지

학명 *Helianthus tuberosus*
한약명 국우(菊芋)

생육상	여러해살이풀	이용	잎, 덩이뿌리
개화시기	8~10월	분포지	전국 빈터
채취시기	가을	다른 이름	돼지감자, 뚝감자, 꼬마 해바라기

■ 형태 높이는 1.5~2m 정도이고, 전체에 짧은 털이 있고 줄기는 곧게 자라며 가지가 갈라진다. 잎이 줄기 밑에서 마주 나고 윗부분에서 어긋난다. 땅속줄기 끝은 굵어져 감자처럼 된다. 꽃은 8~10월에 줄기와 가지 끝에 노란색으로 피고, 열매는 10월에 긴 타원형으로 여문다.

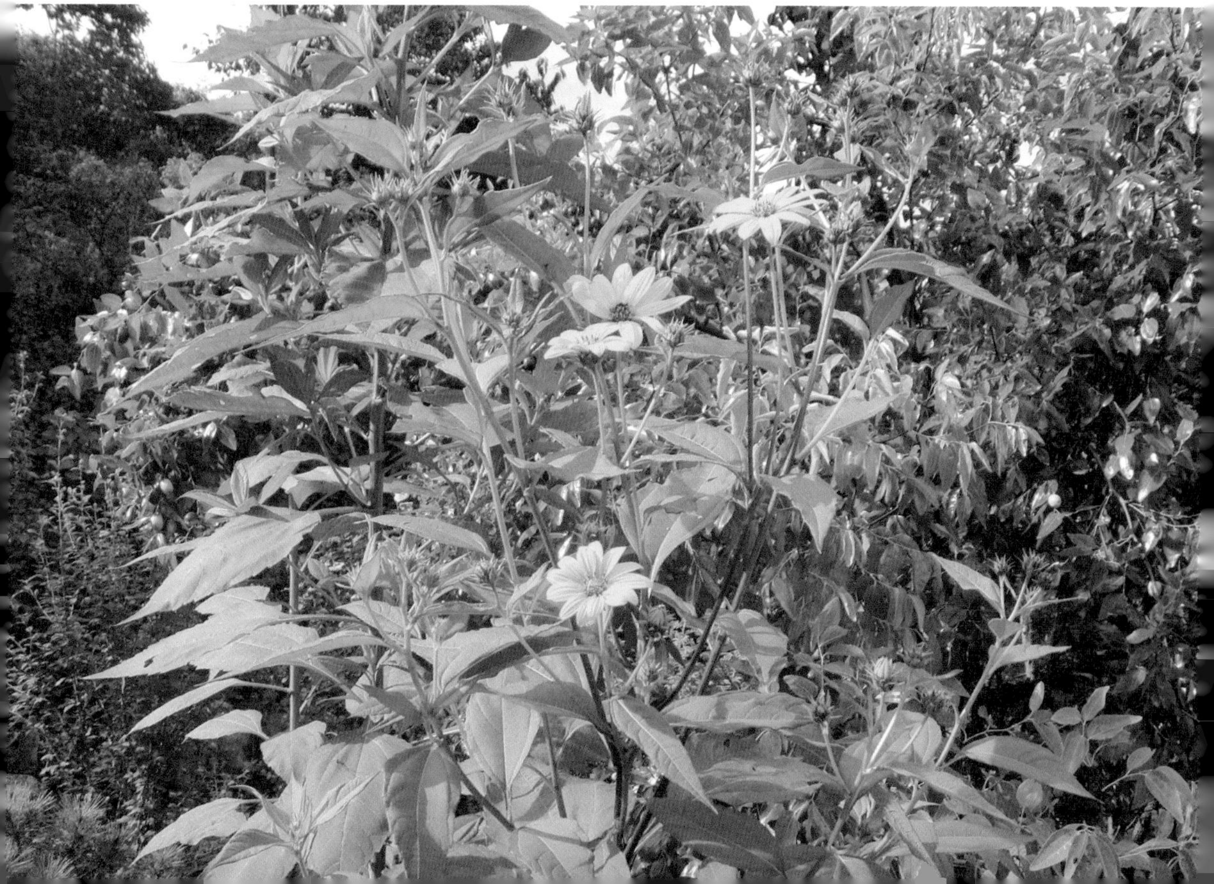

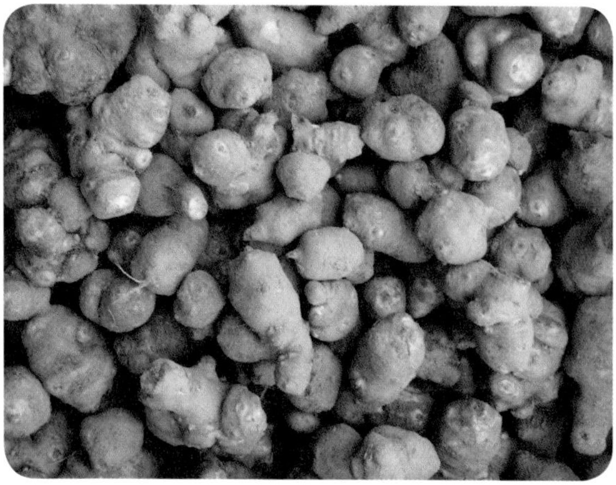

예로부터 뚱딴지는 감자보다 질이 떨어져 식용보다는 돼지 사료로 썼기 때문에 돼지감자, 꽃이 하늘을 향해 해바라기처럼 아름답게 피고, 땅에서는 뿌리가 감자를 뒤룽뒤룽 매단 것처럼 이상야릇하고 생뚱맞아 뚱딴지라고 불렀다.

뚱딴지는 줄기 끝에 감자를 닮은 덩이뿌리가 감자와 비슷하지만 몽글몽글하지 못하고 길쭉하거나 울퉁불퉁하다. 인슐린을 함유하고 있어 천연 인슐린(insulin), 꽃이 해바라기 꽃과 비슷해 꼬마 해바라기 꽃, 지역에 따라 뚝감자 등으로 부른다.

뚱딴지는 식용과 약용으로 가치가 높다. 잎은 식용으로 다양하게 먹을 수 있지만, 덩이뿌리는 생으로 먹기보다는 약용으로 쓴다. 뚱딴지에는 천연 인슐린인 이눌린(inulin)을 함유하고 있어 당뇨병에 좋은 것으로 알려져 있다. 최근 약리 실험에서 혈당 강하작용, 해열작용이 있는 것으로 밝혀졌다.

뚱딴지를 약초로 쓸 때는 덩이뿌리를 캐어 잔뿌리를 제거하고 햇볕에 말려서 쓴다. 늦은 가을에 뿌리를 캐어 썰어서 말려서 차관이나 주전자에 넣고 끓여 꿀을 타서 차로 마신다. 효소로 만들 때는 잎이나 뿌리를 채취하여 물로 씻고 물기를 빼고 항아리나 용기에 넣고 설탕이나 시럽을 붓는다. 그리고 100일 정도 발효시킨 후 효소 1에 찬물 5의 비율로 희석해서 마신다.

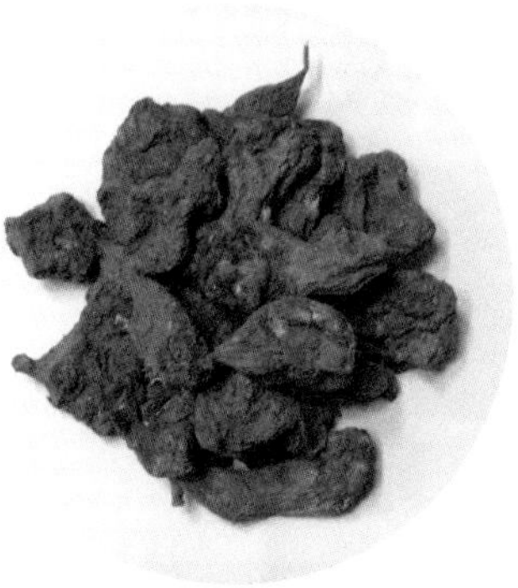

Tip

- **한방요법** 뿌리줄기를 국우(菊芋)로 부른다. 말린 약재를 당뇨병에 다른 약재와 처방한다.
- **민간요법** 민간에서 봄에 잎을 따서 쌈을 해서 먹거나 깻잎처럼 양념에 재어 장아찌로 먹는다. 생물연료(에탄올)의 생산에 쓰고, 잎과 줄기를 짓찧어 타박상이나 골절상에 썼다.

하눌타리

학명 *Tricbosantbes kirilowii*
한약명 천화분(天花粉)

생육상	덩굴성 여러해살이풀	이용	종자, 열매, 뿌리
개화시기	7~8월	분포지	중부 이남의 산 밑과 들
채취시기	10월(종자), 가을~봄(뿌리)	다른 이름	괄루인, 괄루자, 단설, 화분

■ 형태 길이 1~3m 정도이고, 잎은 어긋나고 둥글며 손바닥처럼 5~7개로 갈라지고 거친 톱니가 있다. 밑은 심장형으로 양면에 털이 있고, 고구마 같은 덩이뿌리가 있다. 꽃은 암수딴그루로 7~8월에 흰색으로 피고, 열매는 장과로 여문다.

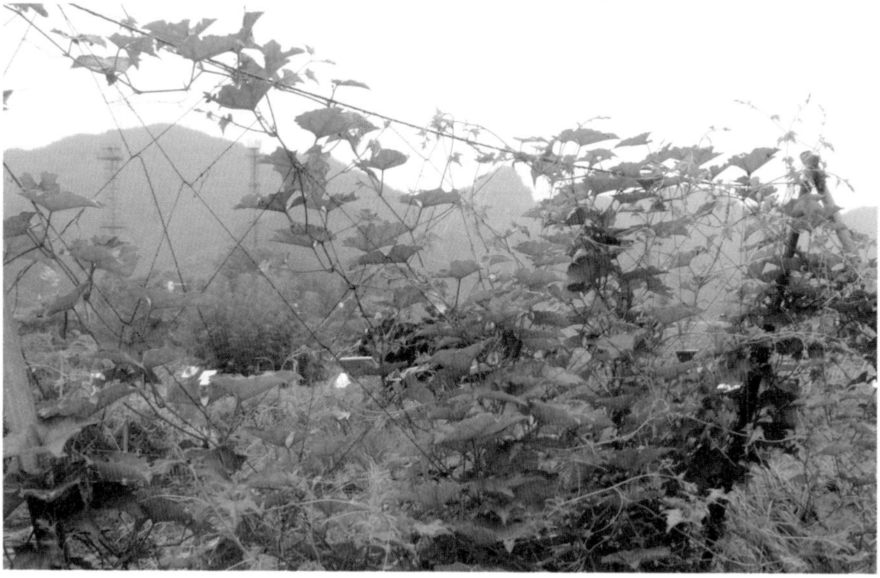

하눌타리는 고구마 같은 덩이뿌리가 있고, 잎은 둥근 모양의 단풍잎처럼 생겼고, 덩굴손은 다른 물체에 잘 감겨 올라간다. 하눌타리는 하늘의 화분이라 하여

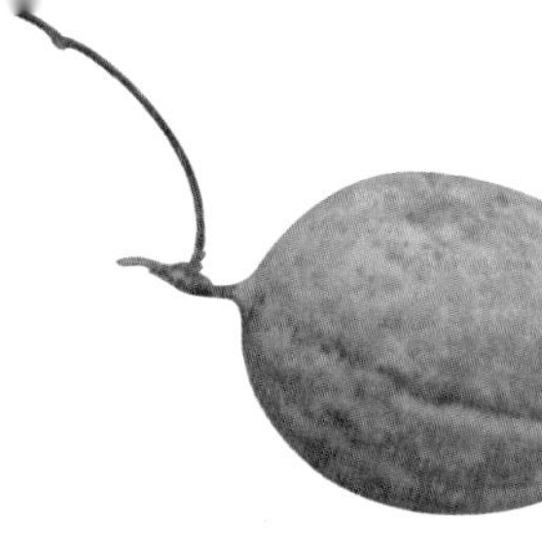

'천화분(天花粉)', 그 외에 '하늘수박'이라는 애칭이 있다.

하눌타리는 식용, 약용, 공업용으로 가치가 높다. 하눌타리는 사포닌, 아미노산 등을 함유하고 있어, 열로 인하여 진액이 손상되어 입 안이 마르고 혀가 건조해져 갈증을 동반하고 가슴이 답답한 증상이나 당뇨에 좋은 것으로 알려져 있다.

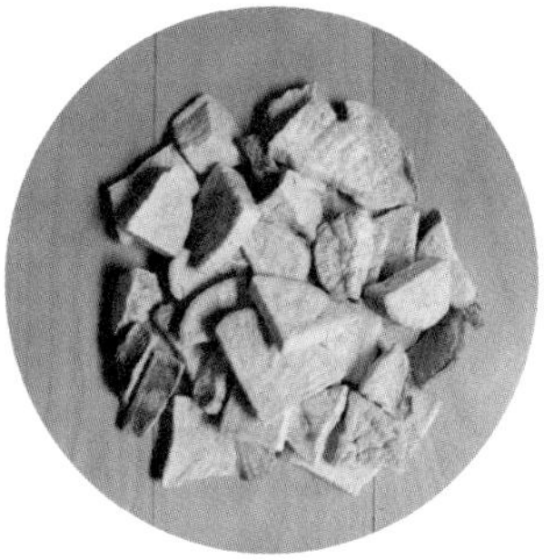

《선만식물지(鮮滿植物志)》에서 "천화분은 하열(下熱), 거담, 배농(排膿)의 소독제로 쓴다"고 했고, 《동의보감》에서 "소갈병(消渴病)을 치료하는 가장 으뜸이 되는 약이 천화분이다"고 기록되어 있는 것으로 볼 때 갈증을 해소시킬 때나 열을 내릴 때 쓰면 좋다. 하눌타리 뿌리는 열병, 구갈, 당뇨병에, 종자는 해수, 천식에 사용하고, 열매는 당뇨병, 황달에 응용된다.

하눌타리를 약초로 쓸 때는 가을에 종자와 열매, 뿌리를 수시로 채취하여 쓴다. 뿌리는 오래된 것이 약성이 좋고, 껍질을 벗겨 햇볕에 말려서 쓴다. 가을에 뿌리를 캐서 물로 씻고 잘게 썰어 햇볕에 말린 후에 차로 먹거나, 항아리에 넣고 설탕이나 시럽을 부어 100일 정도 발효를 시켜 만든 효소 1에 찬물 5의 비율로 희석해서 마신다.

Tip

- **한방요법** 열매를 괄루(括樓), 뿌리를 천화분(天花粉), 종자를 괄루인(括樓仁)으로 부른다. 당뇨병이나 황달, 담열, 해수에 다른 약재와 처방한다. 설사를 자주하는 사람은 먹지 않는다.
- **민간요법** 당뇨에 널리 쓰이고, 씨에는 지방 성분이 다량으로 함유되어 있어 변비에 쓰고, 모유가 부족할 때는 하눌타리 뿌리를 달여 먹었다. 땀띠, 습진, 부스럼에는 뿌리에서 전분을 빼고 환처에 발랐다.

다래나무

학명 *Actinidia arguta*
한약명 미후리(獼猴梨)

생육상	갈잎덩굴나무	이용	열매, 뿌리
개화시기	5월	분포지	전국 해발 200m 산골짜기나 계곡 주변
채취시기	봄(잎), 가을(열매)	다른 이름	개다래, 참다래, 섬다래나무, 쥐다래나무

■ 형태 길이 5~10m 정도이고, 잎은 타원형으로 어긋 나고, 가장자리에 날카로운 톱니가 있고, 줄기는 다른 물채를 감거나 기댄다. 꽃은 5월에 3~6송이씩 모여 흰색으로 피고, 열매는 10월에 타원형이나 불규칙한 타원형 황록색으로 여문다.

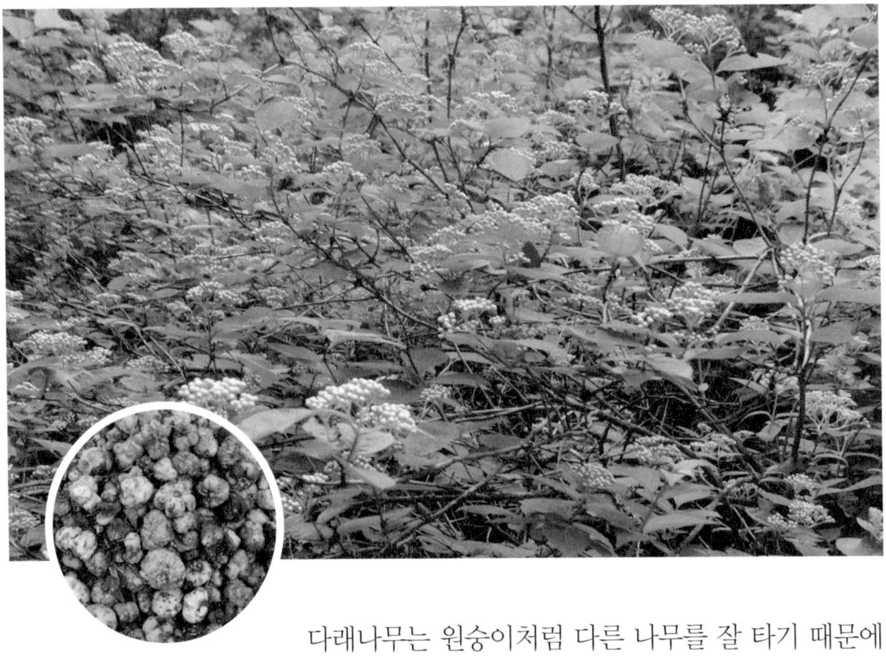

다래나무는 원숭이처럼 다른 나무를 잘 타기 때문에 '원숭이 미(獼)', '원숭이 후(猴)' 자를 써서 '미후리(獼猴梨)'라고도 부른다. 다래

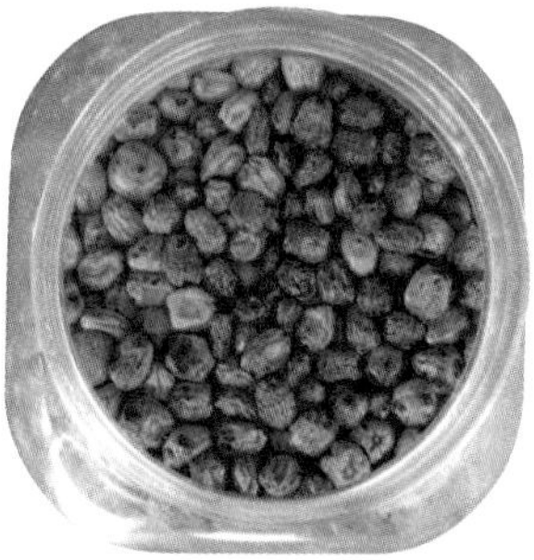

나무는 식용과 약용으로 가치가 높다. 다래나무를 약초로 쓸 때는 뿌리를 캐서 햇볕에 말려서 쓰고, 잎은 식용으로 먹고, 열매는 약용으로 쓴다.

다래나무의 수액은 알칼리성이어서 산성화된 체질을 개선시켜주고 미네랄, 비타민 C, 아미노산, 마그네슘, 칼슘, 칼륨이 풍부하여 여성의 골다공증, 당뇨병, 위장병에 좋은 것으로 알려져 있다.

다래나무는 고로쇠 수액보다 포도당은 9배, 과당은 23배나 많이 함유되어 있다. 잎과 줄기에는 사포닌과 플라보노이드가 함유되어 있다. 열매는 맛이 달고 시면서 성질은 차다. 《동의보감》에 "다래나무는 심한 갈증과 가슴이 답답하고 열이 나는 것을 멎게 하고 결석을 치료하고 장(腸)을 튼튼하게 한다"고 했다.

최근 다래나무 뿌리에서 항암 성분이 밝혀져 각종 암, 간염, 관절염, 소변불리, 황달 등에 사용된다. 다래나무덩굴 수액은 신장기능이 약하여 붓는 증상인 부종이나 당뇨병 환자에게 좋고, 참다래 열매인 충영은 통풍(痛風)에 좋다고 알려져 있다.

Tip

- **한방요법** 열매를 미후리(獼猴梨)라고 부른다. 당뇨나 관절통에 다른 약재와 처방한다. 소량의 독(毒)이 있기 때문에 비위가 약한 사람은 장복을 피한다.
- **민간요법** 수액을 받아먹었고, 봄에 연한 잎을 따서 나물로 무쳐 먹거나 깻잎처럼 양념에 재어 장아찌로 먹는다. 가지와 잎은 촌충을 없애는 데 쓰고, 열매 씨로 기름을 짜서 먹는다.

으름덩굴

학명 *Akebia quinata*
한약명 목통(木通)

생육상	갈잎덩굴나무	이용	꽃, 열매, 줄기
개화시기	5월	분포지	중남부 이남 숲속, 산비탈, 산기슭
채취시기	봄(잎), 9~10월(열매)	다른 이름	통초, 통초자, 통초근, 목통실

■ 형태 길이 6~8m 정도이고, 잎은 반질반질하고 가장자리는 밋밋하다. 작은 잎이 5~8개 모여 달려 손바닥 모양을 이루고, 줄기는 다른 나무를 감고 올라간다. 꽃은 5월에 암수한그루로 잎겨드랑에 암자색의 꽃이 핀다. 수꽃은 작고 많이 피고, 암꽃은 크고 적게 피며, 열매는 길이 6~10cm의 장과로 여문다.

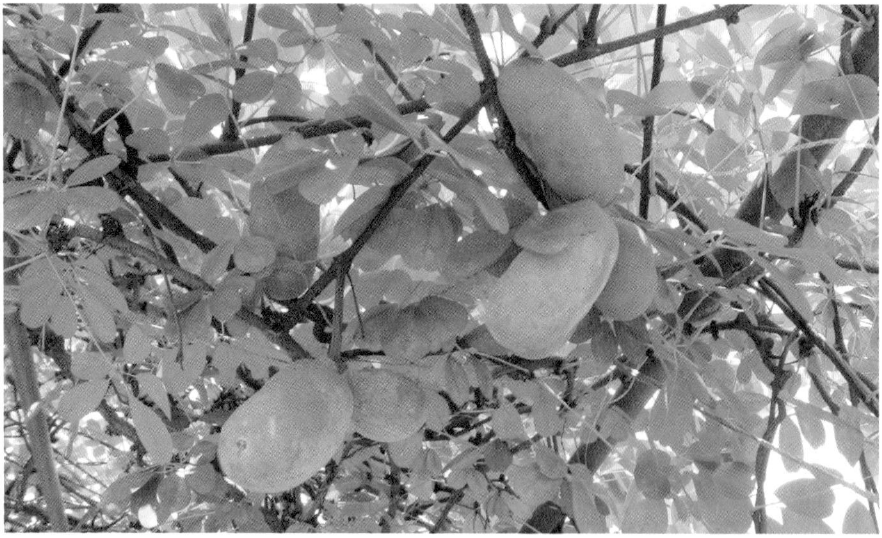

으름덩굴 줄기는 다른 물체를 휘감고 자란다. 열매가 바나나처럼 생겨서 남성을 상징하고, 열매가 스스로 벌어지면 여성의 음부(淫婦)와 비슷해 성적 상징물로

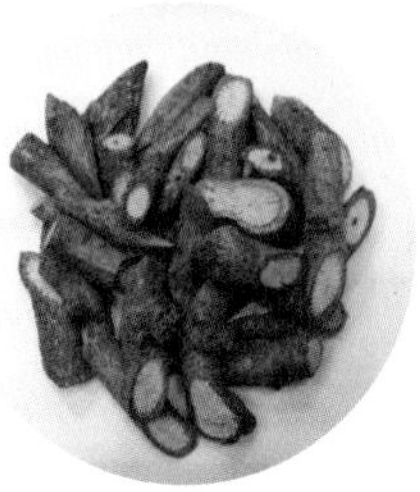

여긴다. 꽃은 여인의 모습처럼 아름답다 하여 '임하부인(林下夫人)' 또는 '숲속의 여인'이라는 애칭을 가지고 있다.

으름덩굴은 식용, 약용, 관상용으로 가치가 높다. 으름덩굴의 꽃, 잎, 줄기, 열매, 뿌리, 종자 모두를 약재로 쓴다. 약초로 쓸 때는 꽃은 5월, 잎은 봄에, 열매, 줄기, 종자는 가을에 채취하여 그늘에서 말려서 쓴다.

《동의보감》에서 "으름을 목통이라 하고, 산중에 나는 덩굴에서 큰 가지가 생기며 마디마디 2~3개의 가지가 생기고 끝에 다섯 개의 잎이 달리고, 결실기에 작은 목과(木瓜)가 달리고, 열매 속 검은 씨와 흰색의 핵은 연복자(燕覆子)로 먹으면 단맛이 난다"고 기록돼 있다. 으름덩굴의 줄기와 열매는 혈당을 내려주기 때문에 당뇨병에 좋은 것으로 알려져 있다.

으름덩굴의 열매는 익기 전에 따서 용기에 넣고 술을 부어 밀봉하여 3개월 후에 먹는다. 으름덩굴의 검은 씨앗만을 모아서 제분소에서 가루로 내어 찹쌀과 배합해서 환으로 먹는다.

Tip

- **한방요법** 으름의 열매를 목통(木通)이라고 부른다. 당뇨병, 관절염에 다른 약재와 함께 처방한다. 임산부는 먹지 않는다.
- **민간요법** 어린 순은 나물로 무쳐 먹었고, 열매가 익으면 과육으로 먹었다. 덩굴은 삶아서 눈병에 쓰고, 산모의 유즙 분비가 부족할 때 잎을 달여서 먹었고, 나무의 껍질을 벗겨서 바구니를 만드는 재료로 썼다.

여주

학명 *Momordica charantia*
한약명 고과(苦瓜)

생육상	한해살이풀	이용	잎, 열매
개화시기	6월	분포지	전국
채취시기	8~9월	다른 이름	금여지, 만여지, 나포도

■ 형태 길이 1~3m 정도이고, 잎은 어긋나고 끝이 5~7갈래로 갈라진 손바닥 모양이고, 덩굴손으로 물체를 감고 올라간다. 꽃은 6월에 잎겨드랑에 한 송이씩 노란색으로 피고, 열매는 9~10월에 껍질이 울퉁불퉁한 타원형으로 여문다.

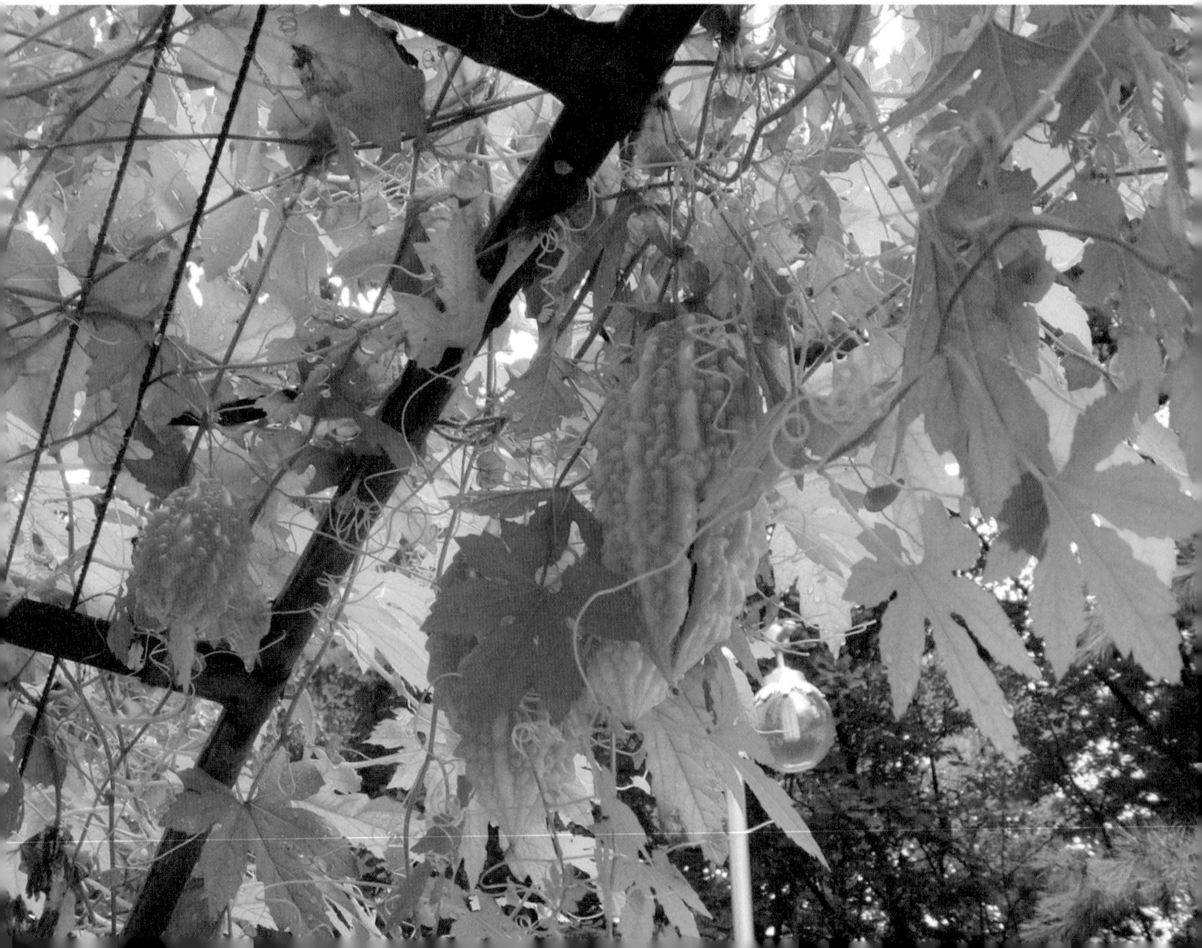

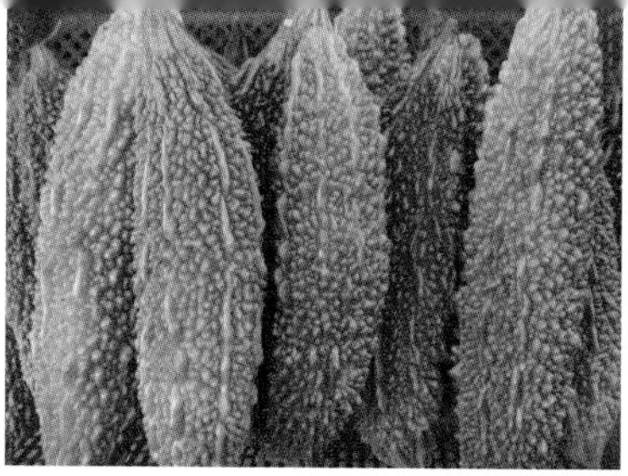

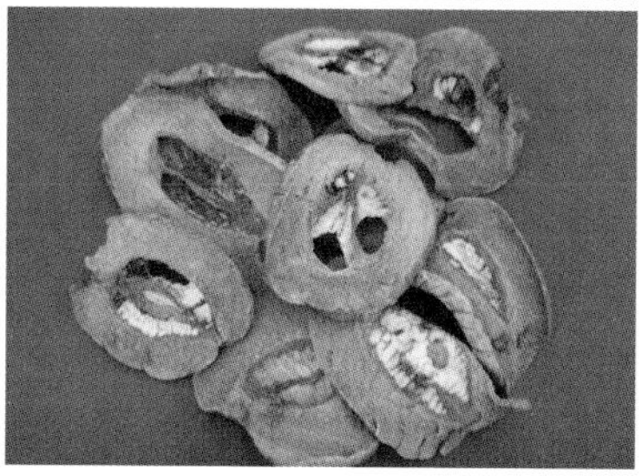

여주는 전통 의서에서 열병으로 가슴이 답답하고 열이 많은 증상과 갈증으로 물을 많이 마시는 증상이나 당뇨병, 일사병에 좋은 것으로 알려져 있다. '식물 인슐린'이라는 애칭을 가지고 있어 식용보다는 약용으로 가치가 크다.

2013년 9월 〈생로병사의 비밀〉에서 여주에 함유되어 있는 '카란틴(charantin)'이라는 성분이 혈당을 낮추는 데 효과가 있다 하여 관심을 받았다.

카란틴은 식물성 사포닌의 일종으로 부작용이 없으며 호르몬 시스템을 정상화하고, 췌장의 기능을 도와 인슐린의 분비를 촉진시켜 혈당을 낮추어준다. 또한 여주에 함유된 폴리페놀은 강력한 항암 성분으로 이루어져 암세포의 자멸사를 유도해 암의 성장과 증식을 막는다. 최근 약리 실험에서 대장암과 유방암을 억제하고 혈당을 강하하는 것으로 밝혀졌다.

여주를 약초로 만들 때는 가을에 열매를 따서 햇볕에 말려서 적당한 크기로 잘라서 쓴다. 가을에 잘 성숙된 열매를 따서 그늘에 말려서 차관이나 주전자에 넣고 끓여 꿀을 타서 차로 먹는다.

Tip

- **한방요법** 열매 말린 것을 고과(苦瓜), 잎을 고과엽(苦瓜葉)으로 부른다. 열매는 당뇨병에 쓰고, 잎은 이질, 종독을 치료하는 데 다른 약재와 처방한다. 비위(脾胃)가 허약한 사람이 복용하면 구토, 설사, 복통을 일으키기 때문에 주의를 요한다.
- **민간요법** 당뇨병에 열매를 말려 물에 달여 먹었다. 거담에는 생으로 먹었고, 효소를 만들어 먹었다.

닭의장풀

학명 *Commelina communis*
한약명 압척초(鴨跖草)

생육상	한해살이풀	이용	꽃, 잎, 줄기, 뿌리
개화시기	7~8월	분포지	길가나 냇가의 습기 있는 곳
채취시기	봄(꽃이 피기 전)	다른 이름	죽엽채, 벽선호, 닭의씨까비, 달개비

■ 형태 높이는 15~50m 정도이고, 잎은 어긋나고 끝이 뾰족한 피침형으로 줄기가 비스듬히 자라고 가지가 많이 갈라진다. 땅 위를 기는 줄기 밑부분의 마디에서 뿌리가 내린다. 꽃은 3장으로 7~8월에 반으로 접힌 포에 쌓여 2장은 하늘색, 1장은 흰색으로 피고, 열매는 9~10월에 잿빛을 띠는 타원형으로 여문다.

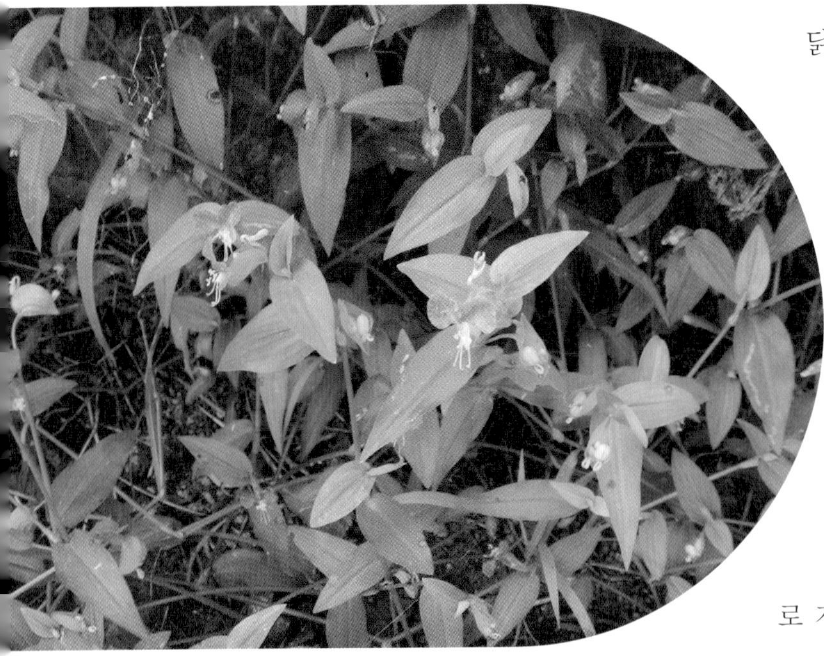

닭의장풀은 닭장 옆에서 잘 자란다 하여 닭의 장풀 또는 파란꽃, 그 외 닭의밑씻개, 달개비, 벽죽자, 벽죽초 등의 다른 이름으로 불린다. 당나라 시인 두보는 닭의장풀이 마디마디로 자라는 모양이 대나무

와 닮았다고 해서 '꽃이 피는 대나무'라 부르기도 했다.

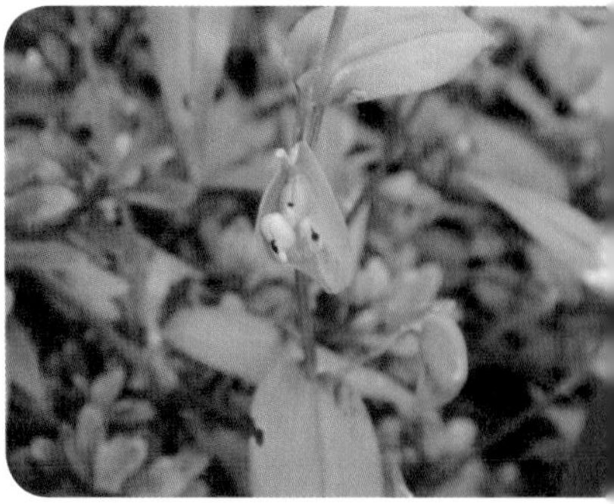

닭의장풀은 산자락, 밭둑, 개울 등 그늘지고 축축한 곳이라면 어디서나 잘 자란다.

닭의장풀은 식용, 약용으로 가치가 높다. 꽃, 잎, 줄기, 뿌리 모두 약용으로 쓴다. 약초로 만들어 쓸 때는 봄에 꽃이 피기 전에 채취하여 그늘에 말려서 쓴다.

당뇨병이나 열을 내리는 데 닭의장풀 전체를 꽃이 필 무렵 채집하여 잘게 썰어 물에 달여 먹었다.

최근 약리 실험에서 혈당 강하, 이담작용이 있는 것으로 밝혀졌다.

봄부터 여름까지 닭의장풀을 통째로 채취하여 물로 씻고 물기를 뺀 다음 항아리에 넣고 설탕이나 시럽을 붓는다. 그리고 100일 정도 발효시킨 후 효소 1에 찬물 5의 비율로 희석해서 마신다.

Tip

- **한방요법** 전초를 압척초(鴨跖草)라고 부른다. 당뇨병이나 이질, 토혈, 혈뇨에 다른 약재와 처방한다.
- **민간요법** 봄에 전초를 채취하여 끓은 물에 살짝 데쳐 나물로 먹거나, 냉국에 꽃잎을 띄워서 먹거나, 여름에 꽃을 따서 말려 차로 먹는다. 구내염에 닭의장풀을 짓찧어 즙을 내서 가글을 하였고, 화상, 땀띠, 타박상, 종기에는 잎을 뜯어 짓찧어 환처에 붙였다.

조릿대

학명 *Sasa borealis*
한약명 죽엽(竹葉)

생육상	늘푸른떨기나무	이용	잎, 뿌리, 줄기
개화시기	4월	분포지	전국 산중턱(군락)
채취시기	4~6월(새순)	다른 이름	산죽, 죽실, 죽미, 야맥

- 형태 높이 1~2m 정도이고, 잎은 길쭉한 타원형으로 앞면이 반질반질하고, 뒷면은 흰빛이고, 가장자리는 잔 톱니 모양이다. 꽃은 4월에 자주색으로 피는데 이삭이 2~3개 달리고, 열매는 6~7월에 여문다.

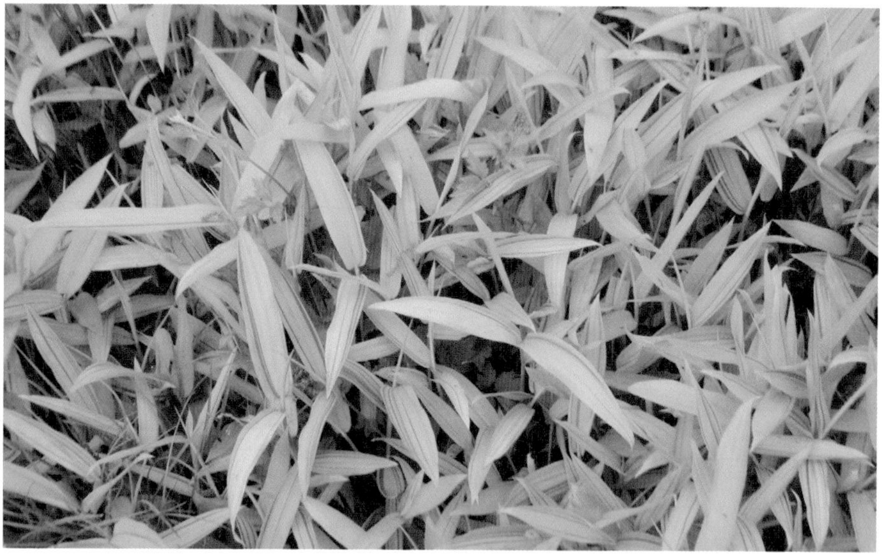

죽순(竹筍)은 다른 식물과 비교도 안 될 만큼 성장이 빠르다. 죽순은 7~10일이 지나면 딱딱해져 먹을 수 없기 때문에 부드러울 때 채취해야 한다.

죽순은 새싹이 땅속에 묻힌 부분이 많은 것일수록 상품으로 친다. 잎, 줄기, 열매, 뿌리를 식용이나 약용으로 가치가 높다. 조릿대를 약초로 만들 때는 잎은 사시사철, 줄기와 뿌리는 가을부터 이듬해 봄까지 채취하여 잘게 썰어 말려서 쓴다.

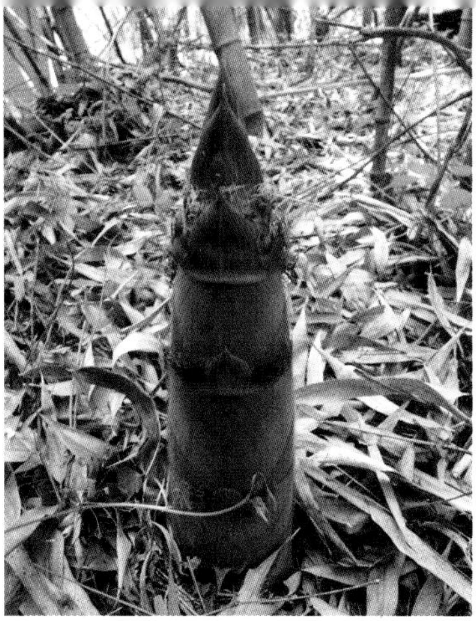

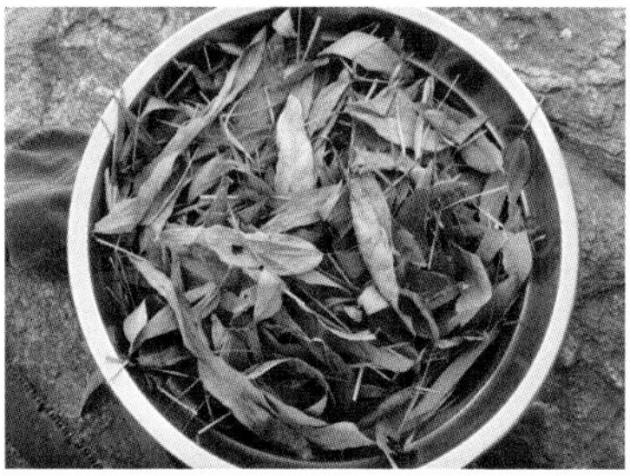

《동의보감》에서 "조릿대는 달고 약간 찬 성질을 가지고 있기 때문에 빈혈과 갈증을 없애주고, 체액이 원활히 순환되도록 하고 기운을 북돋아준다"고 했듯이, 몸 안에 열이 있는 사람이나 열로 인한 가슴이 답답한 증상에 좋다.

죽순에는 혈당과 콜레스테롤을 저하시키고, 중성지방의 흡수를 방해하며 식이섬유가 풍부하여 다이어트에도 좋다. 죽순에는 단백질, 당질, 식이섬유, 칼슘, 인, 철, 당분, 비타민 A · B · C 등이 고루 함유되어 있다.

죽순의 껍질을 벗겨내고 속만을 용기에 담아 술을 붓고 밀봉하여 3개월 후에 먹는다. 봄에 조릿대의 새순을 채취하여 그늘에 말려서 차관이나 주전자에 넣고 끓여 꿀을 타서 차로 마신다.

Tip

- **한방요법** 조릿대 잎을 죽엽(竹葉)이라고 부른다. 심열과 위열로 인해 가슴 속이 답답할 때 증상에 다른 약재와 처방한다. 손발이 차가운 사람, 저혈압 환자는 먹지 않는다.
- **민간요법** 부드럽고 연한 죽순을 채취하여 껍질을 벗겨내고 끓은 물에 속만을 데쳐서 초고추장에 찍어 먹었다. 유산 방지에 죽순을 차로 달여 마셨고, 열매를 따서 녹말을 얻어 떡이나 죽으로 먹었다. 식혜, 조청, 엿, 기름, 죽순밥, 죽순탕, 죽순정, 죽순회, 죽순냉대나 죽순장아찌를 만들어 먹는다.

침묵의 살인자

정상적인 혈압을 유지하기란 쉽지 않다.
혈전에 의한 혈관이 막히고 터지고 괴사되면 위험하다.
평소에 혈관질환 위험인자를 줄이는 게 중요하다.
혈관에 부담을 주는 것을 피하라!
평소에 피를 맑게 하는 채소를 먹어라!
평소에 전통차를 마셔라!
심장에 부담을 주는 스트레스나 과격한 운동을 삼가라!

1998년 '루이스 이그나로'는 우리 몸에서 만들어진 기체인 일산화질소(No, nitric oxide)가 혈관을 이완시켜 혈압을 내리고 심장을 보호하며 심혈관계에 가장 중요한 생리작용을 하는 물질이라는 사실을 밝혀내 노벨생리의학상을 수상했다.

심장은 4개의 펌프 중에서 하나는 피를 폐 속으로 보내주고, 다른 하나는 피를 온몸으로 밀어 보낸다. 심장은 매일 지구의 두 바퀴 반에 해당하는 총 9만 6,000km에 달하는 혈관에 피를 펌프질해 보낸다. 심장에서 나온 피가 몸 전체를 한 바퀴 도는 데는 놀랍게도 약 1분밖에 걸리지 않는다.

고혈압은 자각 증상이 전혀 없기 때문에 평소 혈압을 재어 체크하고 적절히 대처해야 한다. 외향 징후가 나타나지 않더라도 여전히 내피를 손상시키고 있으며, 뇌졸중을 일으킬 위험이 7배에 달한다.

사람은 나이가 들면서 동맥의 부드러운 내벽이 두꺼워지고 탄력을 잃기 때문에 동맥에 혈전이 생기고 지방이 축적된다. 그렇기 때문에 어느 날 갑자기 혈전이 혈관을 막을 경우 심장 및 뇌로 향하는 혈류를 차단해 심장발작이나 뇌졸중을 일으킬 수 있다.

평소에 포화지방을 과다 섭취하면 나쁜 콜레스테롤(LDL) 수치가 상승한다. 동맥벽에 지방 침착물이 쌓여 내피 손상을 가져오기 때문이다. 삼겹살, 튀김, 케이크, 아이스크림 등을 좋아하는 식습관은 심혈관에 동맥을 손상시키는 시한폭탄을 설치한 것과 같다.

고혈압이란 혈관 속의 혈류량이 많거나, 혈관이 좁아져 압력이 높아진 상태다. 정상 혈압은 120/80이다. 120이란 수치는 수축할 때 작용하는 압력을 측정하는 것이고, 80은 박동과 박동 사이에 쉬고 있을 때의 압력을 말한다. 쉬고 있을 때의 수치가 중요한 이유는 이 수치가 높으면 높을수록 심장의 휴식이 줄어들기 때문에 심장은 지쳐가는 것이다. 고혈압이 장기간 지속되면 혈관이 손상되고 탄력을 앓고 두터워지고, 심한 경우 침전물이 떨어져 혈관을 막기 때문에 위험하다. 2007년 영국의 의학잡지인 〈란셋〉에 의하면 전 세계 60억 인구 중에서 10억 명이 고혈압을 앓고 있고, 실제 뇌졸중 환자의 80% 이상이 고혈압 환자였다.

지방질은 동맥 안에 퇴적물을 쌓이게 하기 때문에 건강에 영향을 준다. 쓸데없는 지방이 몸에 붙어 있으면 약 70km의 모세혈관에 100g의 지방이 자리 잡게 되어 심장에 부담을 주기 때문에 비만하지 않기 위해 체중관리를 해야 한다.

죽음을 부르는 혈액 속 지방인 고지혈증이나 맥박이 불규칙한 부정맥, 한국인 단일 질환 사망 원인 1위인 뇌졸중, 갑자기 맞닥뜨리는 죽음의 저승사진인 돌연사. 모든 심혈관 질환의 원인은 고혈압이다. 혈관이 막히고 터지면 위험하다.

건강한 사람은 혈액순환이 잘 된다. 혈액순환에 장애를 일으키는 질환은 대부분 혈중 콜레스테롤 수치가 높거나 심장 관상동맥에 이상이 있을 때 발생한다. 효소가 풍부한 채소, 과일, 발효식품은 혈관 내의 혈류를 방해하는 혈전 및 노폐물을 직접 제거해 뇌경색증, 뇌출혈, 고혈압, 동맥경화, 고지혈증 등의 예방 및 치료에 큰 도움을 준다.

혈액과 혈관벽 평활근 사이에 존재하는 내피조직은 극히 얇고 연약하다. 혈관 내피가 영양과 효소를 잘 공급받으면 일산화질소가 최적 수치로 생성되고, 혈액에 방해를 받지 않고 심장과 기타 모든 장기에 영양분을 공급하는 데 혈중 효소가 도움을 준다.

국립보건원(NIH)과 질병통제센터(CDC)에 의하면 미국인 6,200만 명이 고혈압, 관상동맥 심질환, 부족한 혈류로 인한 통증인 협심증, 뇌졸중 등 최소 한 가지 유형의 심혈관계질환을 지니고 있다.

1940년대 한 실험에 의하면, 시금치 잎에서 추출한 비타민 B 복합체의 하나인 엽산은 프리 라디칼(free radical, 활성산소)의 활성을 감소시키는 효소를 포함해 특정 효소들이 체내에서 중요한 기능을 수행하게 하고, 심혈관계 질환의 위험인자인 혈중 수치를 저하시킨다.

손발에 힘이 빠지고 얼굴 한쪽 표정이 부자연스러워지는 증상을 방심하면 뇌졸중으로 이어질 수 있다. 외부로부터 투여된 효소는 혈관 내 혈류를 방해하는 혈전이 생기지 않도록 한다. 트롬빈과 셀룰로프라스민은 혈전을 분해하는 효소다.

심장을 보다 안전한 수준이 되도록 혈압을 끌어내리기 위해서는 적절한 체중으로 조절하고 정상 혈압을 유지하는 것이다. 담배를 끊고 과격하지 않은 운동을 꾸준히 한다. 그리고 혈전이 생기지 않는 피를 맑게 하고 효소가 풍부한 채소, 과일, 미나리, 은행, 연꽃, 전통차를 섭취한다.

연꽃

학명 *Nelumbo nucifera*
한약명 연실(蓮實), 연근(蓮根), 연화(蓮花)

생육상	여러해살이풀	이용	열매, 뿌리줄기, 뿌리줄기의 마디, 잎
개화시기	7~8월	분포지	전국 연못이나 논
채취시기	7~8월(연꽃, 연잎) 10~11월(연근)	다른 이름	연화, 연자, 홍연화, 백연화

■ 형태 원기둥 모양의 뿌리줄기가 땅속으로 뻗고 마디에서 뿌리를 내리고, 뿌리줄기 속에 구멍이 있다. 물 위로 나온 잎은 가운데가 움푹 들어가고 넓다. 꽃은 7~8월에 꽃대 끝에 한 송이씩 흰색 또는 분홍색으로 피고, 열매는 10월에 벌집 모양으로 열리고, 구멍마다 단단한 타원형의 씨가 들어 있다.

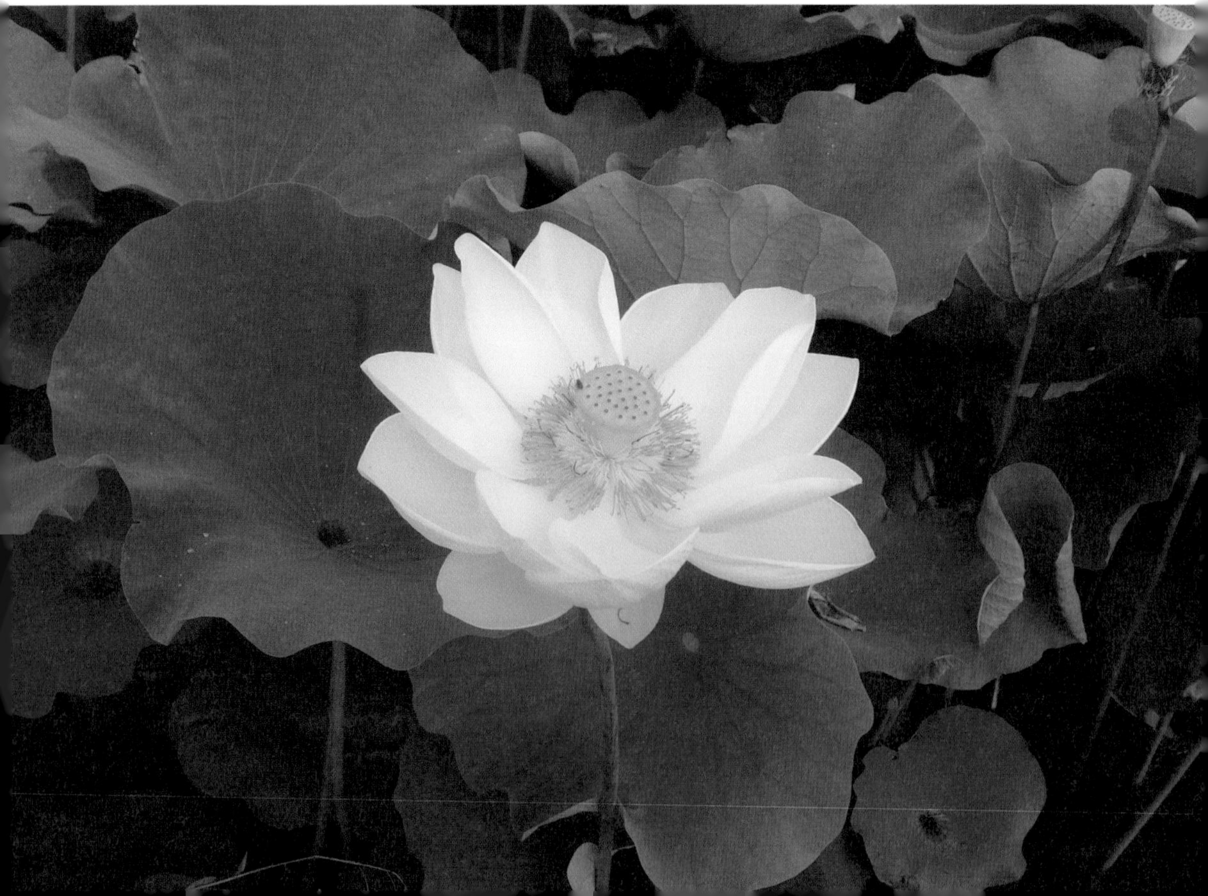

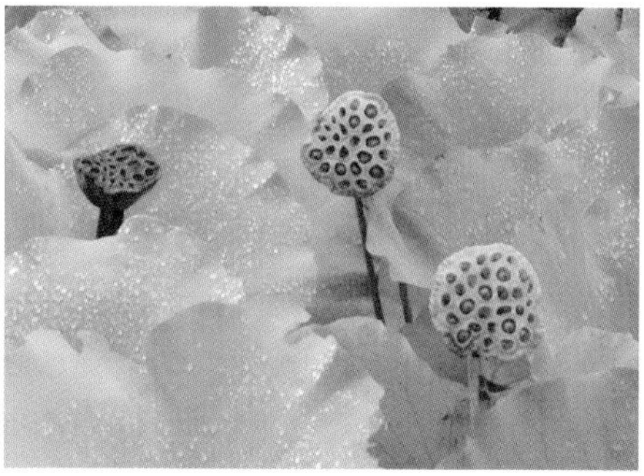 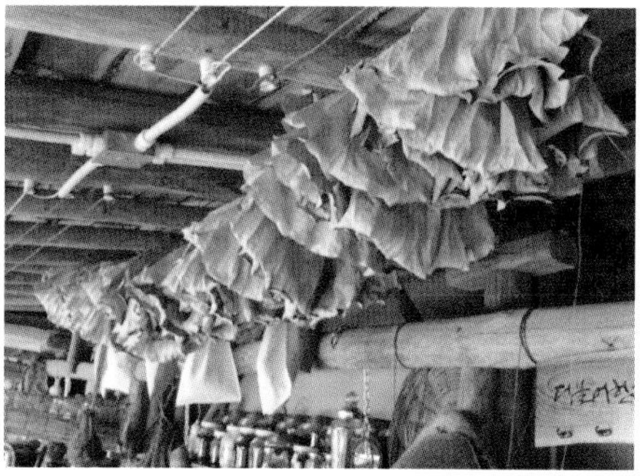

연의 줄기를 자르면 나오는 하얀 실타래는 '레시틴'으로 세포막을 구성하는 물질이다. 혈관벽에 콜레스테롤이 침착하는 것을 예방하고 혈관벽을 강화해주기 때문에 혈전 용해, 고지혈증, 중성지방, 콜레스테롤의 수치가 높은 사람에게 좋다. 또한 혈액을 만드는 비타민 B_{12}가 함유되어 있어 혈액순환 장애가 있는 사람이나 빈혈이 있는 사람에게 좋다.

고전문헌 자료에서 "연꽃은 성미는 달며 평하다. 심, 비, 신경에 들어간다. 연은 오장의 심, 비, 신의 기운부족과 속이 상한 것을 낫게 하며 12경맥의 기혈을 크게 보한다"라고 기록되어 있다.

연꽃은 오염된 수질을 정화하는 능력이 뛰어나 환경적으로도 효용이 크다. 연꽃에는 독성이 없어 관상용, 식용, 약용으로 가치가 크다. 식용이나 약초로 쓸 때는 꽃, 잎, 열매, 줄기, 뿌리의 모두를 쓴다. 열매(연밥)는 늦가을에 채취하고, 줄기는 1년 내내, 잎은 여름에 채취하여 말려서 쓴다. 종자는 껍질과 배아를 제거해 말려서 쓴다.

백련은 7월에 꽃봉우리가 활짝 피기 전에 따서 신문이나 포일로 감싸 냉동보관했다가 꺼내 따뜻한 물을 우려내 차로 마시면 좋다. 차, 조림, 된장, 고추장, 한약재 등으로 응용된다.

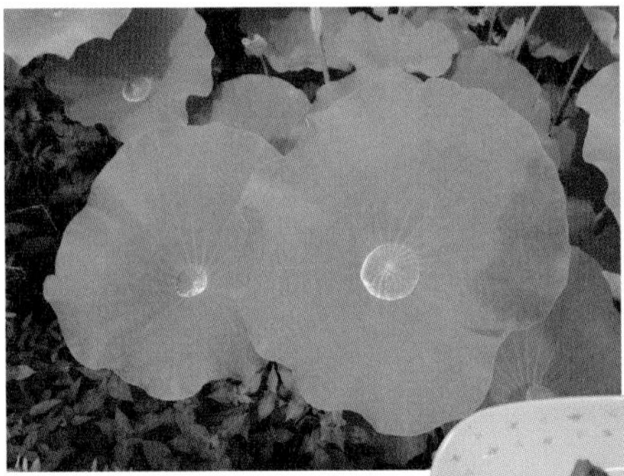
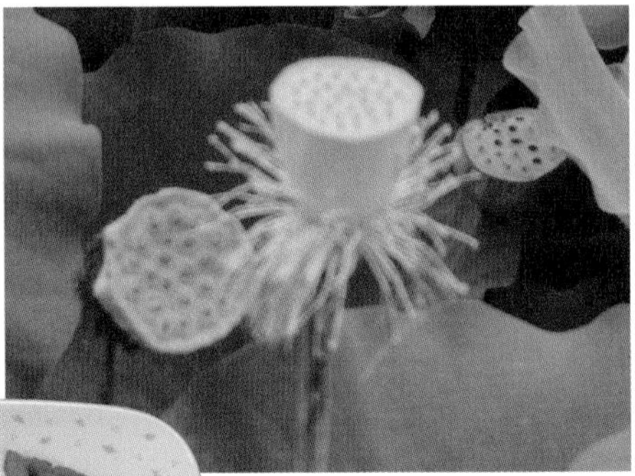
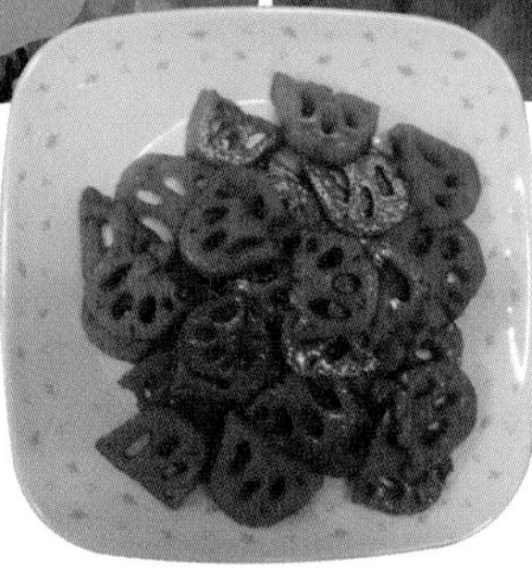

Tip

- **한방요법** 열매 및 종자를 연자(蓮子), 뿌리줄기를 우(藕), 마디를 우절(藕節), 잎을 하엽(荷葉)이라 부른다. 심장질환, 고지혈증, 어혈에 다른 약재와 함께 처방한다. 변이 굳은 때는 쓰지 않는다.
- **민간요법** 연잎, 연자, 연근을 가루로 만들어 부침개를 부쳐 먹거나 칼국수나 수제비로 먹는다. 밥을 지을 때 연잎 즙을 짜서 넣거나 연잎으로 싸서 지으면 밥맛이 좋다. 연잎을 살짝 데쳐서 쌈을 싸 먹기도 하고, 김치를 담가 먹기도 하고, 말려서 차로 먹는다. 잎을 야뇨증, 게를 먹고 체했을 때나 주독(酒毒)을 풀 때 연뿌리를 갈아 즙을 내서 먹었다. 연뿌리는 얇게 썰어 장조림으로 정과를 만들어 먹었고, 연꽃이나 연잎으로 술을 담가 먹었다.

차나무

학명 *Thea sinensis*
한약명 다엽(茶葉)

생육상	늘푸른떨기나무	이용	잎, 열매
개화시기	10~11월	분포지	전라남도, 경상남도
채취시기	봄(잎), 가을(열매), 수시(뿌리)	다른 이름	다차

■ 형태 높이 2~3m 정도이고, 잎은 타원형으로 잎이 어긋 나고, 가장자리는 가는 톱니가 있다. 꽃은 10~11월에 잎겨드랑이나 가지 끝에서 1~3송이씩 밑을 향해 흰색으로 피고, 열매는 꽃이 핀 이듬해 10월에 둥글게 여문다.

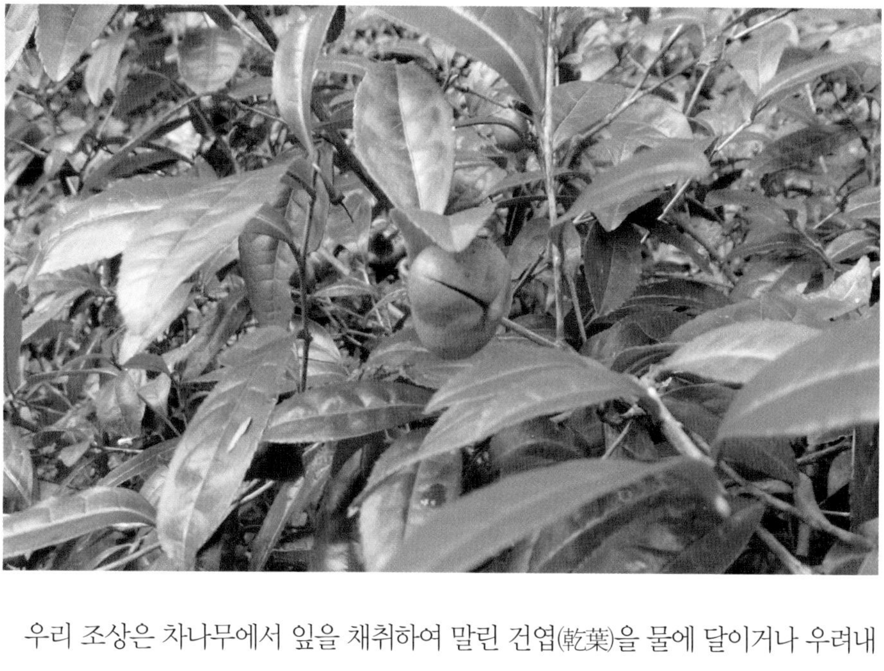

우리 조상은 차나무에서 잎을 채취하여 말린 건엽(乾葉)을 물에 달이거나 우려내어 마시거나 약용으로 활용하였다. 약초 건강에서 "차나무 잎을 달여 수시로 마시

면 건강에 이롭다"고 했듯이, 차는 심신에 좋다. 차에는 카페인, 탄닌, 비타민 A · C, 루틴(Rutin)이라는 항산화물질과 무기염료 등이 함유되어 있다.

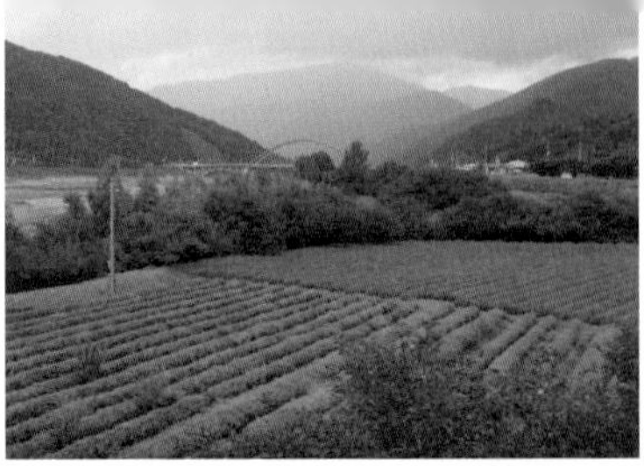

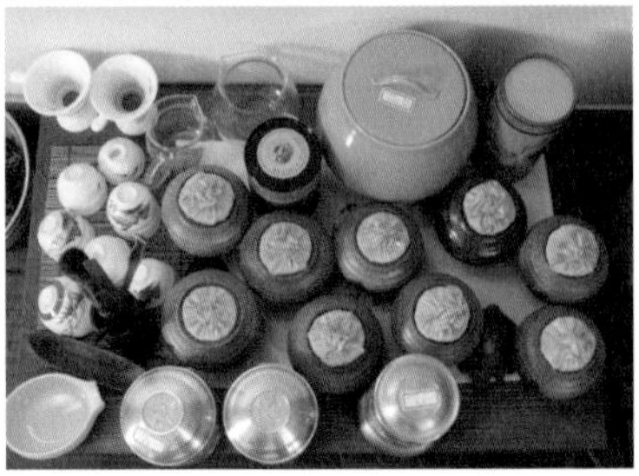

《동의보감》에서 "차를 지속적으로 마시면 심장이 강해지고, 열이 내리고, 갈증을 해소할 뿐만 아니라 소화를 돕고 머리를 맑게 하고 이뇨작용에 도움을 준다"라고 했듯이, 차나무는 식용, 약용으로 가치가 높다.

《동국통감》에서 신라의 대렴(大廉)이 당나라에서 차나무의 씨를 가지고 와서 왕의 어명으로 지리산에 심은 후 오늘날까지도 지리산 주변 하동, 악양, 보성 등지가 차의 주산지로 각광을 받고 있다.

최근 약리 실험에서 이뇨작용, 수렴작용, 모세혈관의 저항력 증가작용, 해독작용이 있는 것으로 밝혀졌다.

차를 약초로 쓸 때는 봄에 잎, 가을에 열매, 뿌리는 수시로 채취하여 말려서 쓴다.

Tip

- **한방요법** 잎을 다엽(茶葉), 열매를 다자(茶子), 꽃을 다화(茶花)로 부른다. 심번구갈이나 다면증, 거담, 천식에 다른 약재와 함께 처방한다. 그러나 지나치게 마시면 몸 안의 체액이 감소되어 잠을 못 이룰 수도 있다.
- **민간요법** 식물 중에서 먹을 수 있는 꽃이나 잎을 따서 차로 먹는다. 소변이 원활하지 않을 때 차를 마셨다.

은행나무

학명 *Ginkgo biloba*
한약명 백과(白果)

생육상	갈잎큰키떨기나무	이용	잎, 뿌리껍질, 종자
개화시기	5월	분포지	집 주변이나 길가, 공원
채취시기	9~10월(종자)	다른 이름	압각수, 공손수, 은빛살구, 처녀의 머리

■ 형태 높이는 10~30m 정도이고, 잎은 부채 모양으로 어긋나고 한 곳에서 여러 개가 뭉쳐난다. 꽃은 5월에 잎겨드랑이에 피는데, 수꽃은 포도송이 모양이고, 암꽃은 3~6송이씩 포도송이 모양으로 녹색으로 핀다. 열매는 9~10월에 구슬 모양의 핵과(核果)로 여문다.

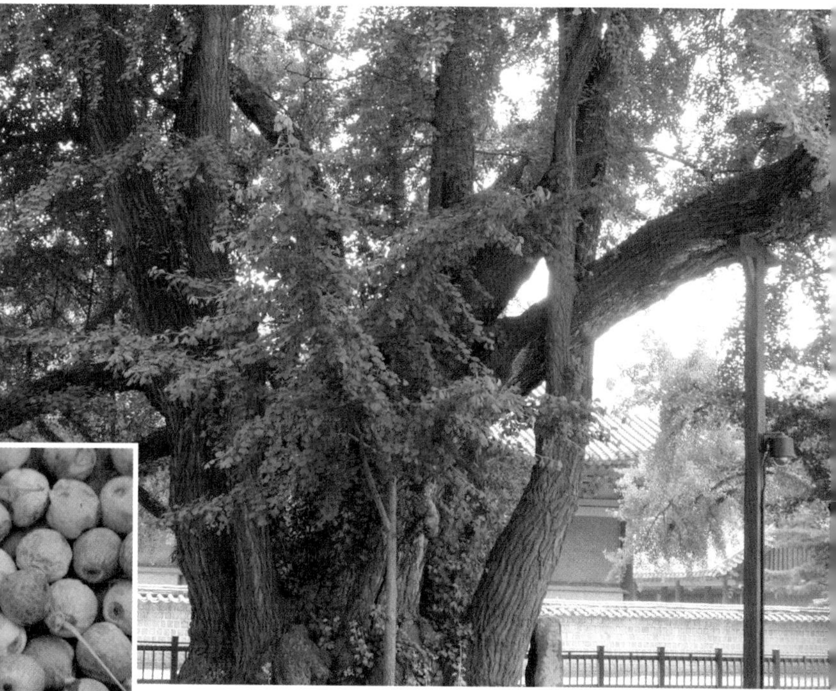

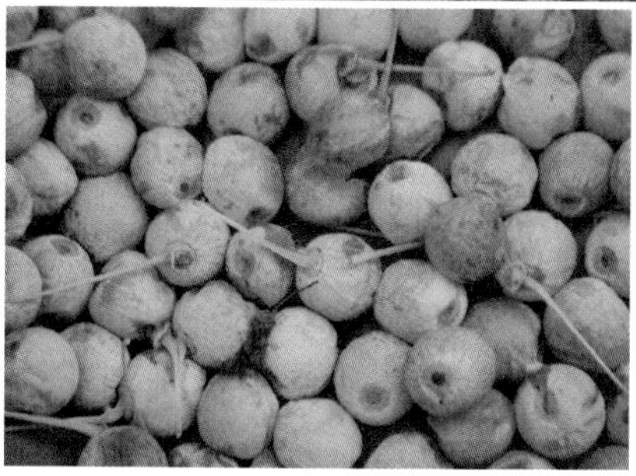

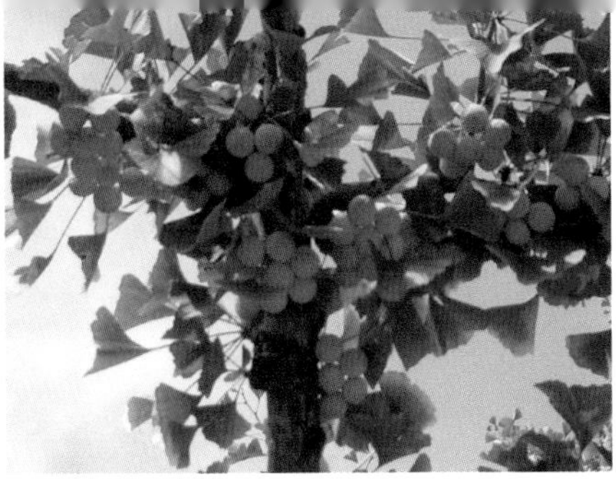

중국에서는 은행나무가 살구(杏)를 닮고 중과피(中果皮)가 희다(銀)고 하여 은행(銀杏), 잎이 오리발을 닮아 압각수(鴨脚樹), 손자대(孫子代)에 가서야 열매를 얻는다 하여 공손수(公孫樹)로 부른다. 은행나무는 1속, 1종만이 존재하는 독립수(獨立樹)라는 특성 때문에 숲을 이루지 못하는 외로운 나무로 암나무와 수나무가 있어 암수가 서로 마주 봐야 열매를 맺는다. 가을에 암나무에 열매가 주렁주렁 맺는다.

은행나무는 공해나 병해충에 강하고 단풍이 아름다워 가로수나 정자목, 관상수로 심고 약용으로 가치가 높다. 가을에 종자를 채취하여 물에 담가서 육질의 외종피를 물속에서 벗기거나 썩혀서 제거한 뒤 말려서 쓴다.

Tip

- **한방요법** 은행 껍질을 벗긴 백과(白果)는 해수·가래·천식에, 뿌리인 백과근(白果根)은 백대하·유정에, 잎을 백과엽(白果葉)은 흉민심통(胸悶心通)·심계정충(心悸怔忡)에 다른 약재와 처방한다. 한 번에 많은 양을 먹거나 날것으로 먹으면 위장(胃腸)을 해치거나, 복통·설사·발열·경련을 일으킬 수 있다.
- **민간요법** 두부나 젖을 먹고 체했을 때나 야뇨증이 있는 어린이에게 은행을 먹였고, 가래나 기침에 은행 씨를 태우거나 삶아서 그 즙을 먹었다.

조선시대 《연수서》에서 "배고픈 사람이 은행을 밥 대신 배불리 먹고 다음날 죽었다"고 했듯이, 열매에는 독이 있기 때문에 껍질을 벗겨내고 속 알갱이를 프라이팬에 볶아서 하루에 10~20개 정도 먹는다.

은행나무 잎에는 혈관을 튼튼하게 하고, 혈액의 끈끈함을 줄이고, 말초혈관의 저항을 감소시켜 조직을 회복시켜주는 성분이 함유되어 있다. 최근 임상 실험에서 항균작용, 대장균의 발육을 억제하는 작용이 있는 것으로 밝혀졌다.

뽕나무

학명 *Morus alba*
한약명 상엽(桑葉), 상백피(桑白皮), 상지(桑枝)

생육상	갈잎큰키나무	이용	잎, 열매, 줄기껍질, 뿌리
개화시기	4~6월	분포지	전국의 야산이나 밭둑
채취시기	수시(잎), 6월(열매)	다른 이름	상수, 오디나무, 뽕, 상목

■ 형태 높이는 5~10m 정도이고, 잎은 어긋 나고 가장자리에는 둔한 톱니가 있고, 작은 가지는 잘 휘어진다. 꽃은 4~6월에 햇가지 잎겨드랑이에서 연두색으로 피고, 열매는 6~7월에 흑색으로 여문다.

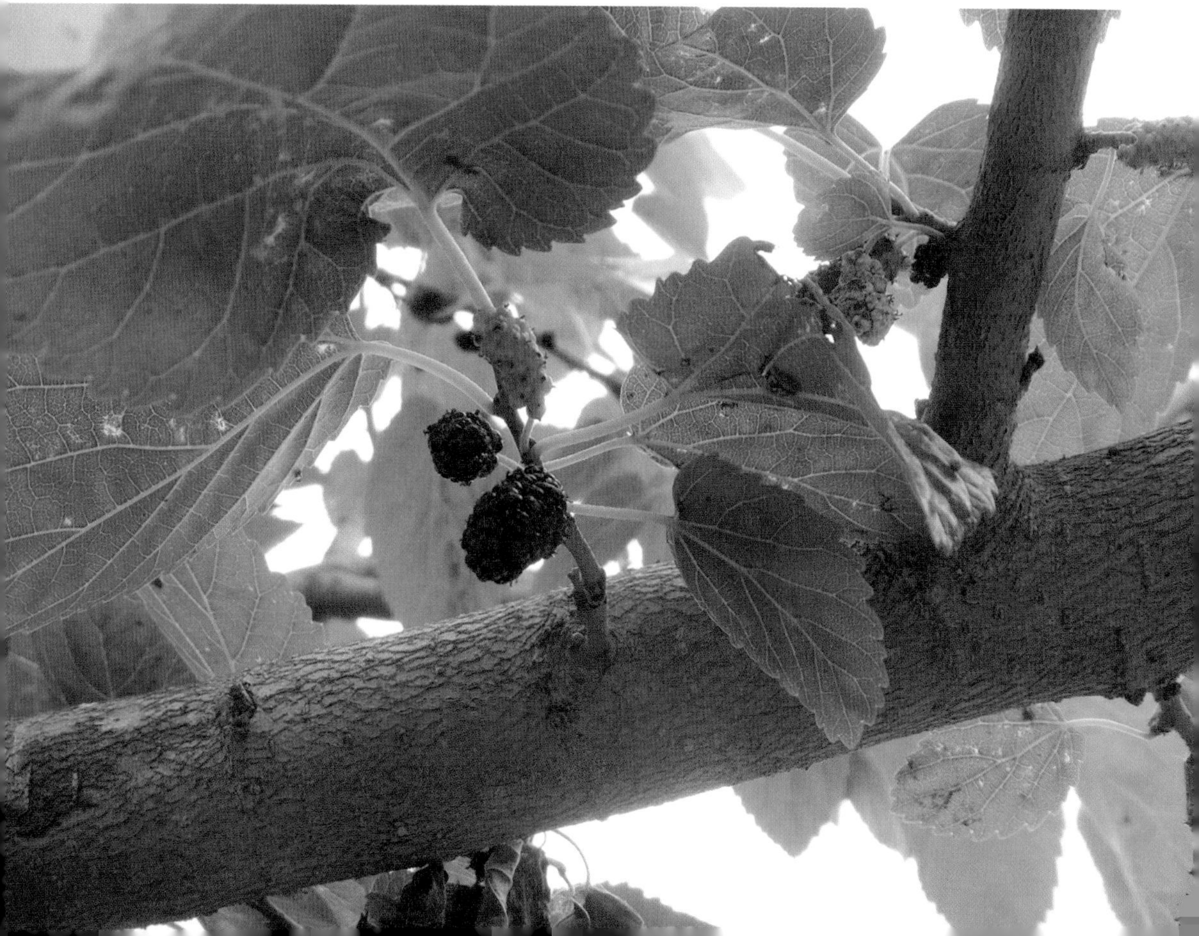

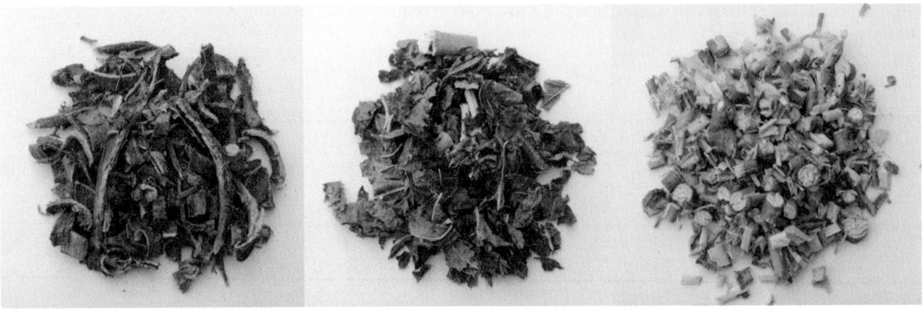

뽕나무는 예로부터 “임도 보고 뽕도 딴다”는 남녀의 애정관계를 논할 때 흔히 등장하는 나무다. 우리 민족은 삶에서 뽕나무를 실용적으로 활용했는데, 먹을 것이 귀할 때는 뽕나무 속껍질을 말려 떡과 죽으로 만들어 먹었다. 최근에 뽕나무는 식품의약품안전처에 의해 식용이 가능한 식품으로 선정되었다.

뽕나무는 식용과 약용으로 가치가 높다. 꽃, 잎, 줄기껍질, 뿌리껍질, 열매 모두를 쓴다. 약초를 만들 때는 잎은 따서 말리고, 뿌리는 수시로 캐서 껍질을 벗겨 말려서 쓴다.

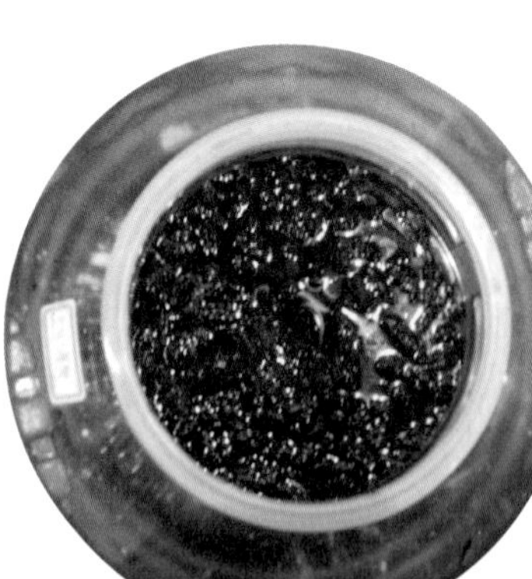

최근에 뽕잎에 들어 있는 폴리페놀 성분이 노화를 억제하고, 루틴(rutin) 성분은 모세혈관을 튼튼하게 하여 뇌졸중을 예방하고, 혈당 저하 성분이 있어 당뇨환자에게 좋다. 또한 뽕나무에서 자라는 상황버섯은 암에 좋은 것으로 알려져 있다. 최근 약리 실험에서

뽕나무 뿌리인 상백피의 플라보노이드 추출물 성분은 손상된 세포를 방어하는데 뛰어나 항산화 효능이 월등한 것으로 밝혀졌다. 뽕나무 열매인 오디에는 포도당, 타닌산, 능근산, 칼슘, 비타민 A와 비타민 D가 함유되어 있다.

여름에 까맣게 성숙한 오디(열매)를 생으로 먹거나 술이나 효소를 담가 먹는다. 뿌리를 채취하여 겉껍질을 벗겨내고 속의 흰 껍질을 말려서 가루로 내어 물에 타서 먹거나, 차관이나 주전자에 말린 뽕잎을 넣고 약한 불로 끓여서 건더기는 건져내고 꿀을 타서 차로 마신다.

Tip

- **한방요법** 잎을 상엽(桑葉), 줄기를 상지(桑枝), 뿌리를 상백피(桑白皮)으로 부른다. 상엽은 진해 · 거담 · 기침 · 해수 · 구갈(口渴)에 쓰고, 상지(桑枝)는 당뇨병 · 관절염 · 류머티즘 · 고혈압에 쓰고, 상백피는 해열 · 진해 · 수종 · 각기에 다른 약재와 처방한다.
- **민간요법** 어린잎을 따서 나물로 무쳐 먹었고, 뽕나무 잎에서 나오는 하얀 즙액은 버짐 · 종기 · 외상출혈이나 벌레를 물렸을 때 환부에 발랐다.

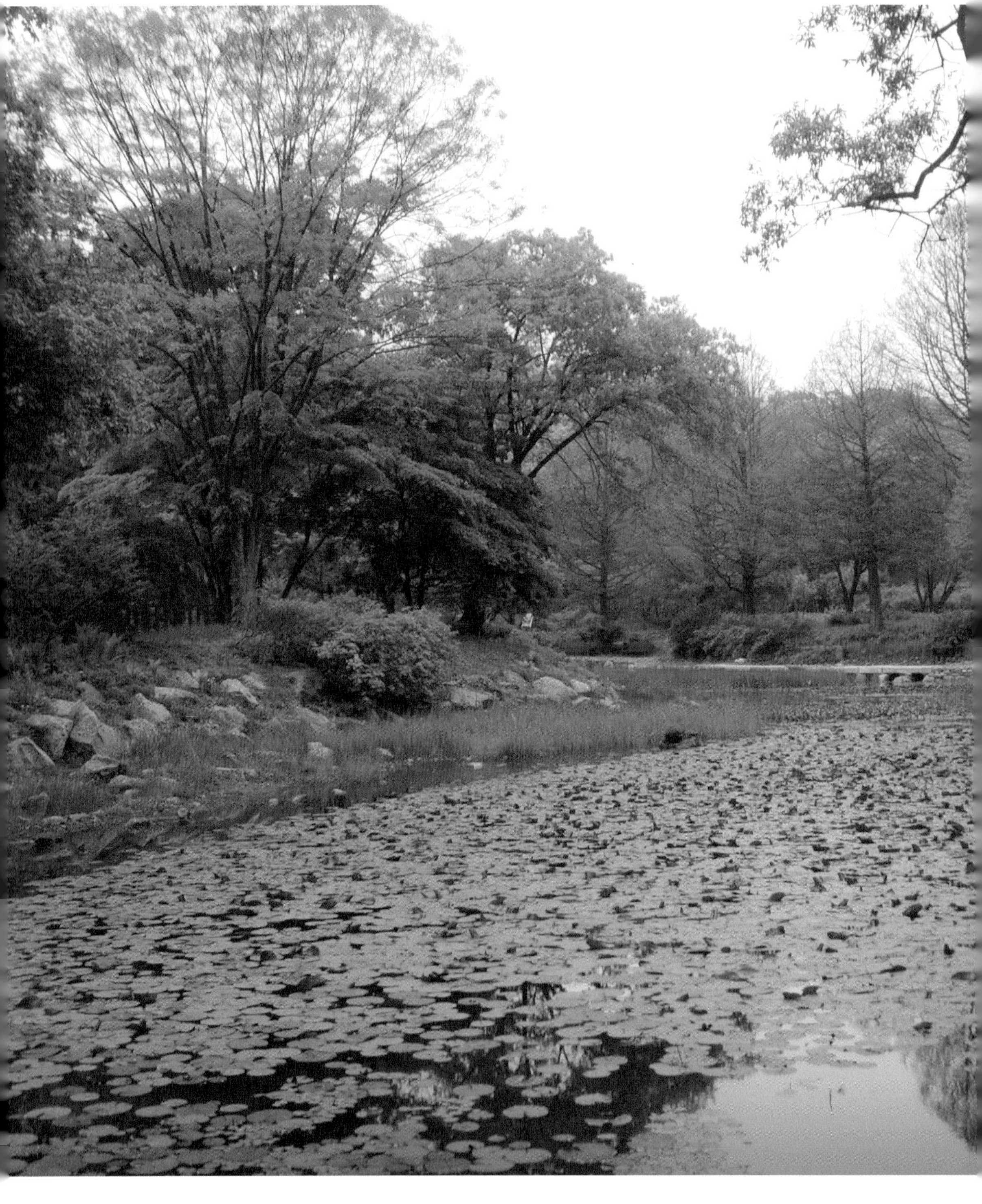

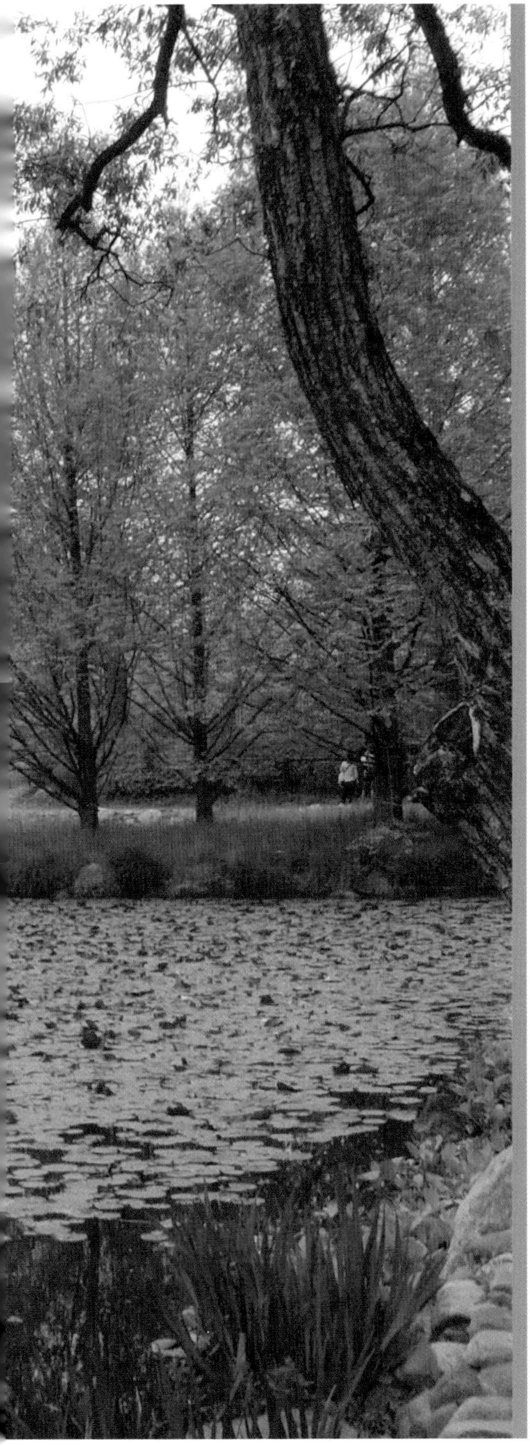

3장

산야초를 알면 건강이 보인다

1. 면역에 좋은 산야초 5가지
   마늘 | 하수오 | 산삼 | 인삼 | 가시오가피

2. 관절에 좋은 산야초 5가지
   지치 | 호랑가시나무 | 홍화씨 | 골담초 | 쇠무릎

3. 정력증강에 좋은 산야초 5가지
   삼지구엽초 | 구기자 | 복분자 | 산수유 | 야관문

4. 폐에 좋은 산야초 7가지
   마가목 | 더덕 | 도라지 | 수세미오이
   산초 | 배 | 모과

5. 신장에 좋은 산야초 5가지
   오가피 | 새삼 | 자리공 | 호장근 | 옥수수수염

6. 간에 좋은 산야초 4가지
   헛개나무 | 개오동나무 | 오미자 | 벌나무

7. 심장에 좋은 산야초 4가지
   포도 | 미나리 | 왕머루 | 명자나무

8. 위장에 좋은 산야초 5가지
   매실 | 산사 | 삽주 | 쑥 | 함초

질병을 막는 방패

면역력을 키워주는 생활습관을 가져라!
면역력이 떨어지는 순간 병이 자리를 잡는다.
영국에서 과로는 죽음으로 정의한다.
내 몸의 면역체계 붕괴는 식습관에서 찾아온다.
면역력이 강한 사람에게 병은 없다.
우리 산야 지천에는 면역력을 강화해주는 산야초가 많다.
병은 치료보다는 예방이 으뜸이다.

면역은 자기(自己)와 비자기(非自己)와의 싸움이다. 우리 몸은 자연 치유력을 가지고 있고, 본능적으로 외부로부터 몸을 보호하는 면역 시스템을 가지고 있다. 질병은 면역 시스템의 균형이 깨지는 순간부터 시작된다. 정상적인 면역 시스템은 '나'와 다른 '외부 물질'을 찾아내고 공격한다. 하지만 면역 시스템이 무너지면 혈관이 통하는 모든 곳에 염증을 일으키고, 피부, 뼈, 관절, 장기 등을 공격해 사망에까지 이를 수 있다.

우리 몸의 면역체계에서 중요한 역할을 하는 세포인 백혈구는 방어기능의 최전선에서 중심적인 역할을 한다. 림프구는 NK세포, B세포, T세포 등에서 항체(抗體)를 만들고, 적(敵)을 잡아먹거나 독소를 분비하여 항원(抗原)을 공격하고 암(癌)세포 등을 공격한다. 나이가 들수록 면역력이 떨어지면서 각종 병에 노출되기 쉽기 때문에 면역력을 키우는 게 중요하다. 암으로부터 우리 몸을 보호해 주는 주역은 면역력이며, 결국 최고의 암 치료약은 최첨단 항암제가 아니라 내 몸속의 면역세포다. 우리 몸의 면역체계에서는 수천 개에 이르는 비정상적인 암세포를 인식하여 항체를 만들어 제거한다.

면역력이 강한 사람은 병이 없다. 건강한 사람의 몸에도 암세포가 있지만 암으로 발병하지는 않는 이유는 우리 몸의 면역체계에서 수천 개에 이르는 이러한 비정상적인 암세포를 인식하여 항체를 만들어내기 때문이다. '마크로파지'라고 하는 면역세포가 우리 몸속에서 암세포들이 암으로 발병하지 않도록 암세포를 제거하기 때문에 가능하다.

면역을 강화해주는 생마늘을 먹을 때는 하루에 1~3조각이 적당하고, 간장에 재어 먹어도 좋다. 소화불량을 유발한다면 효소에 찬물을 타서 음용하고, 현재 항응고제를 사용 중이거나 임신 중 또는 수유 중에는 마늘은 먹어서는 안 된다.

우리 산야의 지천에는 질병과 면역에 좋은 약초가 많다. 내 몸의 면역력을 깨우는 약초는 산삼류를 비롯해서 수없이 많다. 무너진 면역체계는 세상에서 단 하나뿐인 생명과 건강을 위협하기 때문에 면역체계에 가장 큰 영향을 미치는 생활습관부터 바꾸어야 한다. 건강의 열쇠인 면역력을 높이는 최상의 방법은 건강한 생활을 유지하면서 과식을 피하고 영양과 미네랄이 풍부한 채소와 과일, 면역에 좋은 인삼, 마늘, 하수오, 산양산삼, 가시오가피 등의 약초를 섭취한다.

마늘

학명 *Allium scorodorpasum var. viviparum Regel*
한약명 대산(大蒜)

생육상	여러해살이풀	이용	비늘줄기, 통마늘
개화시기	7월	분포지	전국의 논과 밭
채취시기	6월	다른 이름	호산, 산채, 산산, 야산

- 형태 높이 60cm 정도이고, 길고 납작한 잎이 3~4개가 어긋 나고, 비늘줄기는 5~6개의 작은 마늘쪽으로 되어 있고 얇은 껍질에 쌓여 있다. 꽃은 7월에 꽃대 끝에서 둥글고 연한 자주색으로 피고, 열매는 맺지 않는다.

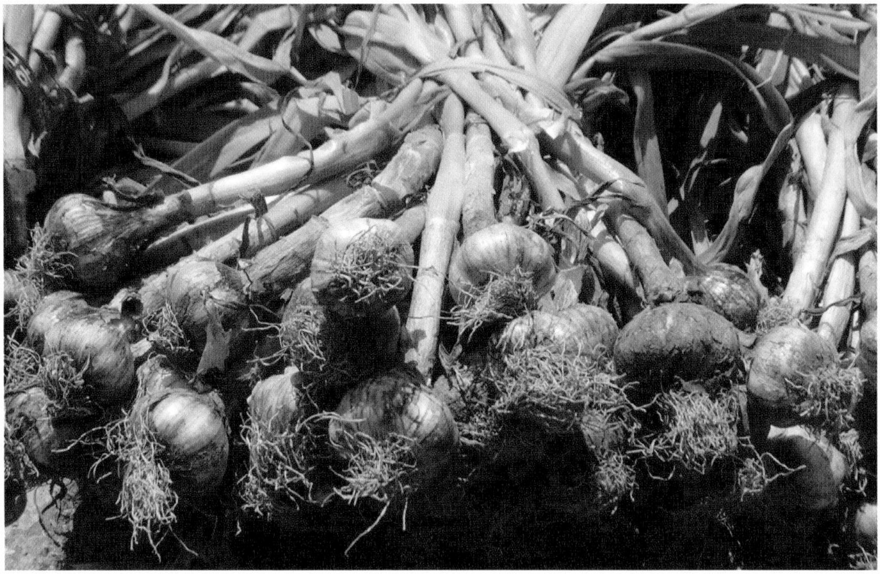

마늘을 치료에 사용하는 역사는 5000년이나 된다. 지난 30년간 1,000편 이상의 마늘 관련 연구논문이 발표되었을 정도로 전 세계적으로 가장 잘 알려진 생

약초이다.

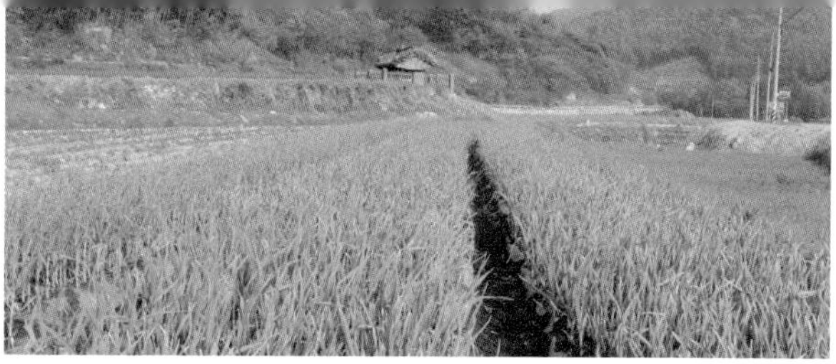

마늘은 미국 암센터에서 권장하는 항암식품 1위에 올라 있다. 마늘에는 강력한 화합물인 '알리신(allicin)'과 혈전을 용해하는 '트롬복산'이 함유되어 있다. 마늘에 상처를 내면 냄새를 내는 알리신(allicin)의 항균력은 페니실린의 100배에 이른다.

마늘은 식용, 약용으로 가치가 높다. 마늘의 껍질을 벗겨내고 반찬의 양념으로 쓰거나, 그 외에 조각, 캡슐, 알약, 정제, 주스 등 다양한 형태로 먹는다.

《본초학》에서 "마늘은 신맛이 있고 기(氣)가 따뜻하다. 또한 육곡(肉穀)을 소화시키고 해독, 산옹(散癰)한다"고 했듯이, 최근 논문에 의하면 마늘은 변조된 생체기능을 회복해주고, 몸을 따뜻하게 하여 말초혈관을 확장시키고 면역을 강하게 해준다.

최근 약리 실험에서 소염작용, 항균작용, 항생제 효과, 항진균성 효과, 항바이러스 효과가 있는 것으로 밝혀졌다. 마늘 추출액이 암세포를 억제하는 효력이 있고, 체외에서 배양한 암세포를 70~90%를 억제할 정도로 효능이 좋은 것으로 알려져 있다.

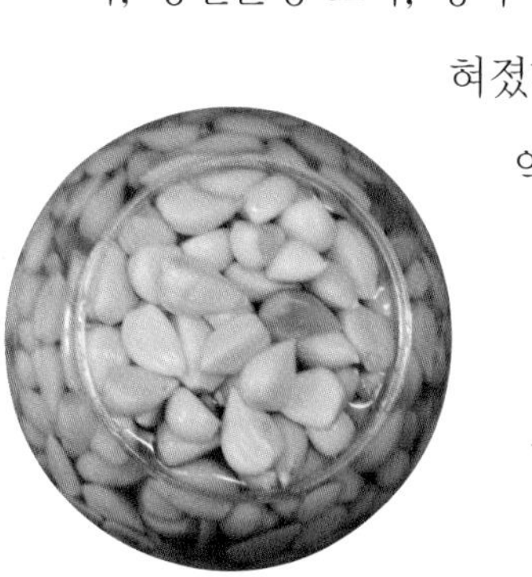

Tip

- **한방요법** 비늘줄기를 대산(大蒜)으로 부른다. 면역 증강이나 강정, 백일해에 다른 약재와 함께 처방한다. 마늘을 한꺼번에 너무 많이 섭취하면 위장 장애를 일으킬 수 있고, 시력이 약해지고 빈혈의 원인이 될 수 있다. 어린이는 많이 먹지 않는다.
- **민간요법** 마늘쫑을 장아찌로 만들어 먹거나 생으로 간장에 재어 먹는다. 탈모증에 마늘 즙을 바르고, 귓병에는 귀에 마늘을 끼워 넣고, 티눈에는 마늘을 짓찧어 붙였다.

하수오

학명 *Pleuropterus multflorus*
한약명 적하수오(赤何首烏), 백하수오(白何首烏)

생육상	덩굴성 여러해살이풀	이용	둥근 덩이뿌리
개화시기	8~9월(백색)	분포지	백하수오는 내륙 능선이나 산비탈, 적하수오는 남쪽의 섬지방
채취시기	봄(잎), 가을~겨울(뿌리)	다른 이름	은조롱, 진지백, 수오, 지정

■ 형태 길이는 1~3m 정도이고, 잎은 심장 모양으로 어긋 나고 가장자리가 밋밋하다. 둥근 덩이뿌리가 있다. 줄기나 잎을 자르면 하얀 즙이 나온다. 꽃은 8~9월에 흰색으로 피고, 열매는 달걀 모양의 수과로 여문다.

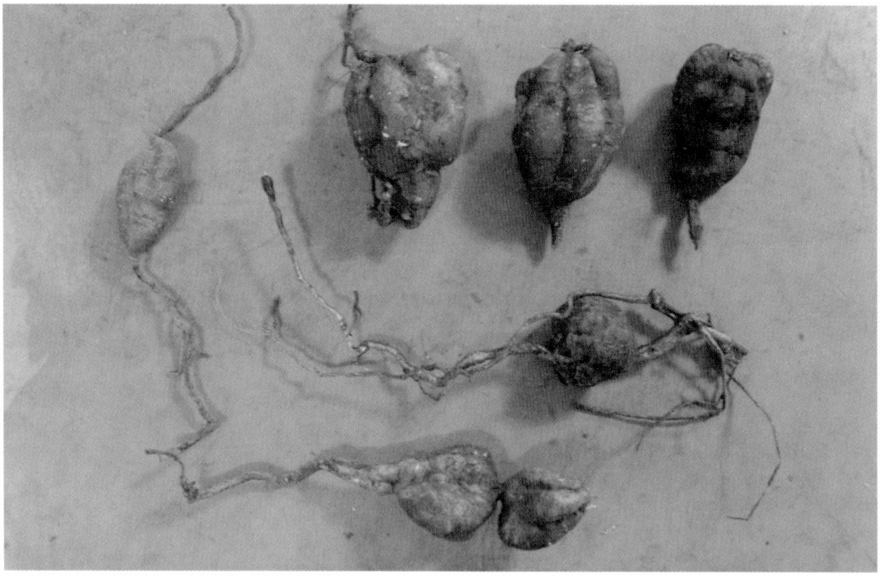

중국《향약집성방》〈신선방(神仙房)〉에서 한 사람이 하수오(何首烏)를 달여 먹고 흰머리가 검게 되면서 160살까지 살았다 하여 고전에서는 양생술로 묘사되

는 약초이다.

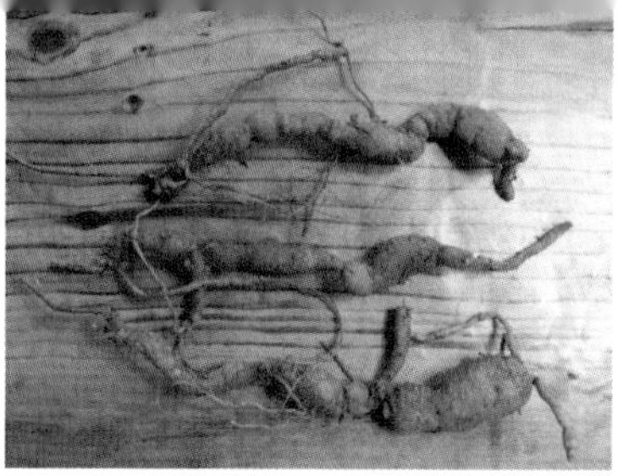

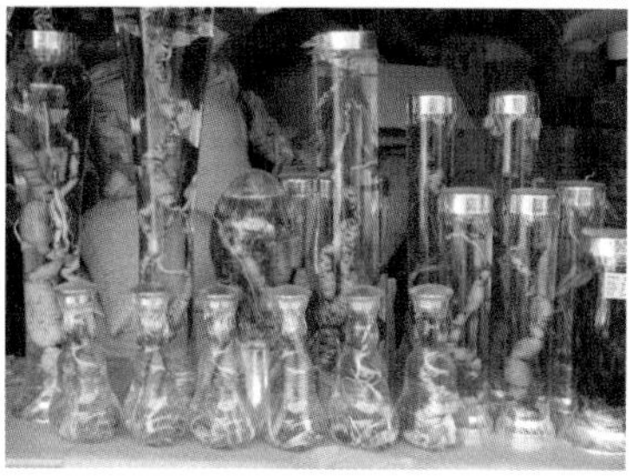

사람은 생로병사의 과정을 겪는다. 나이가 들면서 검은 머리카락이 희게 되는 이유는 체내에 '타이로시나아제(tyrosinase)'라는 효소가 부족해지기 때문이다.

《약학대사전》에서 "하수오는 성미는 쓰고 달고 떫고 따스하다. 간, 신경에 들어가면 폐와 정, 간과 신을 보하여 근골을 든든하게 한다"고 했다. 《동의보감》에서 "하수오를 오래 복용하면 수염과 머리카락이 검어지고 정력이 강해져서 골수가 넘치고 불로장생한다"고 했듯이, 하수오에 있는 레시틴 성분은 내분비선을 향상시켜주고 동맥경화증에 좋다.

하수오를 약초로 쓸 때는 《의방유취》에서 "하수오를 쌀 씻은 물에 담갔다가 꺼내어 흑태와 함께 시루에 쪄서 익힌 다음 말려서 쓴다"고 했지만, 가을부터 겨울까지 둥근 덩이뿌리를 캐서 잔뿌리를 제거하고 물에 씻어 증기로 찐 후 햇볕에 말려서 쓴다.

하수오 뿌리를 채취하여 물로 씻고 물기를 뺀 다음 햇볕에 말려서 제분소에서 찹쌀과 배합해서 환을 만들어 먹는다. 백하수오나 적하수오의 뿌리는 물로 씻은 후 물기를 뺀 다음 술에 담가 밀봉한 후 3개월 후에 먹는다.

Tip

- **한방요법** 둥근 덩이뿌리를 하수오(何首烏), 덩이줄기를 야교등(夜交藤), 잎을 하수오엽(何首烏葉)으로 부른다. 하수오는 신체허약, 모발조백, 정력부족, 불면증에 다른 약재와 처방한다.
- **민간요법** 어린잎을 끓은 물에 살짝 데쳐서 나물로 무쳐 먹었고, 줄기를 달여서 피부가려움증에 발랐다.

산삼

학명 *Panax ginseng*
한약명 산양산삼(山養山蔘)

생육상	여러해살이	이용	잎, 줄기, 열매, 뿌리
개화시기	4월	분포지	깊은 산속(반음지)
채취시기	가을	다른 이름	천종, 지종, 인종, 산양삼

■ 형태 높이는 50~60m 정도이고, 뿌리에서 1개의 줄기가 나와 그 끝에 3~4개의 잎자루가 돌려나고, 한 잎자루에 3~5의 작은 잎이 달린다. 잎은 뾰족하고 가장자리는 톱니 모양이다. 꽃은 4월에 꽃대 끝에 우산 모양으로 연한 녹색으로 피고, 열매는 9~10월에 둥글고 붉게 여문다.

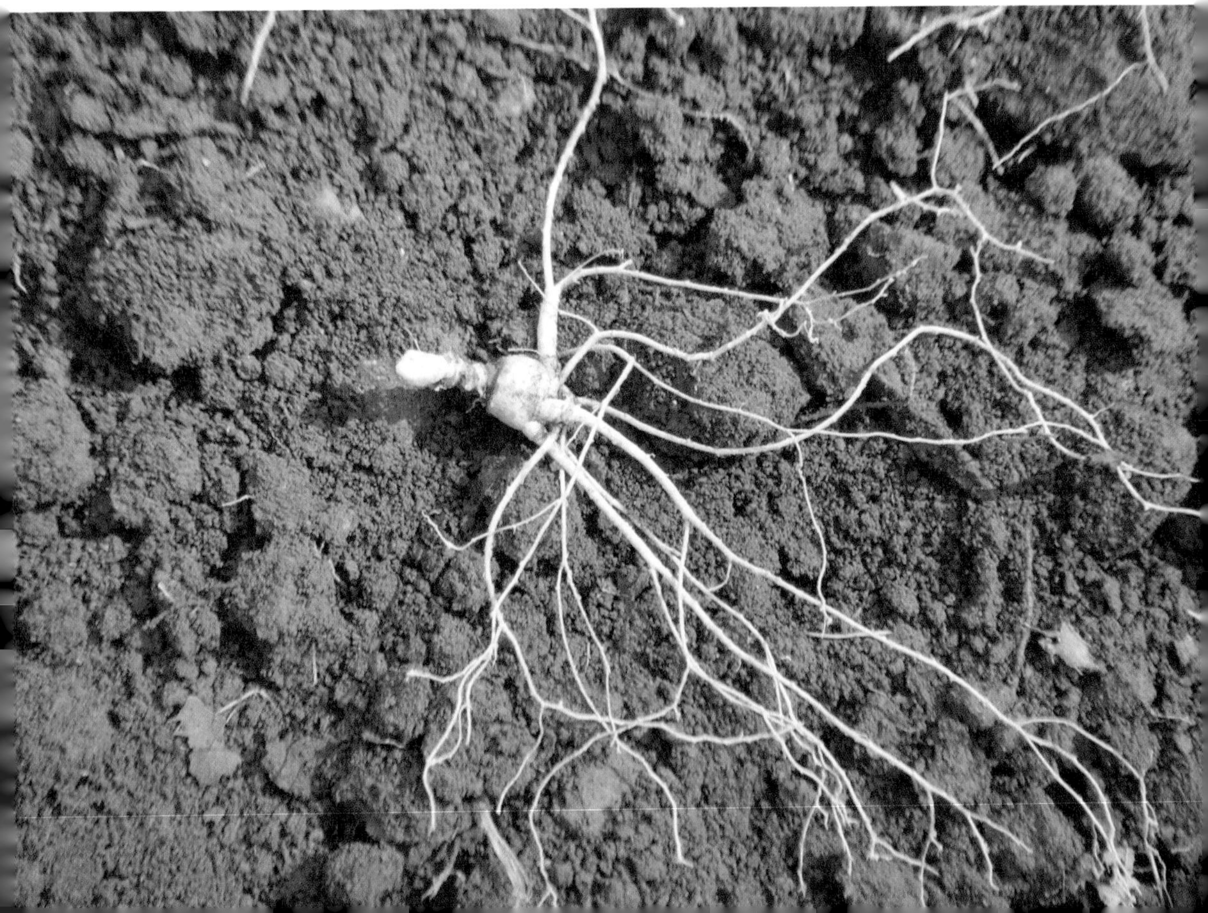

산에서 심마니(採蔘人)가 산삼을 발견하면 "심봤다"고 소리를 지른 다음, 산신(山神)의 소산물로 인식하고 산신에게 예(禮)를 표했다. 산삼은 신비성과 희귀성으로 신(神)의 가호를 받았다 하여 죽었던 사람도 살릴 수 있다는 신비의 영약으로 알려져 있다.

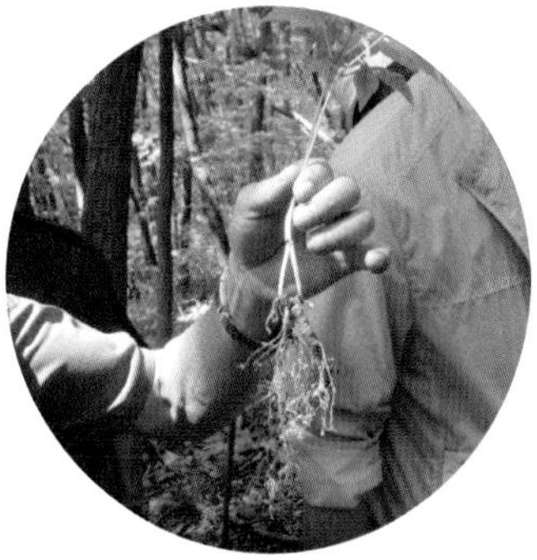

고려산삼은 역사적으로나 문화적 · 건강학적으로 매우 중요한 우리 민족의 유산이다. 미국은 1975년부터 산삼을 멸종위기 식물로 분류하여 연방정부와 주정부가 산삼의 채취를 엄격하게 규제하고 있다. 하지만 우리나라는 그동안 산업적으로 인삼에 밀려 산삼을 제대로 보호하거나 복원 · 육성하여 발전시키지 못했을 뿐만 아니라, 약초꾼과 산을 찾는 사람들의 무분별한 채취로 절멸 위기에 있는 실정이다.

우리나라 산양삼은 2010년 산림청에서 '임업 및 산촌진흥 촉진에 관한 법률'의 개정에 근거하여 임산물 중에 한 지원 품목으로 지원하고 있는 현실이다. 최근에 중국삼, 북한삼, 외국 화기삼 등이 장뇌삼이나 산삼으로 둔갑하는 경우가 많아 산림청에서 산양산삼으로 명칭을 변경하였다.

이제 국가가 산삼을 멸종으로부터 보존 및 보호를 할 수 있는 근거 규정을 두고 산삼자생구역을 지정하여 보호해야 한다. 인삼처럼 국민의 건강증진과 산양산삼의 발전을 위하여 산양산삼 관련 제품의 산업화를 위한 가공 및 유통에 관한 규율이 반드시 필요하다.

산삼에는 일반적으로 천종, 지종, 인종, 산양산삼, 가양산삼, 장뇌삼이 있다. 중국에서는 야산삼, 임하삼, 이산삼, 지저삼, 장뇌삼이 있다. 미국에서는 야생삼, 반야생삼, 숲재배삼이 있고, 일본에서는 야삼이 있다.

산삼, 산양삼, 장뇌삼, 인삼, 오가피는 어릴 때는 구별이 어렵다. 산삼은 산삼 뿌리가 가늘고 굽어지고 길게 뻗어 잔털이 별로 없고, 천혜의 자연 조건이 맞지 않거나 벌레나 동물이 살짝 스치기만 하여도 생장점을 멈추고 일정기간 휴면을 한다. 산양삼은 새가 산삼의 씨를 먹고 배설하여 생기는 경우도 있지만, 사람이 인위적으로 깊은 산속에 뿌리기도 한다. 인삼은 무게로 가격을 정해지만, 산삼은 연수(年數)로 가격이 정해진다.

최근 약리 실험에서 산삼은 면역을 향상시키고 항암작용을 하는 것으로 밝혀졌다. 산양산삼은 인삼보다 효과가 더 높은 것으로 알려져 있고, 한약 처방전에서 산양산삼을 자연산삼 다음으로 효능을 높이 평가하고 있다.

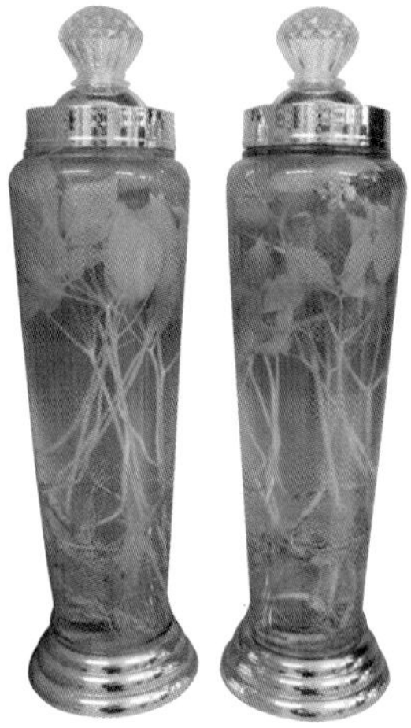

최근 산삼주, 산삼꿀, 산삼와인, 산삼효소 등이 개발되어 시판되고 있다. 산삼을 먹을 때는 공복에 10분 이상 잎부터 뿌리까지 꼭꼭 씹어서 먹는다.

산양삼을 잎과 줄기와 뿌리를 통째로 캐어 흙을 제거한 후에 용기에 넣고 술을 부어 3개월 후에 먹는다. 효소를 만들 때는 최소 6년 이상 뿌리를 물로 씻고 물기를 뺀 다음 적당한 크기로 잘라 항아리나 용기에 넣고 설탕이나 시럽을 붓는다. 그리고 100일 정도 발효시킨 후에 효소 1에 찬물 5의 비율로 희석해서 마신다.

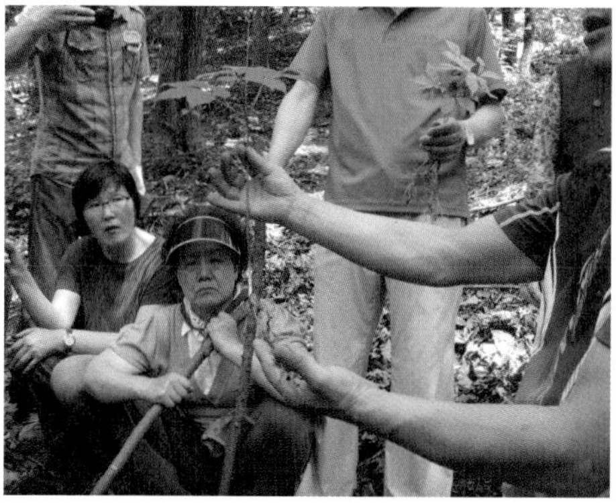

● 산양삼의 구분

구분	정의
산삼	산림에서 자생하는 두릅나무과 인삼
산양삼	산삼에서 채취한 종자나 종묘를 무농약, 무시비, 자연채광으로 산림에서 생산한 것
산양생삼	말리지 않은 산양삼
산양건삼	산양생삼을 햇볕, 열풍 또는 기타 방법으로 익히지 아니하고 말린 것
산양홍삼	산양생삼을 증기 또는 기타 방법으로 쪄서 익혀 말린 것
산양삼류	규정된 산양삼의 모든 것
연근	산양삼이 출아하여 자란 햇수

Tip

- **한방요법** 원기를 회복, 면역력 강화에 쓴다. 열이 많은 사람이나 암 치료를 받고 있는 사람이 먹으면 암세포가 증식하기 때문에 먹어서는 안 된다.
- **민간요법** 5년 미만인 뿌리를 삼계탕이나 백숙 등에 넣어 먹는다. 잎이나 뿌리를 끓여 차로 먹었고, 꿀에 담가 정과로 먹었다.

인삼

학명 *Panax ginseng*
한약명 인삼(人蔘)

생육상	여러해살이풀	이용	순, 뿌리
개화시기	4월	분포지	산 경사면이나 밭(반 음지)
채취시기	가을	다른 이름	신초, 인신, 인위, 지정

■ 형태 높이는 50~60cm 정도이고, 뿌리에서 1개의 줄기가 나와 그 끝에 3~4개의 잎자루가 돌려 나고, 한 잎자루에 3~5의 작은 잎이 달린다. 잎은 뾰족하고 가장자리는 톱니 모양이다. 꽃은 4~5월에 꽃대 끝에 우산 모양으로 연한 녹색으로 피고, 열매는 9~10월에 둥글고 붉게 여문다.

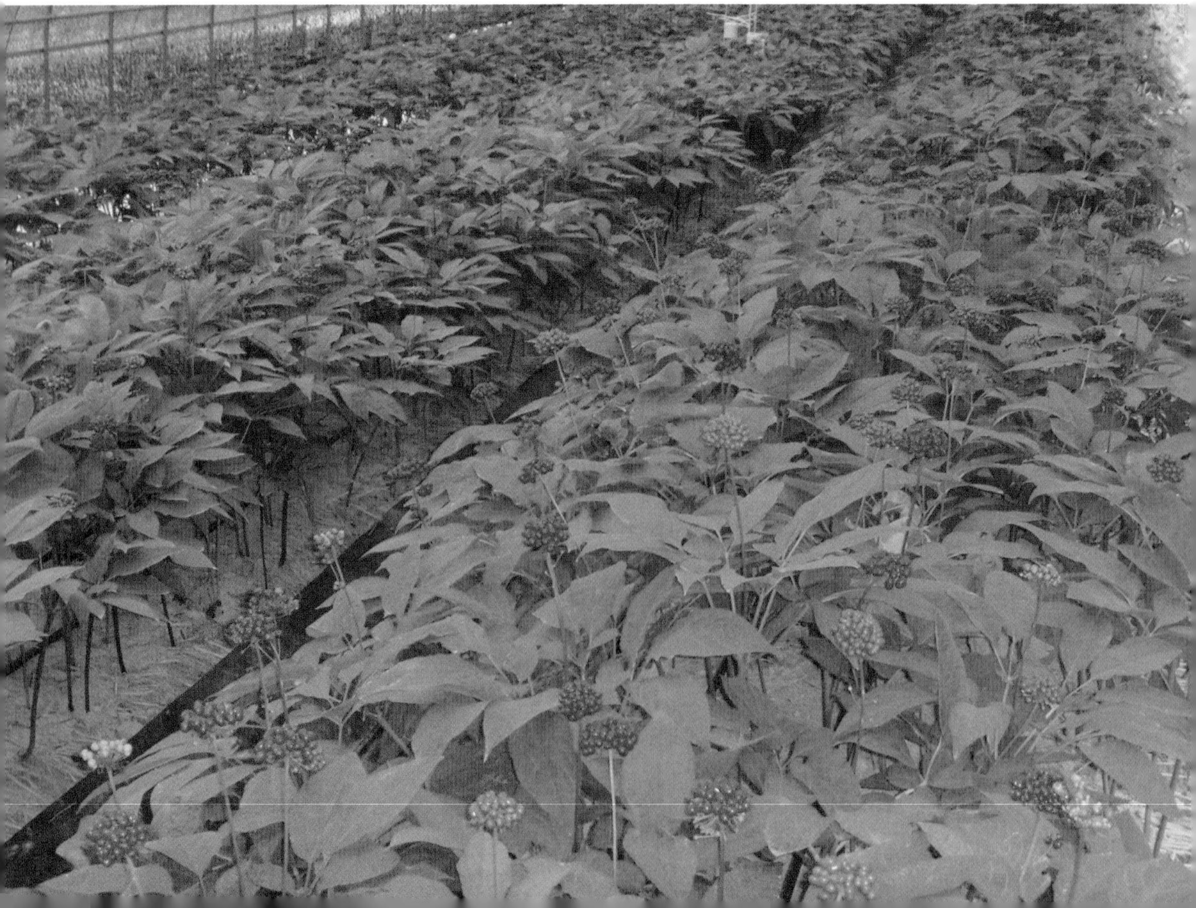

우리나라에서 처음 인삼을 재배하가 시작한 무렵은 고려 말기로 추정하고 있다. 그 당시 국가의 요구로 인삼을 채취하여 수요가 고갈되면서 그 수요를 감당하지 못하게 되자 가삼(家蔘)을 산에서 재배하였다. 그러다 조선시대 현조 2년에 인삼을 농작물화을 추진하였고, 숙종과 영조 때 인삼을 대량으로 재배하였다.

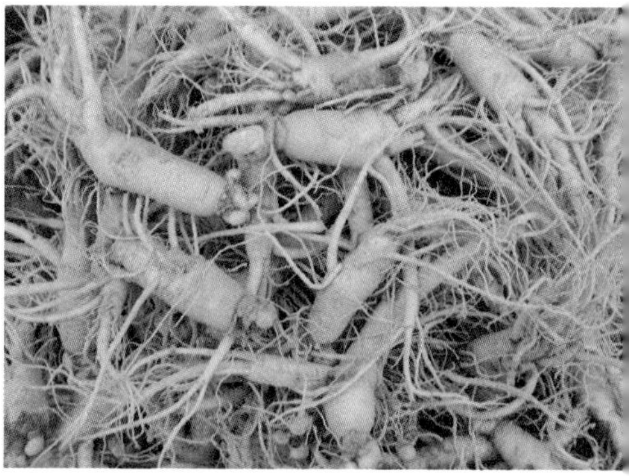

인삼은 동양의 전승의학인 생약(한약)의 명칭으로 뿌리의 모습이 사람을 닮아 인삼(人蔘)이라 부른다. 인삼의 학명(*Panax ginseng* C.A.Mey)에서 나타난 것처럼 Pan의 '모든 것'과 axos의 '치유, 치료'라는 의미가 결합된 것으로 만병통치(萬病通治)의 의미를 가지고 있다.

인삼은 봄에 채취하면 그 효능이 반감되기 때문에 가을에 채취한다. 3년 미만 된 것은 삼계탕에 넣어 먹고, 4~6년 뿌리를 가을에 채취하여 작은 뿌리는 떼어내고 겉껍질을 칼로 긁어 말려서 쓴다. 인삼을 물에 씻어 정선한 생것을 수삼(水蔘)이라고 하는데, 수삼의 껍질을 벗겨 1~2일간 햇볕에 말린 것을 백삼(白蔘), 백삼을 증기 솥에 2~5시간 쪄서 말린 것이 홍삼(紅蔘)이다.

인삼은 동양에서 가장 오래된 본초서인 《신농본초경》에 수재된 이래로 2000여 년 동안 한약 및 건강 보조식품으로 인정받아왔고, 그 외 《본초강목》, 《본초서》, 《동의보감》에서 약성은 보기제(補氣劑)로 분류되고, 기 · 혈 · 진액 부족의

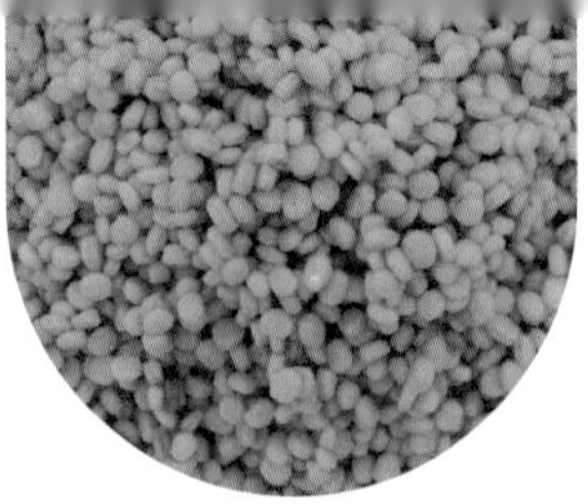

모든 증상에 사용한다.

조선시대에는 농약을 사용하지 않아 효능이 우수했지만, 최근에는 필수적인 농약 사용으로 인한 잔류농약 문제와 산림 중에서 재배한 산양삼의 재배가 웰빙의 붐을 타고 늘고 있어 위축되고 있는 현실이다.

《동의보감》에서 "인삼은 성미는 달고 약간 쓰며 따스하다. 비폐경에 들어간다. 오장의 기운 부족을 낫게 하고 정신을 안정시키며 눈을 밝게 하고 지혜를 솟아나게 하며 허로 손상을 낫게 한다"고 했듯이, 인삼은 보기약(補氣藥)으로 원기를 높여주고, 손발이 차갑고 냉할 때, 낮에 땀을 많이 흘릴 때, 저혈압 환자에게 좋다.

인삼은 뿌리를 약용으로 쓴다. 인삼에는 생리활성물질인 인삼사포닌(ginsenosides), 폴리아세틸렌(polyacetylenes), 인삼단백질(proteins), 다당체(polysaccharides), 페놀계 화합물(phenolic compounds)를 함유하고 있어 암세포의 증식을 억제하고 면역 기능을 증진시켜주는 것으로 알려져 있다.

Tip

- **한방요법** 뿌리를 인삼(人蔘), 가는 뿌리를 인삼수(人蔘鬚), 잎을 인삼엽(人蔘葉)으로 부른다. 원기회복이나 기혈 부족에 다른 약재와 함께 쓴다. 하지만 고혈압 환자는 여로와 먹지 않는다.
- **민간요법** 인삼은 차로 먹거나, 꿀에 담가 정과로 먹거나, 생즙을 내어 먹기도 하고, 삼계탕이나 백숙 등에 넣어 식용으로 먹는다. 봄에 인삼 새순을 따서 물로 씻은 후 달여 먹고, 어린 잎을 따서 쌈으로 먹거나 끓은 물에 살짝 데쳐서 나물을 먹는다. 또 인삼주는 4~6년 된 뿌리를 술에 담가 밀봉해서 3개월 후에 먹는다.

가시오가피

학명 *Acanthopanax senticosus*
한약명 자오가(刺五加)

생육상	갈잎떨기나무	이용	잎, 열매, 가지, 뿌리껍질
개화시기	4월	분포지	전국의 깊은 산(해발 500m 이상)
채취시기	4월(새순), 10월(열매), 수시(가지와 뿌리)	다른 이름	오가피, 자오가근

■ 형태 높이는 2~3m 정도이고, 잎은 어긋 나고 손바닥 모양의 겹엽이다. 잎자루 밑에 솜털 같은 작은 가지가 많다. 꽃은 4월에 햇가지 끝에서 산형화서(繖形花序) 자황색으로 피고, 열매는 10월에 둥근 핵과로 여문다.

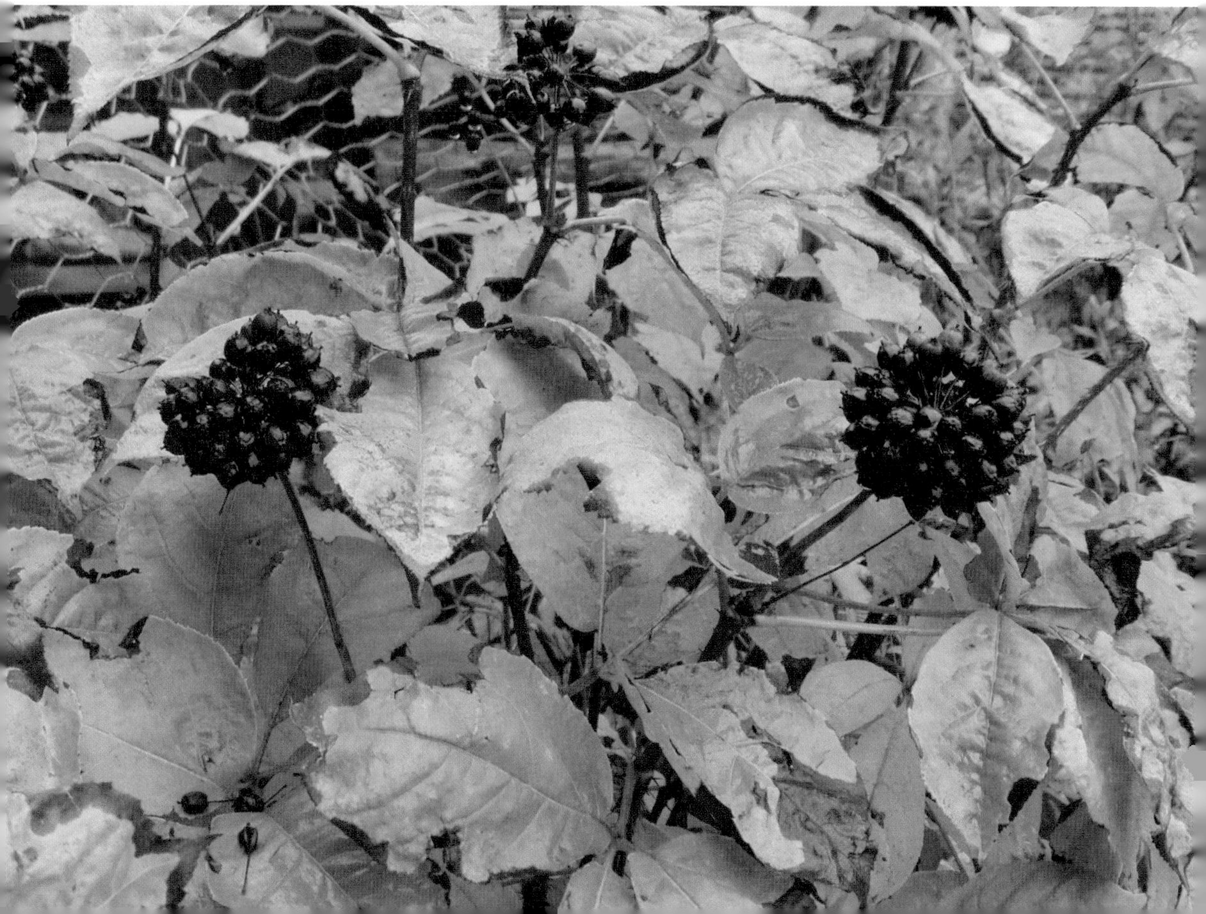

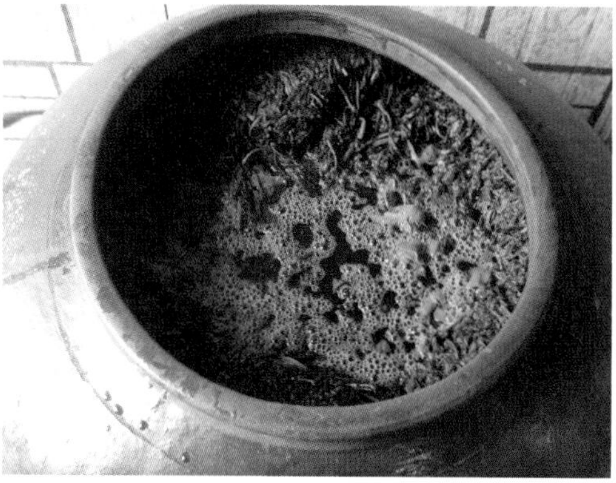

가시오가피는 고려와 조선 시대 식용과 약용으로 이용했고, 산삼을 닮아 '나무 인삼'이란 애칭을 가지고 있다. 《본초강목》에서 "한 줌의 오가피를 얻으니 한 마차의 금은보화보다 낫다"고 할 정도로 약성이 뛰어난 산약초이다. 구소련의 약리학자는 오가피가 산삼과 인삼을 능가한다는 실험 결과로 발표해 주목을 받았고, 2002년 월드컵 태극전사들이 오가피를 상복했다. 현재 오가피 추출물로 우주인의 식량을 만들고 있다.

가시오가피 잎 가장자리는 날카롭고 가지에는 솜털 같은 날카로운 가시가 있는데, 3~5년이 지나면 자연적으로 퇴화하여 없어지기 시작한다. 토종 오가피는 잎 가장자리가 밋밋하고 가지에 띄엄띄엄 가시가 있다.

가시오가피는 임상 실험에서 악성 종양에 효능이 있음이 밝혀졌고, 항암작용이 있어 각종 암에 좋다. 종양 세포의 전이를 억제하고, 기초대사와 저항성을 높여 혈당량을 줄여주기 때문에 당뇨병에 좋다.

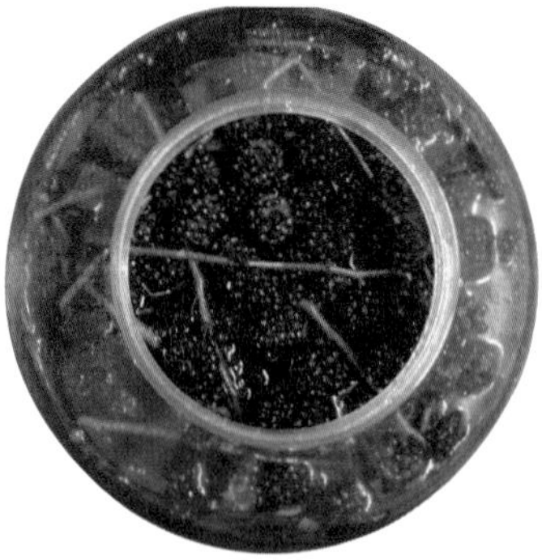

섬오가피

가시오가피는 독성이 없어 꽃, 잎, 줄기, 열매, 뿌리 모두를 식용이나 약용으로 쓴다. '가시오가피+토종오가피+섬오가피+두충+감초+증상별 약초'를 가미하여 약한 불로 3일을 달여 마시면 좋다.

가을에 까맣게 성숙된 열매를 따서 이물질을 제거한 후에 용기에 술을 붓고 밀봉하여 15일 후부터 먹는다. 효소를 만들 때에는 가을에 성숙한 열매를 따서 이물질을 제거한 후 항아리나 용기에 넣고 설탕이나 시럽을 붓는다. 그리고 100일 정도 발효를 시킨 후에 효소 1에 찬물 5의 비율로 희석해서 마신다.

Tip

- **한방요법** 뿌리껍질을 자오가(刺五加)로 부른다. 면역력 강화, 근골 강화, 간장, 신장에 다른 약재와 함께 쓴다. 고혈압이나 고열이 질병인 급성 전염병이나 심장병 환자는 장복을 하지 않는다.
- **민간요법** 어린 새순을 따서 쌈을 싸서 먹거나 끓은 물에 살짝 데쳐서 나물로 무쳐 먹고, 잎을 따서 깻잎처럼 양념을 재어 장아찌로 먹는다.

건강한 노년의 조건

건강한 사람은 자세가 바르다.
인체의 불균형은 병의 원인이 된다.
근육과 뼈의 균형감각을 잃지 마라!
관절을 보호하고 관절에 부담을 주는 운동을 삼가라!
걷기 열풍에 참여하라!
평소에 무거운 것을 들지 마라!
관절이 굳지 않도록 부드러운 요가나 태극권을 하라!

최근 의학의 발달로 인하여 100세 시대에 살고 있지만, 평균 수명이 중요한 게 아니라 개인의 건강 수명이 중요하다. 필자가 20년 넘게 국내의 100살 이상 어르신들을 찾아 관찰한 바에 의하면 여자가 85% 정도이다. 주로 키가 작고, 비만자가 드물고, 자세가 바르고, 척추가 곧바로 서 있고, 관절이 정상적인 사람이 대부분이었다.

사람은 식물과 달리 움직이며 삶을 영위한다. 인체의 근육은 650개이고 뼈는 206개이다. 뼈와 뼈 사이에 100개의 관절이 있다. 사람은 걸어다닐 때도, 앉거나 설 때도, 음식물을 먹을 때도 관절을 사용한다. 하지만 우리는 근육과 뼈가 얼마나 중요하고 서로 관여하고 있다는 사실을 잊고 살아갈 때가 많다.

관절은 다양한 조직으로 이루어진 복잡한 기관이다. 뼈의 끝에는 연골이 있고 관절을 싸고 있는 관절막에는 얇은 활막이 있고, 영양 공급과 충격 흡수를 하는 활액을 분비한다.

평소에 다리를 꼰다든가, 장기간 쪼그려 앉아 있고, 과다한 체중은 관절에 영향을 준다. 건강을 위해 무리한 등산을 하다가 근육이나 인대가 파열되는 경우가 종종 발생한다. 산을 오를 때보다는 내려올 때 몸무게의 2배 이상의 하중을 받는다.

건강한 사람은 자세가 바르다. 건강하지 못한 사람은 자세가 바르지 못하고 관절이 부드럽지 않다. 지나치게 높은 하이힐과 한 자세로 장시간 컴퓨터를 하는 등 잘못된 생활습관이 관절을 망가뜨리기도 하지만, 퇴행성 관절염은 노인이 아니어도 걸릴 수 있다.

관절염은 불치병이 아니다. 관절염에 걸린다고 해서 사망에 이르지는 않지만, 통증으로 인해 삶의 질은 떨어질 수밖에 없다. 특히 근육 속에 과산화지질이 쌓여 관절에 결절이 생기면서 신경이나 혈액의 흐름을 장해하여 오는 통풍은 극심한 통증을 야기한다.

나이가 들면 척추에 골다공증이 생기면서 몸이 앞으로 기울어지게 되면서 관절염이 생길 가능성이 높다. 관절염은 류머티즘, 퇴행성, 세균성, 타박상 등이 있지만, 통상적으로 관절 내에서 생기는 염증을 일컫는다. 원인과 현상도 다양하지만 염증 반응과 관절 내의 혈액막 염증의 주원인이다. 평소에 무릎을 보호하고 관절에 좋은 오가피, 복분자는 여성의 빈혈을 예방하는 칼슘, 인, 철, 엽산, 아연과 같은 무기질을 함유되어 있기 때문에 철분을 보충해주고 뼈를 튼튼하게 한다.

관절 건강을 위해서는 염증 조절이나 뼈를 튼튼하게 하는 영양소가 풍부한 음식을 섭취해야 한다. 관절에는 급격하게 정지를 해야 하는 테니스보다는 부드럽게 움직이는 요가, 태극권, 등척성 운동이 좋다. 관절염에 좋은 약초는 지치를 비롯하여 뼈에 좋다는 홍화, 골담초, 쇠무릎, 호랑가시나무 등을 섭취한다.

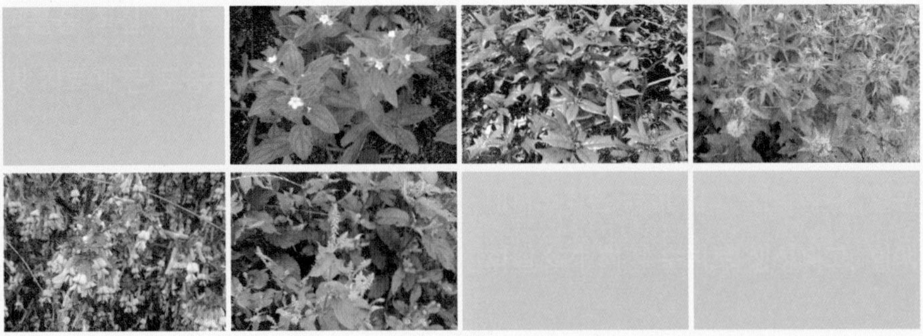

지치

학명 *Lithospermum erythrorhizon*
한약명 자초(紫草)

생육상	여러해살이풀	이용	뿌리
개화시기	6월	분포지	전국의 깊은 산속
채취시기	봄(잎), 가을~겨울(뿌리)	다른 이름	칙금잔, 촉기근, 호규근

■ 형태 높이는 40~70cm 정도이고, 줄기는 곧게 서고, 줄기와 잎에는 털이 있다. 뿌리는 땅속 깊이 들어가며 굵고 자주색이다. 꽃은 6월에 줄기와 가지 끝에 흰색으로 피고, 열매는 7월에 회색으로 소견과로 여문다.

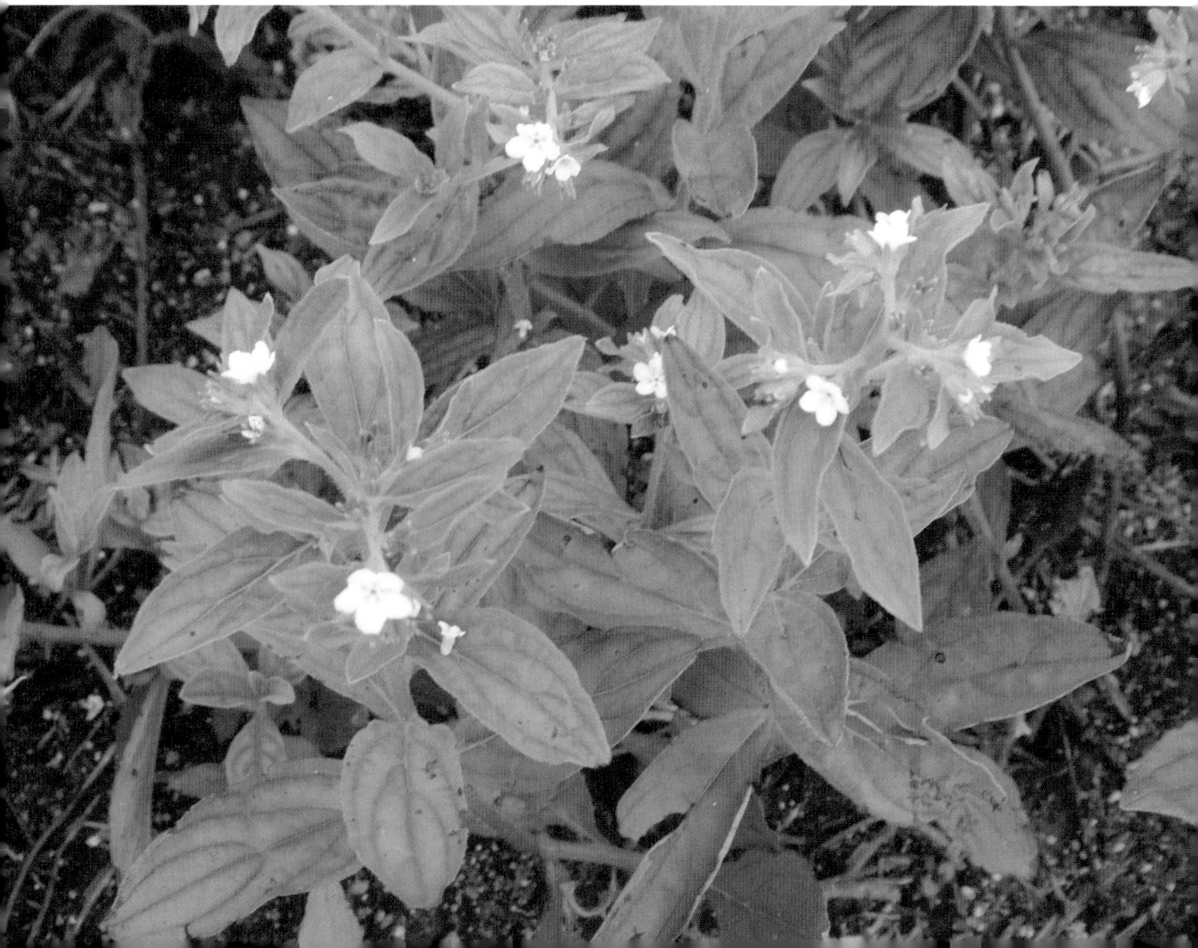

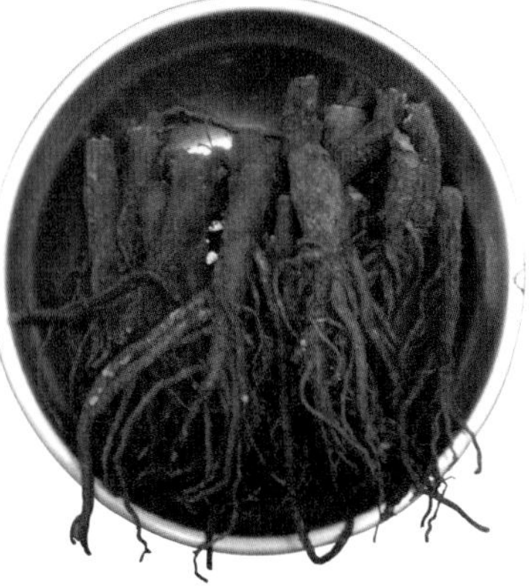

구전에 의하면 도교(道敎)에서 말하는 불로장생(不老長生)하는 약초 중에서 불로초(不老草)가 '지치'라고 추정한다. 《동의보감》에서 "지치는 다섯 가지 황달을 낫게 한다"고 했듯이 지치는 피를 정화하고 혈관 내벽을 튼튼하게 하기 때문에 오래 복용하면 얼굴이 고와지고 노화를 늦춰주는 것으로 알려져 있다.

지치는 식용보다는 약용으로 가치가 높다. 최근 약리 실험에서 지치는 관절염, 냉증, 불면증에 효능이 있는 것으로 밝혀졌다. 지치에 물을 적시면 자주색 물이 들기 때문에 칫솔을 이용하여 소주를 분무해가며 흙을 제거한 후에 햇볕에 말려서 쓴다.

오늘날에는 진도 농가에서 대량 재배가 이루어지고 있다. 자연산 지치나 더덕을 흔들었을 때 물 소리가 나면 약초 중에서 효력이 좋은 상약으로 친다. 병자가 자연산 지치나 더덕(오래된 동삼)을 먹고 깊은 잠을 자고 나면 건강이 회복된다.

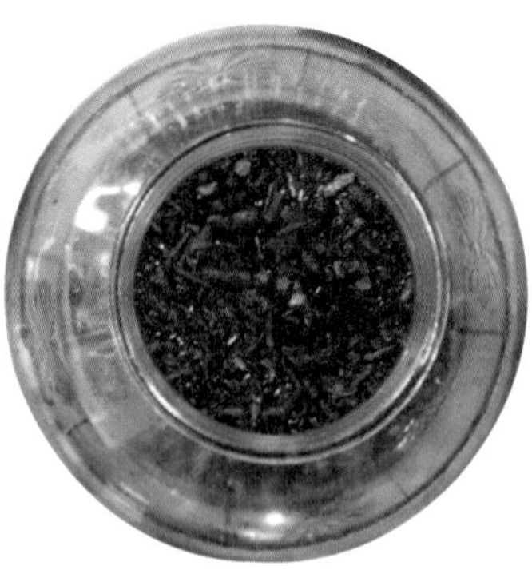

가을~겨울에 지치 뿌리를 캐서 물로 씻지 않고 소주로 분무하여 칫솔로 흙을 제거한 후에 햇볕에 말려 제분소에서 가루를 내어 찹쌀과 배합하여 환으로 먹거나, 흙을 제거한 후에 적당한 크

기로 잘라 용기에 넣고 소주를 붓고 밀봉하여 3개월 후에 먹는다. 효소로 만들 때는 봄에 꽃이 피기 전에 잎을, 가을~겨울에는 뿌리를 캐서 항아리나 용기에 넣고 설탕이나 시럽을 붓는다. 그리고 100일 정도 발효시킨 후에 효소 1에 찬물 5의 비율로 희석해서 마신다.

Tip

- **한방요법** 뿌리를 자초(紫草)라고 부른다. 관절염, 냉증, 불면증에 다른 약재와 처방한다.
- **민간요법** 민간에서 봄에 꽃이 피기 전에 잎을 뜯어 끓은 물에 살짝 데쳐서 나물로 먹는다. 몸이 냉할 때 지치주를 담가 먹었고, 지치 뿌리를 잘 말려서 고약으로 만들어 환부에 붙였고, 지치의 뿌리와 잎을 자주색으로 염료의 원료로 쓴다.

호랑가시나무

학명 *Llex cornuta*
한약명 구골엽(枸骨葉)

생육상	늘푸른떨기나무	이용	잎, 종자, 가지, 뿌리
개화시기	4~5월	분포지	남부 지방 산기슭의 양지
채취시기	봄(잎), 가을(열매)	다른 이름	호랑이발톱나무, 가시낭이, 묘아자, 구골목

■ 형태 높이는 2~3m 정도이고, 잎은 어긋 나고 두껍고 반질반질하고 잎 모서리마다 날카로운 가시가 있다. 가지가 많이 갈라지고 털이 없고, 꽃은 4~5월에 잎겨드랑에 산형화서(繖形花序)로 연한 녹색으로 피고, 열매는 9~10월에 난형(卵形)의 핵과(核果)로 여문다.

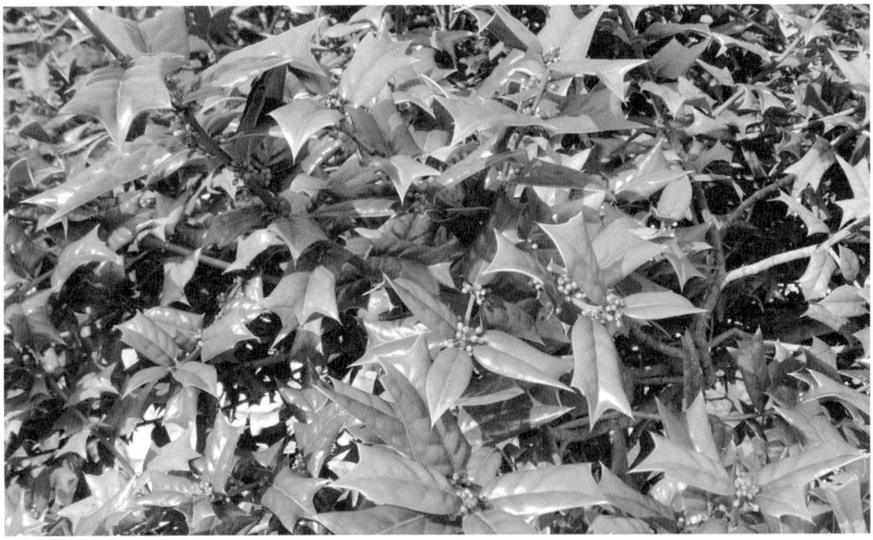

호랑가시나무 잎 가장자리 끝에는 호랑이 발톱처럼 날카롭고 단단한 가시가 달려 있다. 구전에 의하면 호랑이가 등이 가려울 때 이 가시로 등을 긁었다 하

여 '호랑이등긁기나무'라고 하고, 제주도에서는 가시가 많이 달렸다 하여 '가시낭이', 나무가 단단하고 개의 뼈처럼 생겼다고 해서 '구골목(狗骨木)'이라고도 부른다.

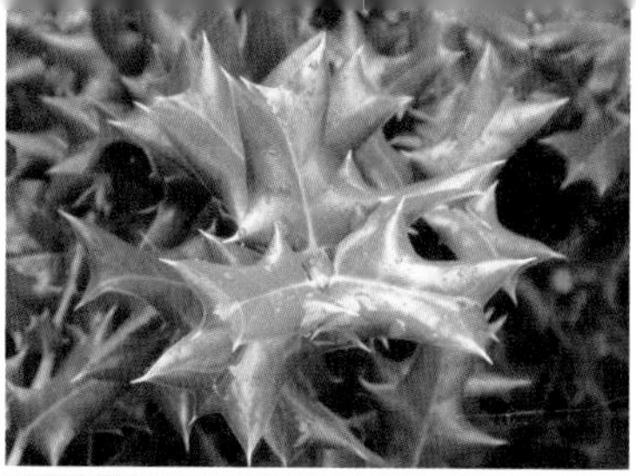

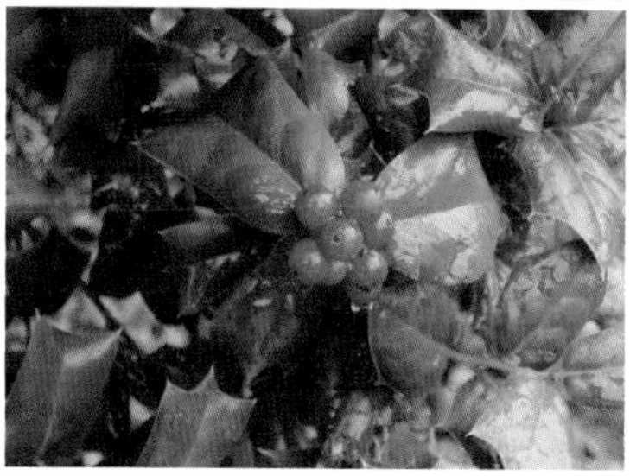

사진 : 배종진

유럽에서 호랑가시나무는 크리스마스를 상징하는 성수(聖樹)이다. 해마다 크리스마스 시즌이 다가오면 꽃, 잎, 열매, 줄기로 장식을 한다. 산림청 보호 수종이지만, 최근 호랑가시나무가 관절에 좋다 하여 수난을 당하고 있다.

중국 《본초경소》에서 "호랑가시나무 잎이 기침을 낫게 하고, 담화(痰火, 가래)를 치료한다"고 했지만, 우석대학교 한방학과 배종진 박사는 논문에서 호랑가시나무가 관절과 뼈 질환에 좋다는 것을 밝혔다.

호랑가시나무는 근육과 뼈를 튼튼하게 하고 몸속의 진액을 늘려 골수를 보충해주기 때문에 원인을 알 수 없는 관절염, 퇴행성 관절염, 골절에 좋다.

호랑가시나무는 관상용, 식용, 약용으로 가치가 크다. 호랑가시나무는 잎, 줄기, 열매, 잔가지, 껍질, 뿌리 모두를 약초로 쓴다. 가을에 빨간 성숙된 열매를 따서 용기에 넣고 술을 부어 밀봉하여 3개월 후에 먹는다.

Tip

- **한방요법** 잎을 구골엽(枸骨葉)으로 부른다. 관절과 뼈를 다스리는 데 다른 약재와 함께 처방한다.
- **민간요법** 봄에 어린 새순을 따서 그늘에 말려서 물에 우려먹거나, 잎을 잘게 썰어 차로 먹는다. 소변에 거품이 많을 때 잎을 차로 마셨다.

홍화씨

학명 *Cartamamus tinctorus*
한약명 홍화(紅花)

생육상	한해살이풀	이용	꽃, 종자
개화시기	7~8월	분포지	전국에서 재배
채취시기	6~7월(꽃)	다른 이름	홍람화, 자홍화, 홍화자, 홍화묘

■ 형태 높이는 1m 정도이고, 전체에 털이 없으며, 잎은 호생이고 가장 자리에 가시처럼 뾰쪽한 톱니가 있다. 꽃은 7~8월에 붉은빛이 도는 노란색 또는 홍색으로 원줄기 끝과 가지 끝에 1개씩 피고, 열매는 10월에 흰색의 수과로 여문다.

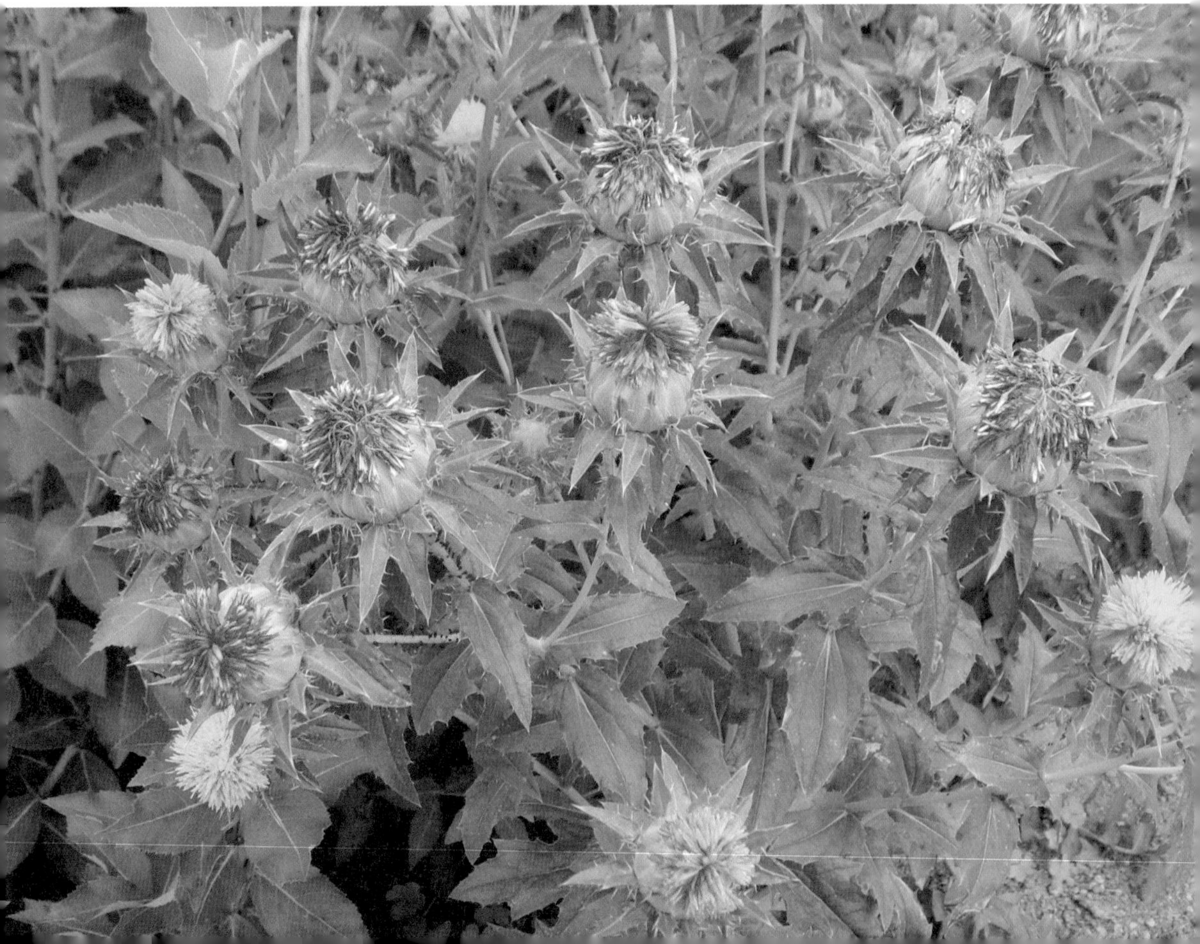

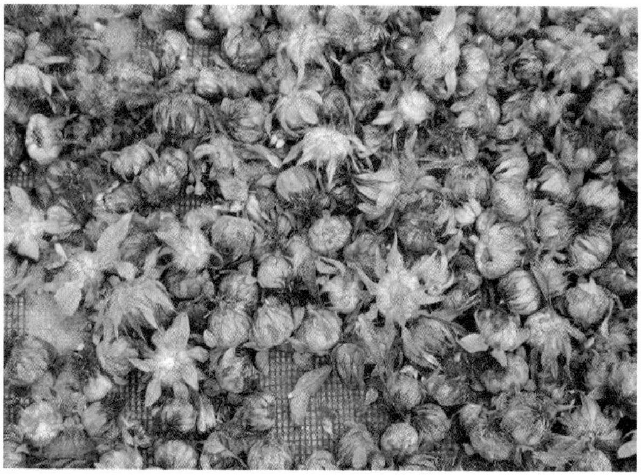

이집트에서는 홍화 꽃을 붉은색 염료의 재료로 사용하였고, 조선시대에는 여인들의 화장 재료인 연지(臙脂)로 사용하였다. 하지만 오늘날에는 종자에 불포화지방산이 75%나 함유되어 있어 뼈와 관절, 기관지염에 응용하고 있다.

씨에는 페놀성 물질이 들깨, 도토리, 살구씨, 아몬드, 해바라기, 호두보다 많이 함유돼 있다. 관련 논문에서는 한결같이 골절, 골다공증, 파골, 접골 등 여러 질환에서 효능이 있는 것으로 나온다. 또한 리놀렌산 등 많은 불포화지방산과 토코페롤, 식물성 스테롤 성분들이 있어 혈중 콜레스테롤을 낮춰 동맥경화, 고혈압, 고지혈증을 예방해준다.

홍화씨는 식용과 약용으로 가치가 높아 꽃, 잎, 종자 모두를 약초로 쓴다. 《신약(神藥)》의 저자 인산 김일훈은 "토종 홍화씨에는 백금(白金)과 칼슘 성분이 함유돼 있어 뼈를 붙게 하고 튼튼하게 만들어 골질환에 좋다"고 했을 정도로 뼈에

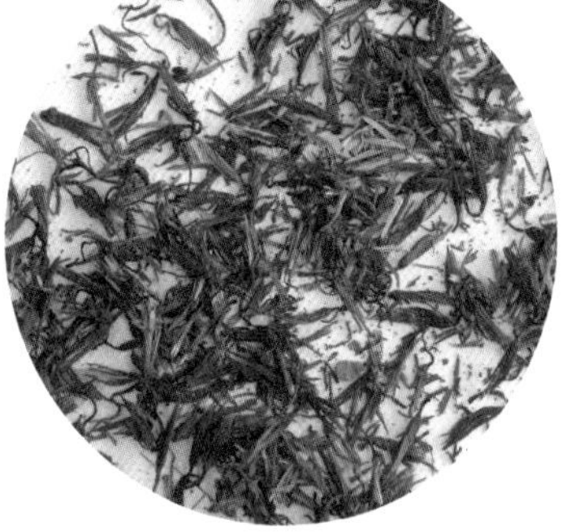
사진 : 특화작목연구소

좋은 것으로 알려져 있다.

홍화로 약초를 만들 때는 꽃이 홍색으로 변할 때 채취하여 햇볕에 말려서 쓴다. 최근 약리 실험에서 기관지의 평활근을 흥분시켜 수축작용, 심근 수축작용, 혈액 응고작용이 있는 것으로 밝혀졌다. 꽃은 혈액순환에 좋고, 종자는 어혈복통, 동맥경화, 골절, 골다공증에 좋은 것으로 알려져 있다.

Tip

- **한방요법** 꽃을 홍화(紅花), 종자는 홍화자(紅花子)로 부른다. 음지에서 말린 꽃인 홍화(紅花)는 어혈에 의한 통증, 타박상에 다른 약재와 함께 처방한다. 종자인 홍화자(紅花子)는 관절염, 골다공증, 골절에 다른 약재와 함께 처방한다.
- **민간요법** 봄에 부드러운 잎을 따서 끓은 물에 살짝 데쳐서 나물로 무쳐 먹거나, 가을에 종자를 채취하여 기름을 짜서 먹는다. 꽃은 천연염료로 널리 사용하였다.

골담초

학명 *Caragana sinica*
한약명 금작근(金雀根)

생육상	갈잎떨기나무	이용	꽃, 뿌리
개화시기	5~6월	분포지	산지와 마을 부근
[illegible]	봄(꽃과 새순), 9월(열매), 11월(뿌리)	다른 이름	금작화, 금작목, 골담근, 금계아

- 형태　높이는 2m [illegible]도이고, 잎은 어긋나고 타원형의 작은 잎이 4개 달린다. 줄기에 날카로운 가시[illegible] 있고, 무더기로 자라고 많이 갈라진다. 꽃은 5~6월에 잎겨드랑에 1~2송이[illegible] 노란색으로 피었다가 점점 연한 노란색이 된다. 열매는 9월에 꼬투리 모양[illegible] 여문다.

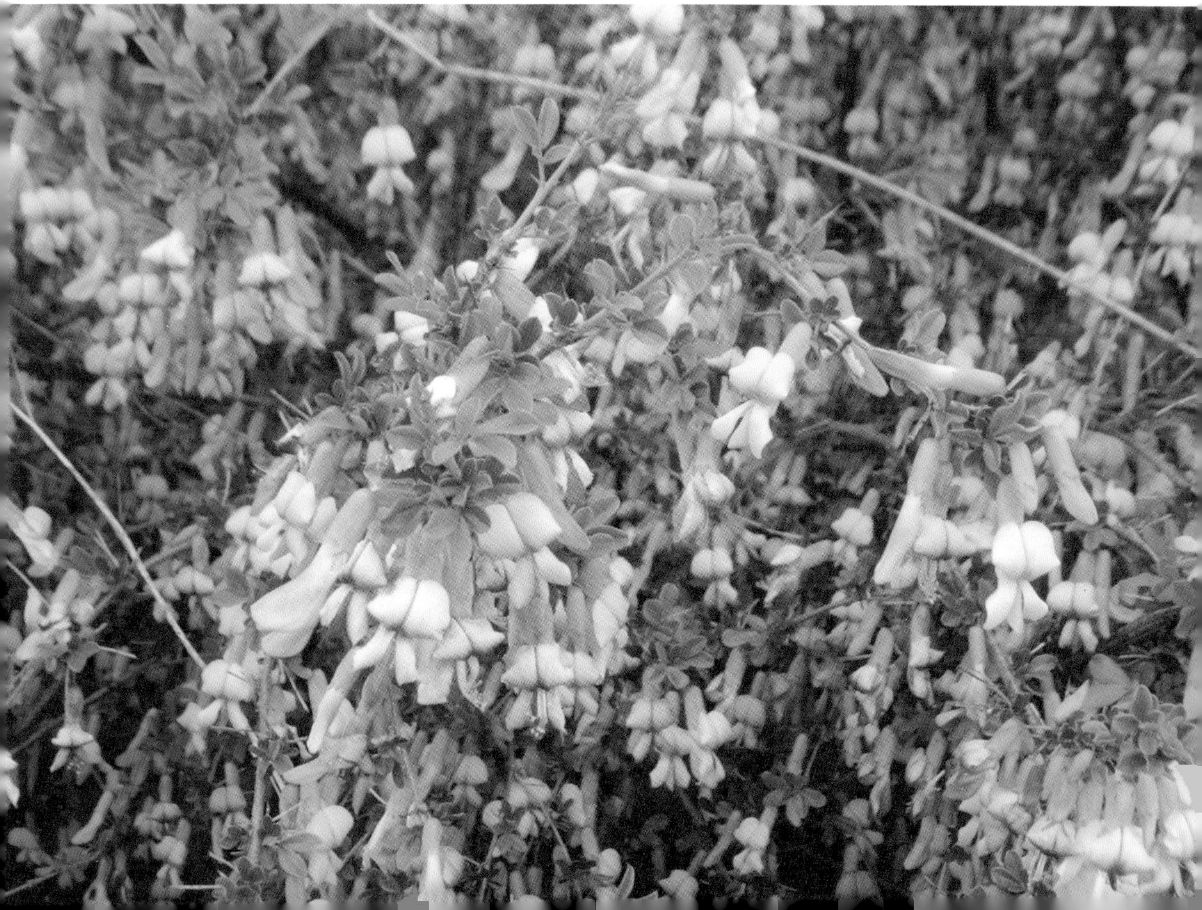

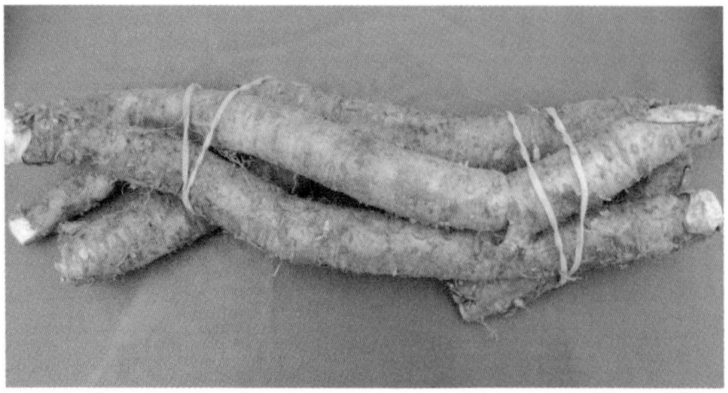

골담초(骨擔草)는 꽃과 잎이 옥(玉)처럼 아름다워 선비화(仙扉花)라고 하며, 뼈를 튼튼하게 한다고 하여 골담근으로 부른다.

조선시대에는 골담초 꽃을 달여 마시면 아들을 낳는다는 속설이 있어 여인들이 차로 먹기도 했다. 우리 조상들은 산행 중에 넘어져 타박상이 생기면 골담초를 달여 먹었고, 흉년이 들어 식량이 부족할 때는 꽃을 먹기도 했다.

골담초는 관상용과 식용, 약용으로 쓴다. 약초로 쓸 때는 꽃, 잎, 줄기, 뿌리 모두를 쓴다. 골담초 줄기와 뿌리를 채취하여 물로 씻고 말린 후 쪄서 가루를 내어 물에 타서 먹거나, 물에 달여 차로 먹는다. 골담초주(酒)는 봄에 딴 꽃과 가을에 캔 뿌리를 용기에 넣고 술에 붓고 밀봉하여 3개월 후에 먹는다. 효소를 만들 때는 봄에는 꽃과 잎을, 가을에는 줄기와 뿌리를 채취

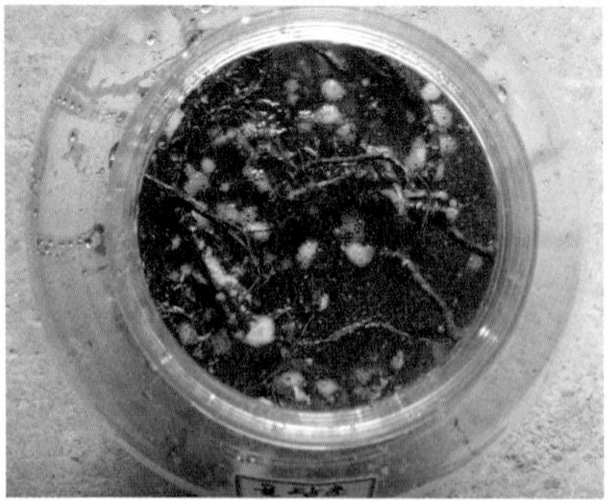

하여 물로 씻고 물기를 뺀 다음 항아리나 용기에 넣고 설탕이나 시럽을 붓는다. 그리고 100일 정도 발효시킨 후에 효소 1에 찬물 5의 비율로 희석해서 마신다.

최근 약리 실험서 골담초의 에테르 추출물이 혈압 강하, 항염, 진통, 소염작용이 있는 것으로 밝혀져 타박상이나 담이 결리는 데 좋다고 알려져 있다.

《신약(神藥)》의 저자 인산 김일훈은 유기 백금은 관절 부위에서 양전기와 음전기의 교류를 활성화시켜 백혈구로 하여금 조골, 접골을 신속히 하기 때문에 뼈를 붙게 한다 했다. 이처럼 골담초는 관절염, 혈액순환, 통풍(痛風)에 좋다.

- **한방요법** 뿌리를 뼈 질환과 관절에 다른 약재와 처방한다. 다량으로 장복할 때는 피부소양증, 알레르기성 피부염 등이 생길 수 있다.
- **민간요법** 꽃을 따서 먹기도 하고 끓은 물에 살짝 데쳐 나물로 무쳐 먹었고, 비빔밥이나 떡, 화채 등으로 먹었다. 뼈가 부러져 쑤시고 아플 때, 삔 데, 타박상에 가지를 꺾어다가 달여 먹었고, 뿌리를 으깨어 어혈을 풀고 짓찧어 타박상에 붙였다.

쇠무릎

학명 *Achyranthes japonica*
한약명 우슬(牛膝)

생육상	여러해살이풀	이용	잎, 줄기, 뿌리
개화시기	8~9월	분포지	중부 이남의 산과 들, 밭둑
채취시기	봄~여름(잎), 가을~겨울(뿌리)	다른 이름	쇠물팍, 우경, 접골초, 고장근

- 형태 높이는 50~100cm 정도이고, 잎은 마주 나고 털이 있으며 가장자리가 밋밋하다. 줄기는 네모꼴로 곧게 자라고 가지가 많이 갈라지고 굵은 마디가 소의 무릎처럼 굵어서 쇠무릎이라고 부른다. 꽃은 8~9월에 줄기 끝이나 잎겨드랑이에 꽃이삭이 연한 녹색으로 피고, 열매는 9~10월에 긴 타원형으로 여문다.

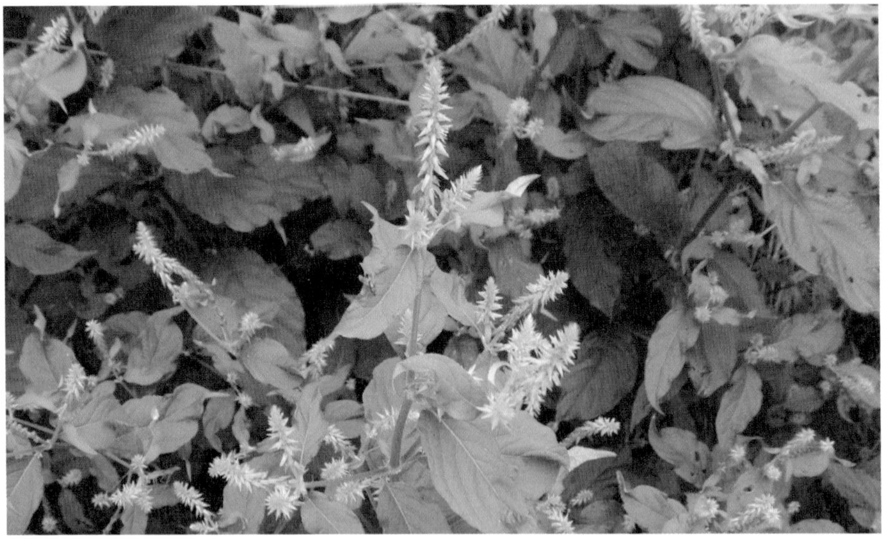

무릎 통증은 연골을 싸고 있는 활막에 이상이 있거나 무릎관절 주변 인대가 손상을 입었을 때 흔히 나타난다. 무릎 통증이 있으면 걷고 싶지가 않고, 계단

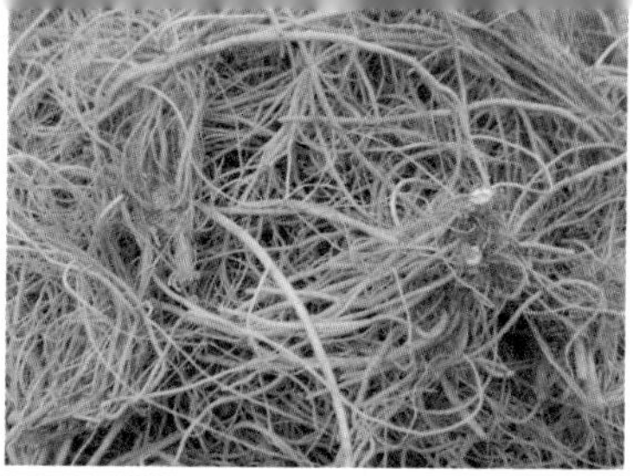

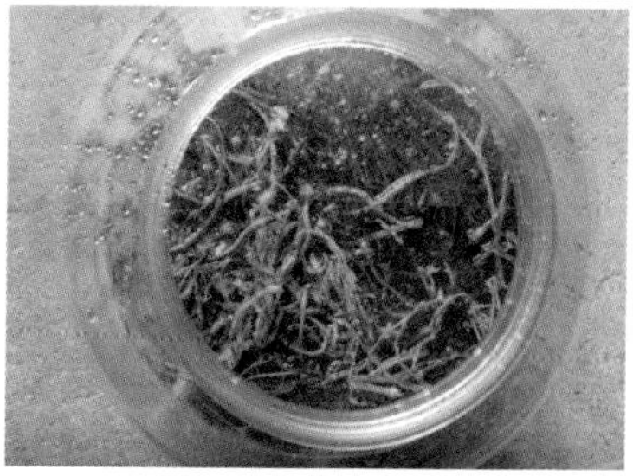

을 오르내리기도 힘들어 삶의 질이 떨어진다. 무릎을 보호하기 위해서는 무릎에 부담을 주지 않는 운동을 하거나, 비만인 경우 적정 체중으로 조절을 해야 한다.

쇠무릎은 논 주변이나 밭둑에 흔하다. 쇠무릎은 줄기의 마디가 소(牛)의 무릎을 닮았다 하여 이름 붙여졌다. 쇠무릎은 잎, 줄기, 뿌리 모두를 식용과 약용으로 쓴다. 약초로 쓸 때는 잎과 줄기는 꽃이 피기 전 봄과 여름에, 뿌리는 가을부터 겨울에 채취하여 말려서 쓴다.

최근 약리 실험에서 쇠무릎이 진통작용, 혈압 강하작용, 항균작용, 콜레스테롤의 강하작용을 하는 것으로 밝혀졌다.

가을에 뿌리를 캐어 우슬주(酒)를 만들어 먹으면 관절염과 신경통에 좋고, 갈증이 해소와 당뇨병에는 우슬초차를 먹는다. 효소로 만들 때는 봄에서 여름까지 꽃이 피기 전에 잎를 채취하여 물로 씻은 후 물기를 뺀 다음 항아리나 용기에 넣고 설탕이나 시럽을 붓는다. 그리고 100일 정도 발효시킨 후에 효소 1에 찬물 5의 비율로 희석해서 마신다.

Tip

- **한방요법** 쇠무릎의 뿌리를 우슬(牛膝)로 부른다. 관절염이나 요슬동통, 산후복통에 다른 약재와 처방한다. 생우슬은 어혈과 옹저(癰疽)에 쓰고, 줄기와 잎은 허리통증, 무릎통증 증상에 다른 약재와 처방한다. 여성이 오랫동안 상복하면 난소의 기능이 저하된다.
- **민간요법** 어린잎을 끓은 물에 살짝 데쳐 무쳐 먹었고, 뿌리를 진하게 달여 우려내어 엿기름을 넣어 조청을 만든다. 부종에 우슬탕으로 목욕을 하였다.

강한 몸이 진짜 생명이다

20대의 정력을 유지하기란 쉽지가 않다.
자신의 성기능은 과연 정상이고 만족한가?
고개 숙인 남자인가 아닌가, 스스로에게 묻고 물어라!
정력을 강화시키는 방법은 무엇인가?
하체를 단련하기 위해 산을 다녀라!
정력증강으로 삶의 질을 높여라!
동물이나 사람은 강한 자만 살아남는다.

우리 속담에 "얼굴 예쁜 것보다 마음 예쁜 것이 더 예쁘고, 마음 예쁜 것보다 이불 속(성생활)에서 예쁜 것이 더 예쁘다"라는 말이 있다. 최근 성기능 장애는 많은 사람에게 심각하고도 말 못할 고민 가운데 하나가 되고 있다. 현실에서 드러내놓지 못하고 고민하고, 즐기는 것이 방중술이다.

중국의 《소녀 방중경》은 황제내경, 소녀경, 옥방비결, 양생요집 등 불로장생을 꾀하려는 선인들의 가르침을 고대로부터 비전을 모아서 방중술을 설명하고 성의 법전으로 쓰였다.

《선경》에서 사정을 억제하는 비법은 상대방에게 정기를 주어도 정액은 방출되지 않고 다시 체내로 돌아와 뇌 속으로 환원된다. 비법은 욕실로 가서 그것을 찬물로 씻는 것이다. 이러한 급냉법은 그것을 바싹 오므라들게 하여 처음과 같은 기분으로 성기능을 유지할 수 있다.

약초 중에서 삼지구엽초는 중국 고서 명나라 때 《삼재도회(三才圖會)》에 숫양 한 마리가 삼지구엽초를 먹고 암양 100마리와 교배했다고 기록되어 있을 정도로 정력 강화에 좋은 것으로 알려져 있다. 노인이 삼지구엽초를 상복하고 정력을 참지 못해 지팡이를 내젔다 하여 '방창초', 뿌리에 음낭처럼 생긴 것이 매달려 있어서 숫양이 즐겨먹는 풀이라 하여 '음양곽(淫羊藿)'이라고 부른다. 또한 전통의학에서 구기자를 매일 상복하면 병약자가 건강해지고 정력이 증강되고 불로장수(不老長壽)의 선약(仙藥)으로 기록되어 있을 정도로 늙지 않게 한다 하여 '각로(却老)'라고 부른다. 야관문을 통째로 채취하여 용기에 넣고 소주를 부어 밀봉한다. 그리고 3개월 후에 취침 전에 소주 잔으로 한두 잔을 마시면 효과를 볼 수 있다.

최근 미국 캘리포니아대학 연구진은 6개월간 매일 석류즙을 먹인 남성은 발기부전 증상이 절반 정도 완화될 뿐 아니라, 전립선암을 예방하고 진행을 늦춘다는 사실을 발견했다.

장한종의 《어수신화》에 보면 남근의 6가지 보배는 "발기력이 좋아야 하고, 뜨거워야 하고, 귀두가 곤봉처럼 커야 하고, 길어야 하고, 딱딱해야 하고, 사정을 조절할 줄 알아야 한다"고 했는데, 이는 약초와 약초술로 강화가 가능하다.

정력 강화에는 평소에 산을 자주 다니고 하체를 단련하고 산야초의 씨앗, 발효식품, 흑색을 띠는 검정깨, 검은콩, 통밀, 수수 등을 먹는다. 정력에 좋은 약초는 야관문을 비롯하여 산수유, 하수오, 삼지구엽초, 구기자 등을 섭취한다.

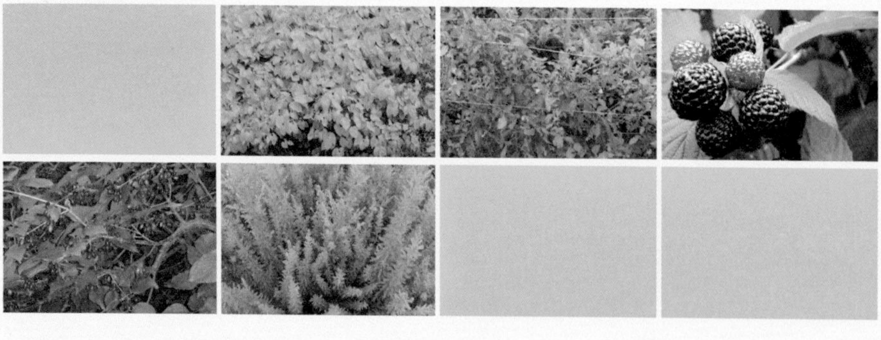

삼지구엽초

학명 *Epimedium koreanum*
한약명 하포목단근(荷包牧丹根)

생육상	여러해살이풀	이용	전초, 뿌리
개화시기	5월	분포지	중부 이북과 강원, 지리산 일대
채취시기	봄~가을	다른 이름	음양곽, 선령비, 삼지초, 선영피

■ 형태 높이는 30cm 정도이고, 뿌리에서 잎이 뭉쳐 나고, 줄기 윗부분이 3개의 가지로 갈라지고 각각의 가지에 3개의 잎이 달린다. 줄기에 달리는 잎은 가장자리가 가시처럼 가는 톱니 모양이다. 꽃은 5월에 연한 노란색으로 밑으로 향해 피고, 열매는 8월에 긴 타원형으로 여문다.

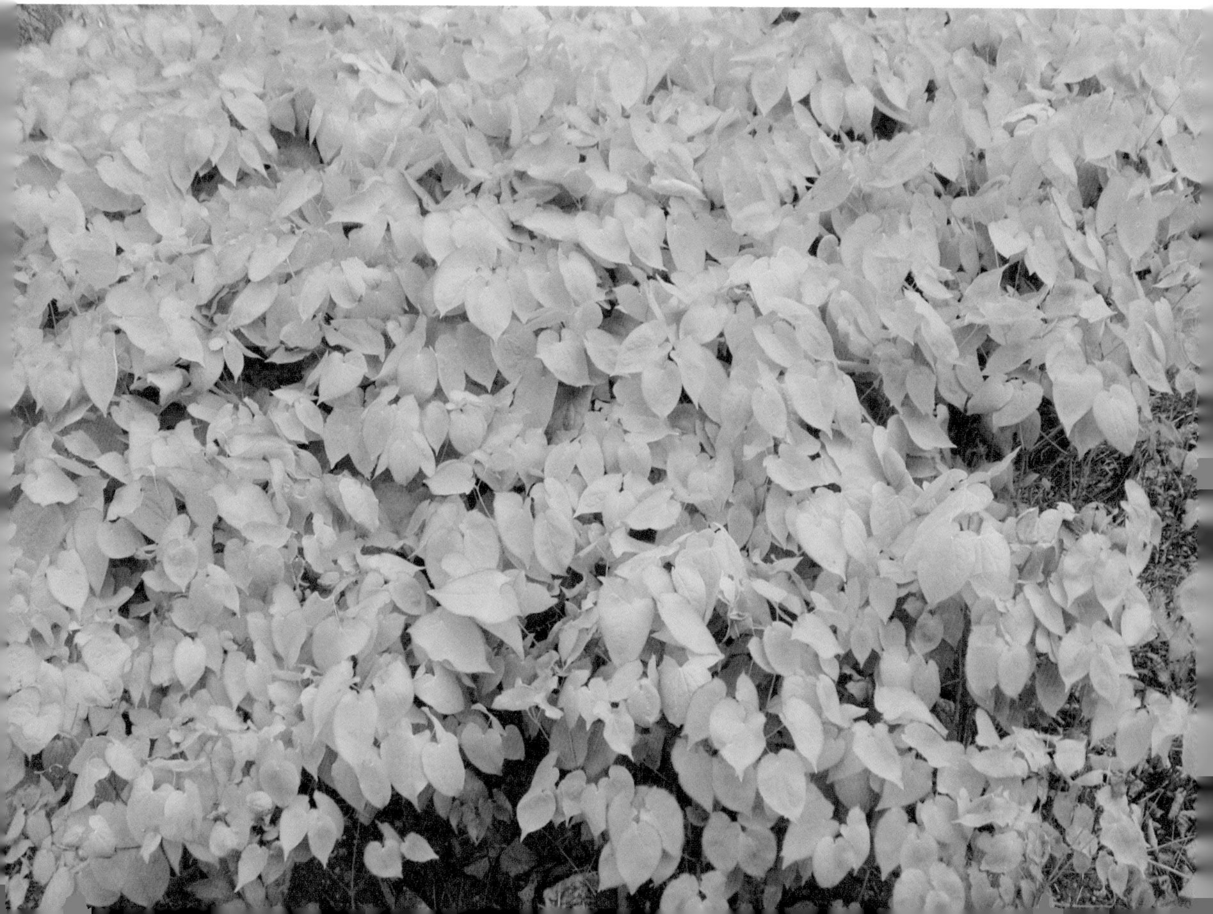

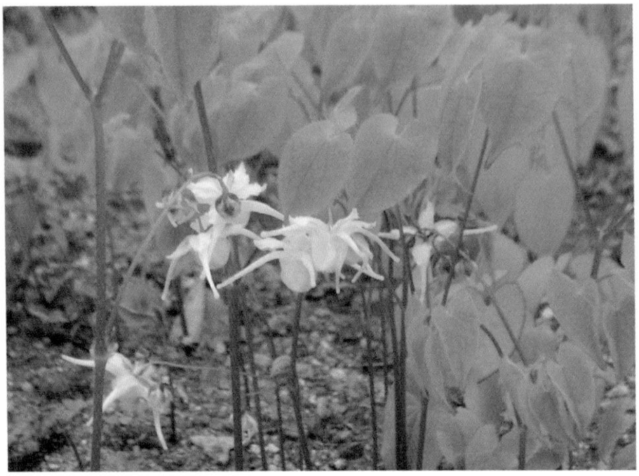

중국 명나라 때 고서《삼재도회(三才圖會)》에서 "삼지구엽초를 먹은 숫양 한 마리가 암양 100마리와 교배했다"고 했듯이, 정력 강화에 좋은 것으로 알려진 약초이다. 남자가 삼지구엽초를 먹으면 간장, 신장, 심장이 튼튼해 정액 분비를 촉진하기 때문에 피곤함을 모르고 정력이 왕성해진다.

구전에 의하면 한 노인이 삼지구엽초를 상복하고 정력을 참지 못해 지팡이를 내던졌다 하여 '방창초', 뿌리에 음낭처럼 생긴 것이 매달려 있어서 숫양이 즐겨 먹는 풀이라 하여 '음양곽(淫羊藿)'이라고 부른다.

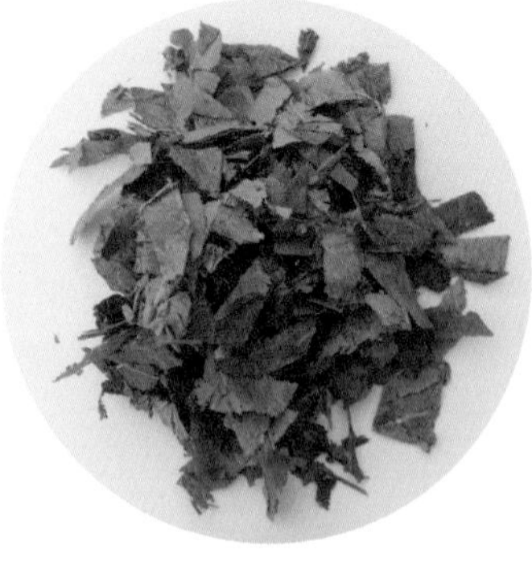

《진남본초》에서 "음양곽은 성미는 맵고 달며 따스하다. 신, 간경에 들어간다"고 했고, 《동의보감》에서 "삼지구엽초는 허리와 무릎이 쑤시는 것을 보하며 양기가 부족한 남자, 음기가 부족하여 아이를 낳지 못하는 여자, 망령된 노인, 건망증과 음위증이 있는 중년들에게

좋다"라고 했다.

우리나라에는 1종만이 있고, 봄에 삼지구엽초의 연노란색 꽃송이와 삼지구엽초 뿌리가 정력에 좋다 하여 마구 캐버려 산행 중에 구경하기가 쉽지 않다. 하지만 식물원, 약초원 등에서 쉽게 구경할 수 있다.

삼지구엽초는 봄부터 가을 사이에 채취하여 햇볕에 말려 잘게 썰어서 잎, 뿌리, 줄기, 열매를 모두 약초로 쓴다. 7~8월에 채취하여 음건한 후 보관하였다가 달여서 차(茶)로 먹을 수 있고, 전초를 데치거나 튀겨서 식용으로, 줄기와 잎은 생약제인 음위 강장제로 쓴다.

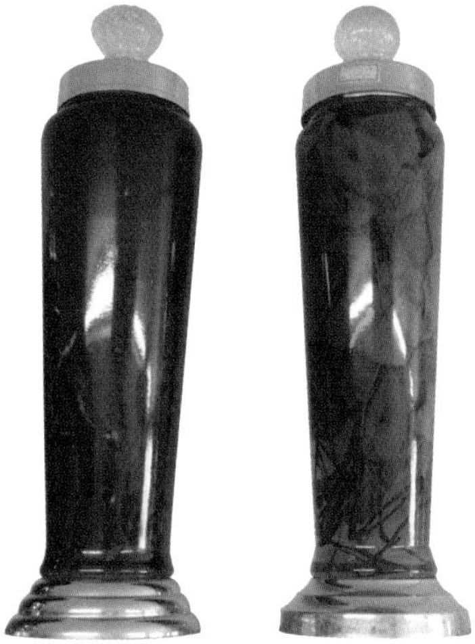

Tip

- **한방요법** 뿌리줄기를 하포목단근으로 부른다. 정력 증진, 자양강장, 요통에 다른 약재와 처방한다. 유정, 몽설이 있거나 성기능이 좋을 때는 쓰지 않는다.
- **민간요법** 히스테리와 건망증에 쓰고, 잎을 생으로 먹거나 쌈장으로 먹었고, 닭을 삶을 때 잎을 몇 장 넣어 냄새를 없애는 데 썼다. 어린잎으로 나물을 해서 먹었고, 잎이나 뿌리를 술로 담은 것을 '선령비주(仙靈脾酒)'를 취침 전에 소주 잔으로 한두 잔 정도 마셨다.

구기자

학명 *Lycium chinense*
한약명 구기자(枸杞子)

생육상	갈잎떨기나무	이용	잎, 열매, 뿌리
개화시기	6~9월	분포지	전국의 인가 부근
채취시기	봄(잎), 가을(성숙한 열매)	다른 이름	지골피, 구기엽, 지골자, 구기묘

■ 형태 높이는 1~2m 정도이고, 잎은 가지에서 모여서 어긋 나고, 줄기는 가늘게 퍼져 나고 이후에 가시로 변한다. 꽃은 6~9월에 종 모양의 자주색으로 피고, 열매는 9~11월에 타원형의 붉은색 장과(漿果)로 여문다.

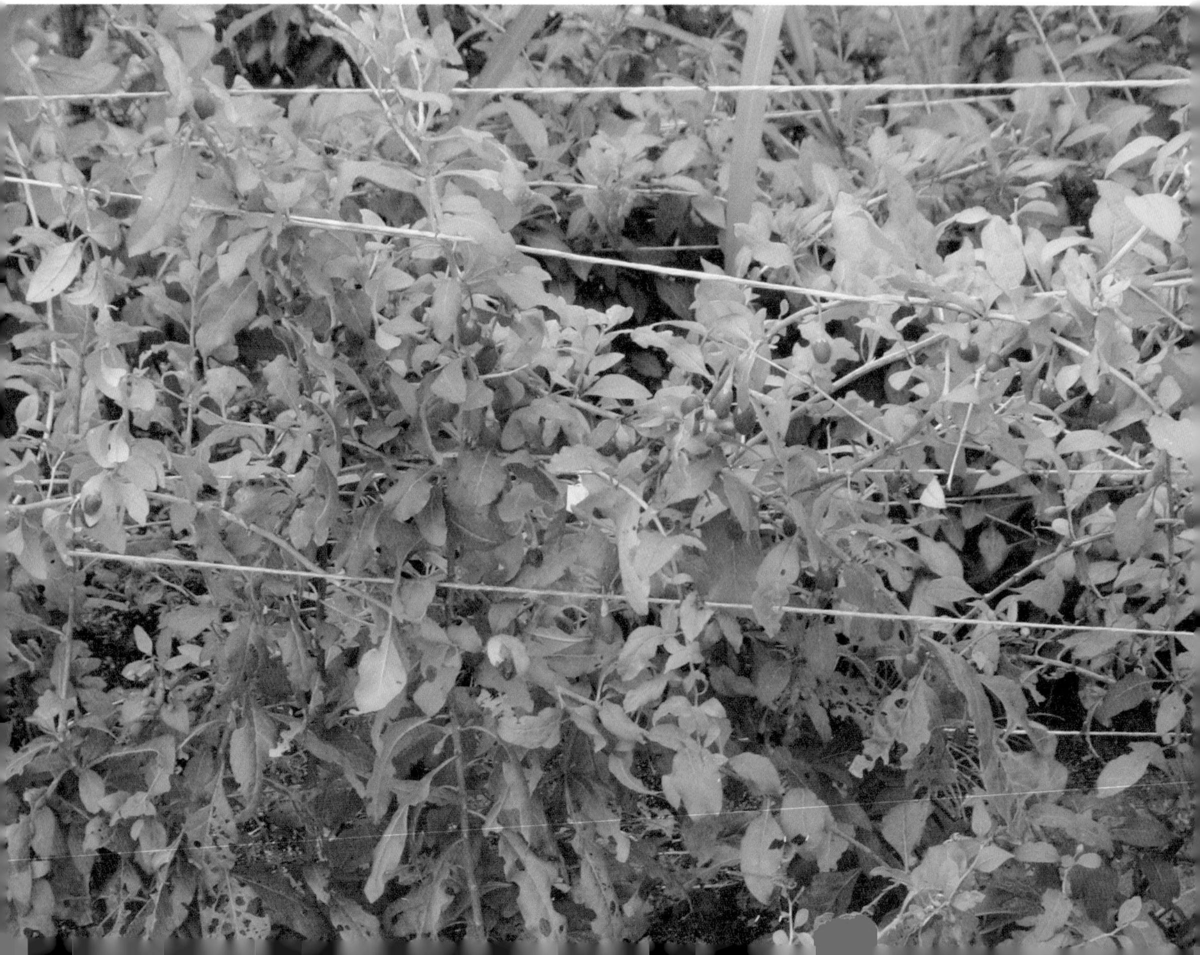

중국 전통 의서에서 "구기자를 매일 상복하면 병약자가 건강해지고 정력이 증강되고 불로장수의 선약(仙藥)으로 기록되어 있어 있다"고 했듯이 구기자를 상복하면 늙지 않게 한다 하여 '각로(却老)'라고도 부른다.

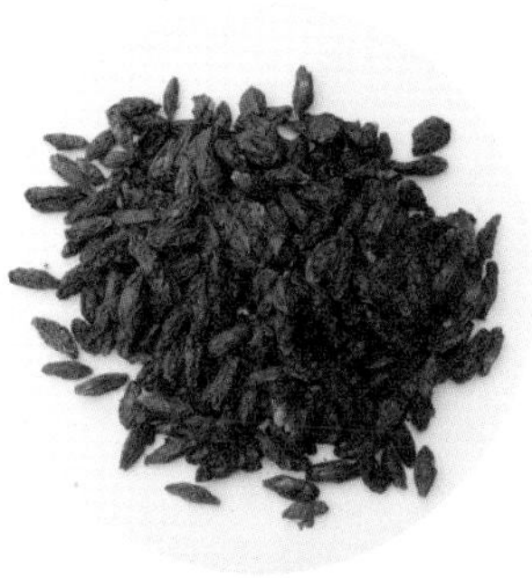

《향약지성방》에서 "구기자는 정액과 피를 보하며 얼굴빛을 좋게 하고 눈을 밝게 한다"고 했으며, 《본초강목》에서 "구기자 맛은 달고 평하다. 폐, 간, 신경에 들어간다"고 했듯이, 구기자는 변조된 신체의 원기를 회복시켜주고 정기를 북돋우는 대표적인 자양강장제로 알려져 있다. 구기자의 봄에 나오는 잎은 천정초(天精草), 여름의 꽃은 장생초(長生草), 겨울의 뿌리는 지골피(地骨皮)라고 구분한다.

구기자는 독(毒)이 없고, 식용, 약용으로 가치가 높다. 잎, 열매, 뿌리를 모두 쓴다. 잎과 열매에는 비타민 A · B_1 · B_2 · C를 비롯해 칼슘, 인, 철, 단백질, 타닌, 미네랄 등이 함유되어 있다.

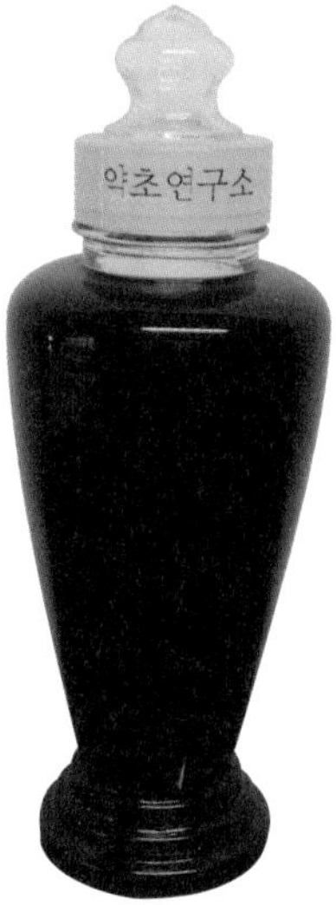

최근 약리 실험에서 면역 및 혈압 강하작용, 혈전을 용해하여 피를 맑게 하고 콜레스테롤 수치를 떨어뜨리는 것으로 밝혀졌고, 양기 부족, 신체 허약, 신경쇠약, 요슬산통, 정력 증강에 좋은 것으로 알려져 있다.

봄에 새싹, 여름에 꽃을 따서 그늘에 말려 차관이나 주전자에 넣고 끓여 꿀을 타서 차로 마시거나, 가을에 성숙한 열매를 따서 용기에 넣고 술을 부어 밀봉하여 3개월 후에 먹는다.

- **한방요법** 열매를 구기자(拘杞子), 뿌리껍질을 지골피(地骨皮)라 부른다. 주로 몸이 허약해서 오는 식은땀, 당뇨병, 고혈압에 다른 약재와 처방한다. 위장이 약하거나 설사를 자주하는 사람은 먹지 않는다.
- **민간요법** 봄에 잎을 따서 끓은 물에 살짝 데쳐서 나물로 무쳐 먹었고, 뿌리 한줌에 식초를 넣고 달여서 치통에 썼고, 눈이 아플 때 열매를 달인 물로 눈을 씻었다.

복분자

학명 *Rubus coreanus*
한약명 복분자(覆盆子)

생육상	갈잎떨기나무	이용	열매
개화시기	5~6월	분포지	중부 남부지방 이남 산기슭
채취시기	6월(열매, 검게 성숙했을 때)	다른 이름	산딸기, 줄딸기, 곰딸기, 멍석딸기

■ 형태 높이는 2~3m 정도이고, 잎은 서로 어긋 나며, 잔잎은 끝에 톱니가 있고, 잎자루에 가시가 있으며 끝이 휘어져 땅에 닿으면 뿌리를 내린다. 꽃은 5~6월에 연한 분홍색으로 피고, 열매는 7~8월에 익으면서 붉은색으로 익지만 나중이 검은색으로 여문다.

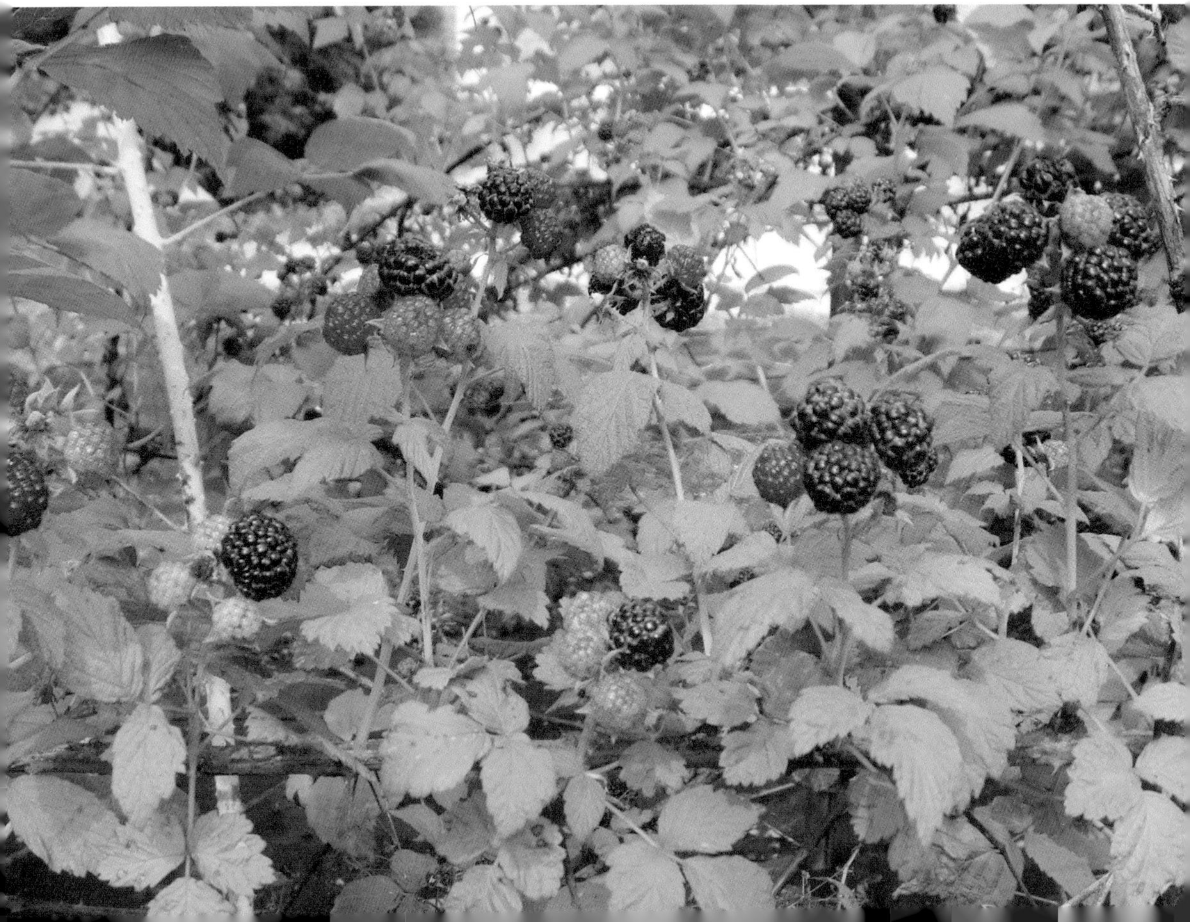

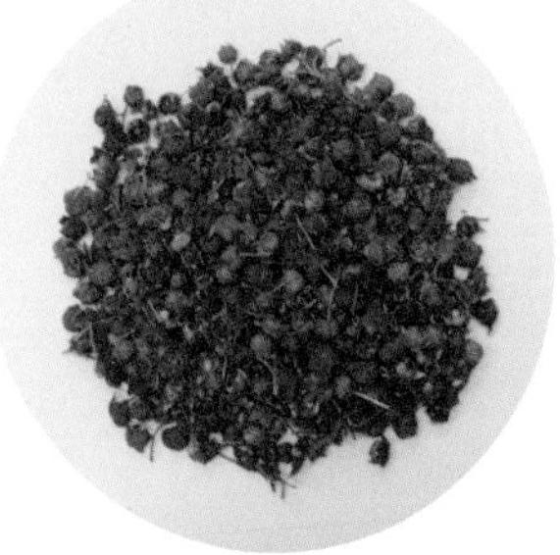

전통 의서에 "복분자를 먹으면 오줌줄기가 세어져 요강이 엎어진다" 하여 '엎어질 복(覆)'과 '요강 분(盆)' 자를 합쳐 복분자라고 부른다. 복분자주는 한국 전통 와인의 맛과 향을 알리는 건강식품으로 알려져 2000년 ASEM, 2005년 APEC 정상회의, 노벨평화상 수상자 정상회의, 청와대 행사 때마다 만찬주로 선정되었다.

《약성론》에서 "복분자는 성미는 달여 평하고 독이 없다. 간, 신경에 들어간다. 남자의 신기 부족, 정액 고갈, 음위증을 낫게 한다. 여자가 이것을 먹으면 아이를 가질 수 있다"고 하였고, 《동의보감》에서 "복분자는 남자의 신기(腎氣)가 허(虛)하고 정액이 고갈된 것과 남자의 발기부전을 낫게 하고 기운을 도와 몸을 가볍게 하여 머리털이 희어지지 않게 한다"고 했듯이, 최근 복분자주(酒), 음료, 차, 유제품, 과자, 잼 등으로 만들어져 시판되고 있다.

복분자는 성호르몬을 활성화하기 때문에 성기능을 강화하고, 혈관을 이완시키고 혈관벽을 강화해준다. 인체의 노화를 막아주는 항산화 효과가 탁월하고 폴리페놀 함량은 프랑스산 와인보다 28%가량 많다.

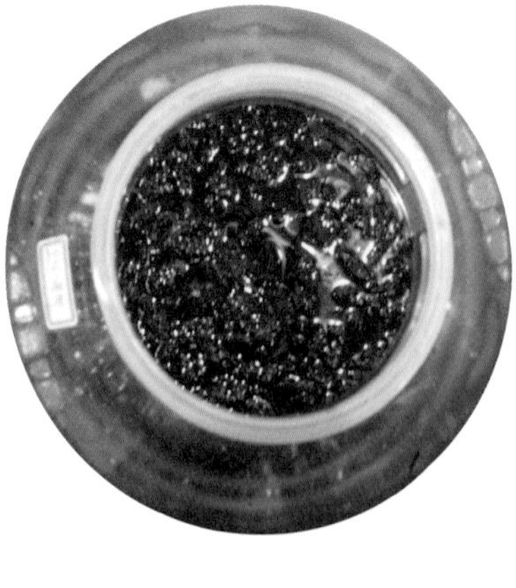

복분자는 꽃, 잎, 덜 익은 열매, 성숙한 열매, 뿌리 모두를 식용이나 약용으로

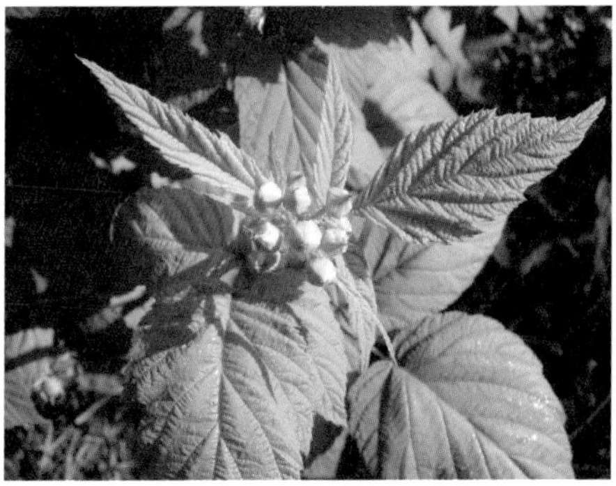 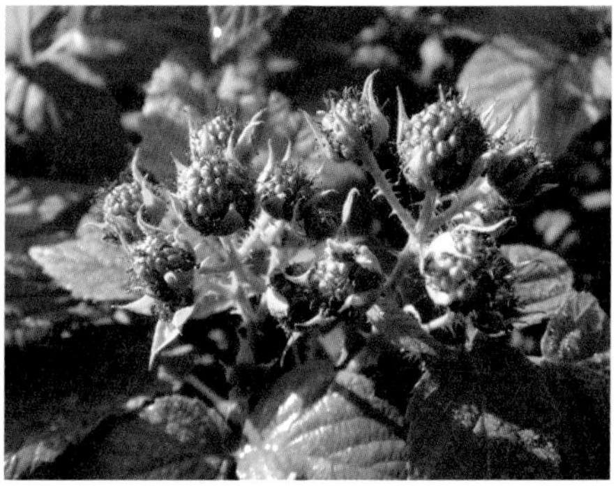

쓴다. 약초로 만들 때는 덜 익은 열매를 채취하여 그늘에서 말려서 쓴다. 복분자 열매로 효소를 만들 때는 검은색으로 잘 성숙된 열매를 채취하여 항아리나 용기에 넣고 설탕이나 시럽을 붓는다. 그리고 100일 정도 발효시킨 후에 효소 1에 찬물 5의 비율로 희석해서 마신다.

Tip

- **한방요법** 생약명은 덜 익은 열매를 복분자(覆盆子)라고 부른다. 신(腎) 기능 허약으로 인한 남성의 발기부전이나 여성의 생리불순과 불임에 다른 약재와 함께 처방한다.
- **민간요법** 생으로 먹으면 강장제가 된다 하여 먹었고, 검은색으로 잘 익은 복분자를 채취하여 햇볕에 말린 후 가루를 내어 물에 타서 먹거나, 검게 잘 성숙된 열매로 술을 담가 먹었다.

산수유

학명 *Comus officinalis*
한약명 산수유(山茱萸)

생육상	갈잎큰키나무	이용	열매
개화시기	3월	분포지	남쪽 지방의 산기슭
채취시기	10~11월(열매)	다른 이름	산채황, 실조아수, 산대추나무, 멧대추나무

■ 형태 높이는 4~7m 정도이고, 잎은 끝이 뾰쪽하고 반질반질하고 마주 나고, 뒷면에 털이 많다. 나무껍질이 세로로 벗겨진다. 꽃은 3월에 잎보다 먼저 20~30송이씩 산형의 노란색으로 피고, 열매는 9~11월에 긴 타원형으로 여문다.

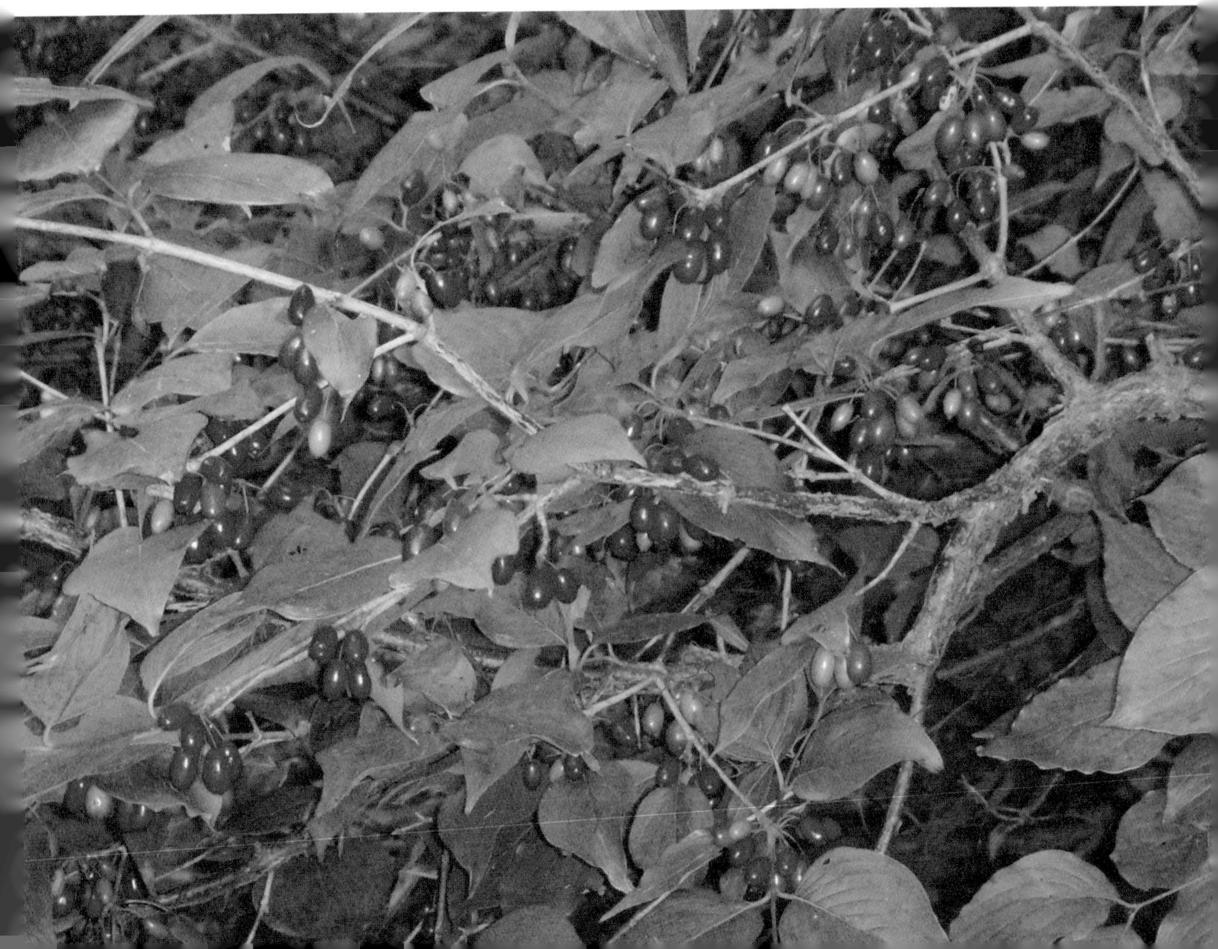

도가(道家)에서 산수유의 빨간 열매는 신선(神仙)이 즐겨 먹는 열매로 묘사된다. 대추씨를 닮았다 하여 '석조(石棗)', 열매가 대추처럼 생겼다 하여 '산대추'라고 부른다. 7년이 지나면 열매를 수확할 수 있고, 한 그루에서 나온 열매로 자녀를 대학에 보낼 수 있다 하여 '대학나무(大學木)'라고도 부른다.

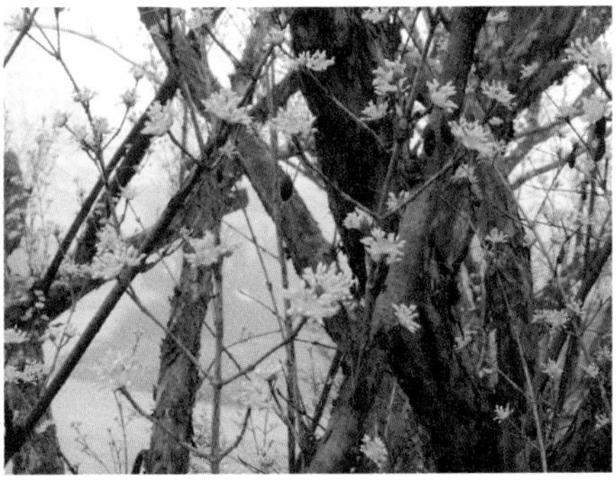

한방에서 "산수유는 약성이 따뜻하고 신장기능이 허약한 데 특효이며, 정수(精髓) 부족, 요슬동통(腰膝疼痛), 이명 등에 명약이다"라고 했다.

산수유는 관상수, 식용, 약용으로 가치가 높다. 약초로 쓸 때는 가을에 빨갛게 성숙한 열매를 쓴다. 씨앗에 독(毒)이 있기 때문에 씨앗을 빼내고 햇볕에 말려서 쓴다. 산수유주를 취침 전에 소주잔으로 한두 잔을 장복하면 수렴작용으로 혈액순환을 개선할 수 있고, 피로회복이 개선되며 성기능이 좋아진다.

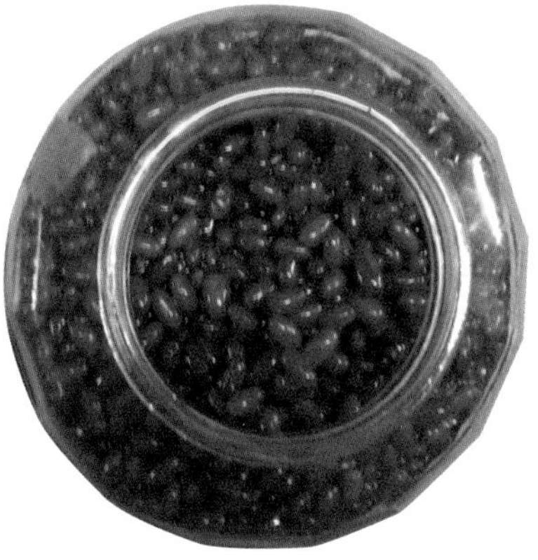

산수유는 약성이 따뜻하여 40대 이후에 신장기능의 약화로 정수(精髓)가 부족할 때, 허리가 아플 때, 하체가 약할 때, 음위를 강화하고자 할 때 상복하면 효과를 볼 수

있다. 최근 약리 실험에서 항균, 혈압 강하, 부교감신경 흥분작용이 있는 것으로 밝혀졌다.

산수유 미성숙 열매는 신맛과 떫은맛이 있어 먹을 수 없다. 가을에 빨갛게 성숙된 열매를 따서 꼭지를 떼어 용기에 넣고 술을 부어 밀봉하여 3개월 후에 먹는다. 또 효소를 만들 때는 가을에 성숙된 빨간 열매를 따서 항아리나 용기에 넣고 설탕이나 시럽을 붓는다. 그리고 100일 정도 발효시킨 후에 효소 1에 찬물 5의 비율로 희석해서 마신다.

Tip

- **한방요법** 한방에서 열매의 씨를 뺀 것을 산수유(山茱萸)로 부른다. 신장기능이 약해서 오는 빈뇨, 야뇨증, 조루증, 요통, 이명(耳鳴)에 다른 약재와 처방한다. 씨앗에는 독이 있다.
- **민간요법** 민간에서 남성의 전립선염이나 여성의 요실금, 월경 과다에 달여 먹었고, 빨간 열매는 염색의 원료로 사용되었다.

야관문

학명 *Lespedeza cuneata*
한약명 야관문(夜關門)

생육상	여러해살이풀	이용	뿌리가 달린 전초
개화시기	7~9월	분포지	전국의 산속 경사면
채취시기	봄(꽃이 피기 전), 8~9월(잎, 뿌리)	다른 이름	비수리, 삼엽초, 맞추, 철소파

- 형태 높이는 1m 정도이고, 잎은 호생하며 3장의 작은 잎으로 된 겹잎이다. 꽃은 7~9월에 잎겨드랑이에 모여 흰색으로 피고, 열매는 10월에 둥근 협과로 여문다.

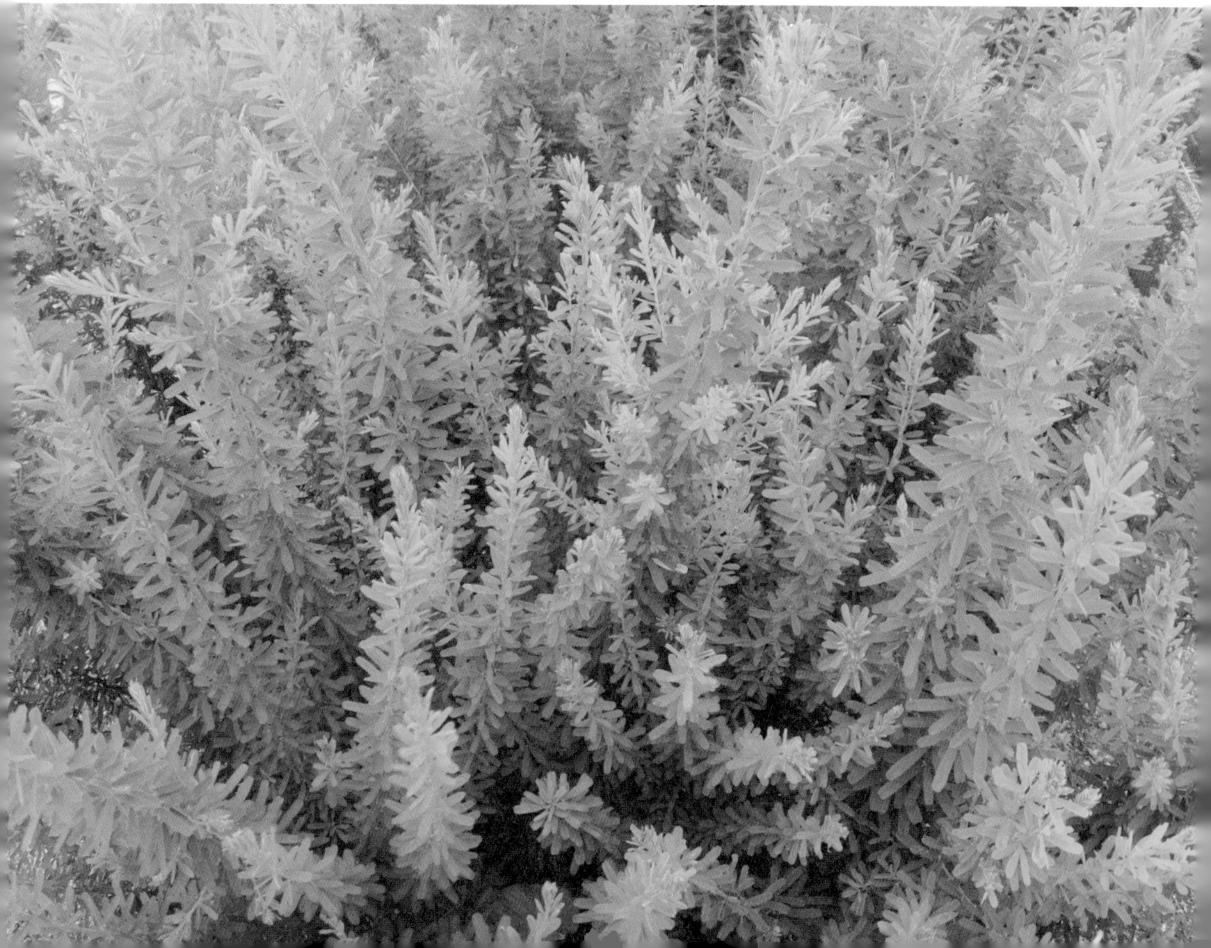

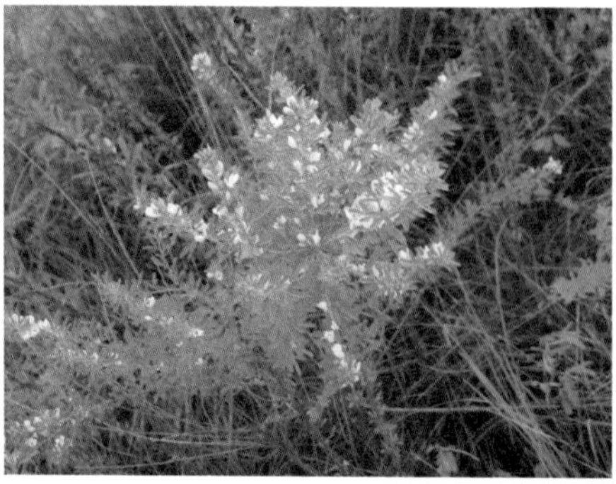

올바른 성생활을 영위하는 것은 행복한 삶의 지름길이다. 절도 있는 성생활은 삶의 일부분을 차지한다. 돈을 안 들이고 할 수 있는 양생법을 실천하면서 정력에 좋은 약초에 관심을 갖도록 한다.

1990년에 일산화질소(nitric oxide)가 음경 발기에도 관여하는 화학 전령물질로 밝혀진 후 발기조직의 신경이 일산화질소를 방출해 혈관을 확장시키고 발기를 유발하는 것이 밝혀졌다. 이를 위해 '화이자'에서 고개 숙인 남자에게 희망을 주는 '비아그라'가 개발하였다면, 야관문(夜關門)은 약초 중에서 '천연 비아그라'라는 애칭을 가지고 있다.

야관문을 약초를 만들 때는 꽃이 피기 전에 잎, 뿌리는 겨울까지 채취하여 그늘에서 말려서 쓴다. 잎과 뿌리를 통째로 말린 후에 제분소에서 가루를 내어 찹쌀과 배합해서 환을 만들어 먹는다. 효소를 만들 때는 봄에 꽃이 피기 전에 야관문 전체의 밑둥을 잘라 채취해서 잘게 부수어 항아리나 용기에 넣고 설탕이나 시럽을 붓는다. 그리고 100일 정도 발효를 시킨 후에 효소 1에 찬물 5의 비율로 희석해서 마신다.

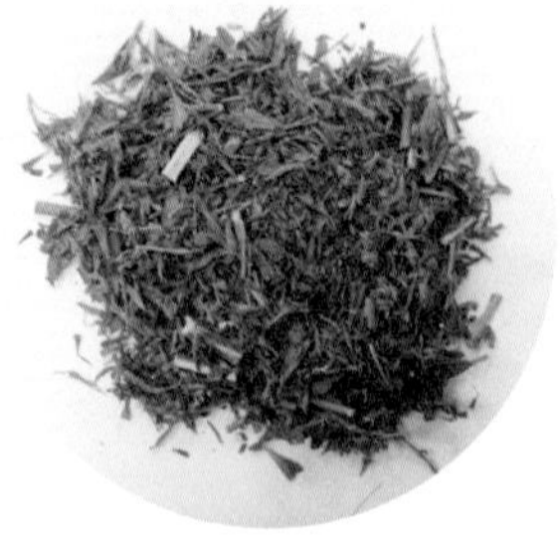

약초로 술을 담글 때 술 도수는 취향에 따라 다르다. 경험에 의하면 일반적으로 19도를 쓰지만, 야관문만큼은 35도를 쓴다. 꽃이 피기 전에 잎과 뿌리를 통째로 채취하여 흙을 제거한 한 후에 용기에 넣고 35도의 소주를 붓는다. 그리고 밀봉하여 3개월 후에 마신다. 주의할 점은 장복하면 오히려 정력이 감퇴하기 때문에 장복을 하지 않는 게 좋다.

Tip

- **한방요법** 전초를 뿌리가 달린 전초를 야관문(夜關門)으로 부른다. 정력이나 유정에 다른 약재와 처방한다.
- **민간요법** 말린 야관문을 차로 마셨다. 산에서 뱀에게 물렸을 때는 야관문잎과 줄기를 짓찧어 물린 상처에 붙였다. 벌을 쏘였을 때, 동물에 물렸을 때 야관문을 환부에 비벼서 붙이거나 달여 먹었다.

숨을 잘 쉬어야 건강하다

건강의 비결은 세포의 수를 유지하는 것이다.
폐는 나이가 들면서 수분 부족으로 쪼그라든다.
폐는 도시를 싫어하고 숲과 나무가 많은 산을 좋아한다.
잦은 기침과 기관지염을 앓으면 폐에 좋은 약초를 먹어라!
숨을 잘 쉬기 위해 복식호흡을 하라!
폐와 심장이 건강해야 오래 산다.
폐가 좋아지면 심장도 곧바로 좋아진다.

폐는 숨을 들이마시고 내쉬는 기관으로, 기능이 약해지면 조금만 운동해도 호흡이 거칠어진다. 평소 심호흡과 복식호흡을 자주 하고, 나무가 많은 숲에서 산책하고, 스트레스나 불면증, 흡연을 피하고, 폐에 좋은 음식을 챙겨 먹는 습관을 갖는다.

건강의 첫걸음은 제대로 숨쉬기이다. 숨을 쉬는 것은 생명유지에 있어 가장 중요하다. 현대인은 잦은 기침과 가래가 나오고 숨이 가빠지는 등 폐에 이상이 나타나면서 감기, 기관지염, 천식, 폐결핵, 폐렴, 폐암에 노출되어 있다.

폐 안에는 '허파꽈리'라는 기낭에서 3억 개의 폐포를 다 펼쳐 놓으면 무려 $70m^2$나 되고, 하루에 1만 리터에 달하는 공기를 교환한다. 우리 몸의 폐는 하루 종일 산소와 탄소를 받아들이고 내보낸다. 폐에는 근육이 없기 때문에 숨을 들이 마시면 늘어나고 반대로 숨을 내쉬면 줄어든다.

폐의 공기정화 과정은 코 안에 있는 털에서부터 시작된다. 코털이 큰 먼지 입자들을 걸러내고 코와 목, 기관지의 통로에서 분비되는 끈적끈적한 점액이 파리잡이 끈끈이 구실을 하면서 미세한 먼지 입자들을 잡아낸다. 그리고 섬모상피세포(纖毛上皮細胞)가 1분에 1,500번이나 움직이며 정화작업을 마무리한다.

담배연기나 오염된 공기를 마시면 섬모가 하는 일이 많아지게 되고, 지속되면 섬모는 쇠약해져 죽게 된다. 하지만 섬모는 재생이 안 되기 때문에 흡연을 하지 않는 게 좋다. 코미디언 이주일, 영화에서 명연기를 펼쳤던 율 브리너는 폐암과 숨 못 쉬는 고통이 큰 만성 폐쇄성 폐질환을 앓았다.

복식호흡은 비만과 혈관 건강에 도움을 준다. KBS 〈생로병사의 비밀〉에서 실험한 바에 의하면 하루에 코와 배로 숨을 쉬는 복식호흡 1시간은 걷기 25분, 맨손체조 35분, 자전거 타기 35분과 같은 효과가 있다고 밝혀졌다. 복식호흡은 횡경막을 최대한 활용하지만 흉식호흡은 횡경막에 의존하지 않는다.

나무에서 음이온과 사람에게 유익한 피톤치드가 많이 나오기 때문에 숲에 들어가면 폐가 건강해진다. 평소에 숲 속에서 삼림욕을 하고 폐가 건조하지 않도록 폐에 좋은 마가목, 더덕, 도라지, 배, 수세미오이 등을 섭취한다.

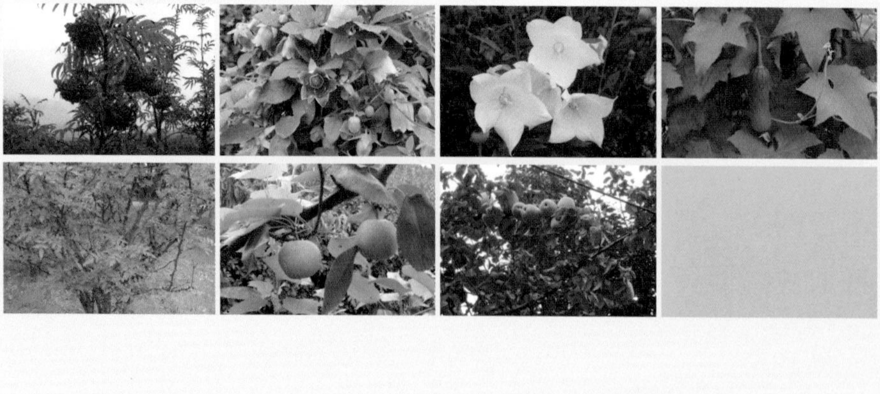

마가목

학명 *Sorbus conunixta*
한약명 천산화추(天山花楸)

생육상 갈잎작은큰키나무
이용 잎, 가지, 열매
개화시기 5~6월
분포지 강원도 깊은 산이나 숲속
채취시기 봄(잎), 가을(열매)
다른 이름 정공피, 당마가목, 백화화추, 산화추

■ 형태 높이는 1m 높이는 7~10m 정도이고, 꽃은 5~6월에 흰색으로 피고, 열매는 10월에 지름 5~8mm로 둥근 적색으로 여문다.

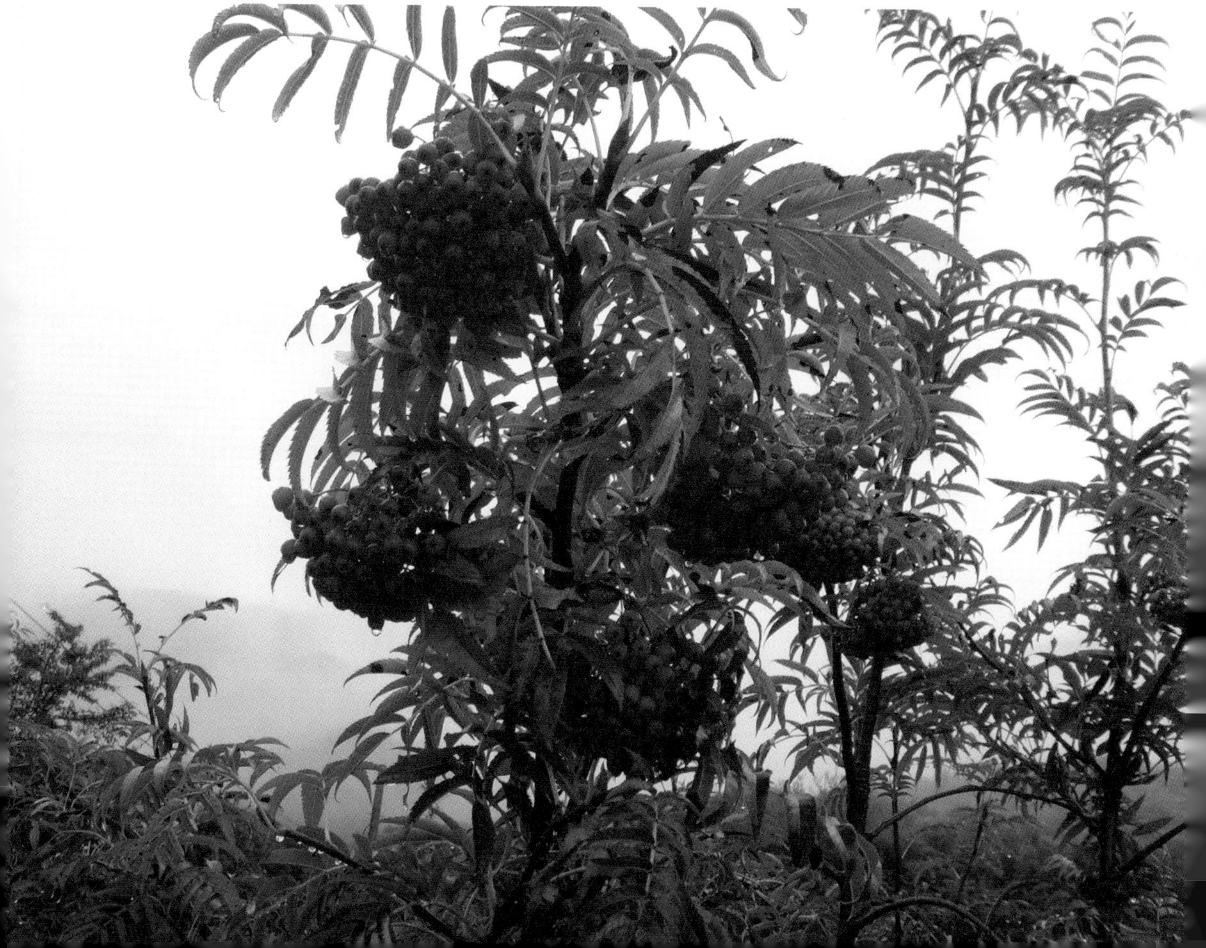

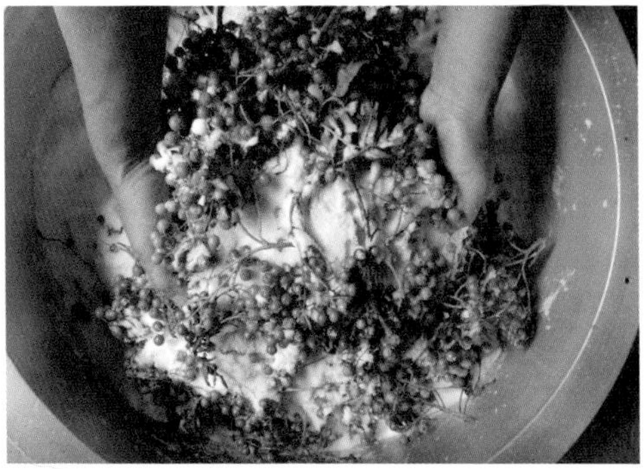

마가목은 이른 봄 싹이 틀 때 모습이 마치 말의 이빨과 같고 줄기껍질이 말가죽을 닮았다고 해서 '마가목(馬加木)'이라 부른다.

최근 마가목이 폐와 기관지, 무릎에 좋다 하여 각광을 받고 있다. 필자는 오래 전부터 마가목의 효능을 알고 전북 진안 산속 덕태산 기슭에 마가목을 심고 관리를 해왔는데, 2013년 종편에서 마가목이 기관지와 관절염에 좋다는 소문에 밤새 성숙한 열매를 도난 당하기도 했다.

마가목 열매는 약간 달면서 쓰고, 나무껍질은 약간 쓰면서 차갑지만 독성(毒性)이 없어 식용과 약용으로 쓰고, 관상용으로도 가치가 높다. 약초로 쓸 때는 꽃, 잎, 줄기, 뿌리껍질, 열매 모두를 쓴다. 잎은 그늘에 말려서, 가을에 줄기껍질과 성숙된 붉은 열매를 채취하여 햇볕에 말려서 약초로 쓴다.

최근 약리 실험에서 마가목은 항염, 진해, 거담작용이 있고, 타박상 및 허리와 다리의 동통을 완화시키는 것으로 밝혀졌다. 천식, 기관지염, 비염, 잦은 기침,

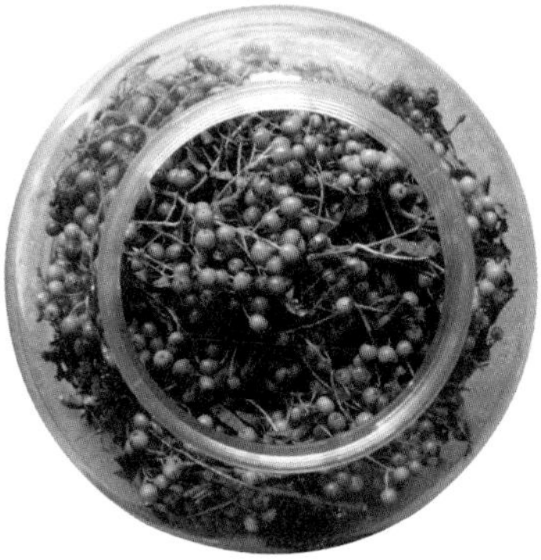

관절염, 뇌졸중, 강장, 진해, 신체허약, 요슬통, 해수에 좋은 것으로 밝혀졌다.

가을에 성숙된 열매를 송이째 따서 효소를 담거나 용기에 넣고 술을 붓고 밀봉하여 3개월 후에 먹는다. 가을에 빨갛게 익은 열매를 따서 곱게 햇볕에 말려서 제분소에서 가루를 내어 찹쌀로 배합해서 환을 만들어 먹는다. 효소를 만들 때는 봄에는 잎을 가을에 빨갛게 익은 열매를 항아리나 용기에 넣고 설탕이나 시럽을 붓는다. 그리고 100일 정도 발효시킨 후에 효소 1에 찬물 5의 비율로 희석해서 마신다.

Tip

- **한방요법** 줄기 껍질을 정공피(丁公皮)로 부른다. 폐질환과 관절염에 다른 약재와 처방한다.
- **민간요법** 봄에 새순을 채취하여 쌈이나 끓은 물에 살짝 데쳐 나물로 무쳐 먹거나, 말려 차로 마신다.

더덕

학명 *Codonopsis lanceolata*
한약명 산해라(山海螺)

생육상	덩굴성 여러해살이풀	이용	잎, 뿌리
개화시기	8~9월	분포지	전국의 숲속과 밭
채취시기	봄(잎), 10월(뿌리)	다른 이름	사삼, 양유, 백삼, 노삼

■ 형태 길이는 1.5~2m 정도이고 잎 앞면은 녹색이고 뒷면은 흰색이다. 잎은 어긋 나고 가지 끝에서 4장이 모여 마주 나는데, 가장자리는 밋밋하고 잎이나 줄기 뿌리를 자르면 흰색 즙이 나오며 독특한 향이 난다. 꽃은 8~9월에 종 모양의 연한 녹색의 꽃이 밑을 향해 피고 꽃잎 안쪽에 자주색 반점이 있다. 열매는 10~11월에 납작한 팽이를 거꾸로 세운 모양으로 여문다.

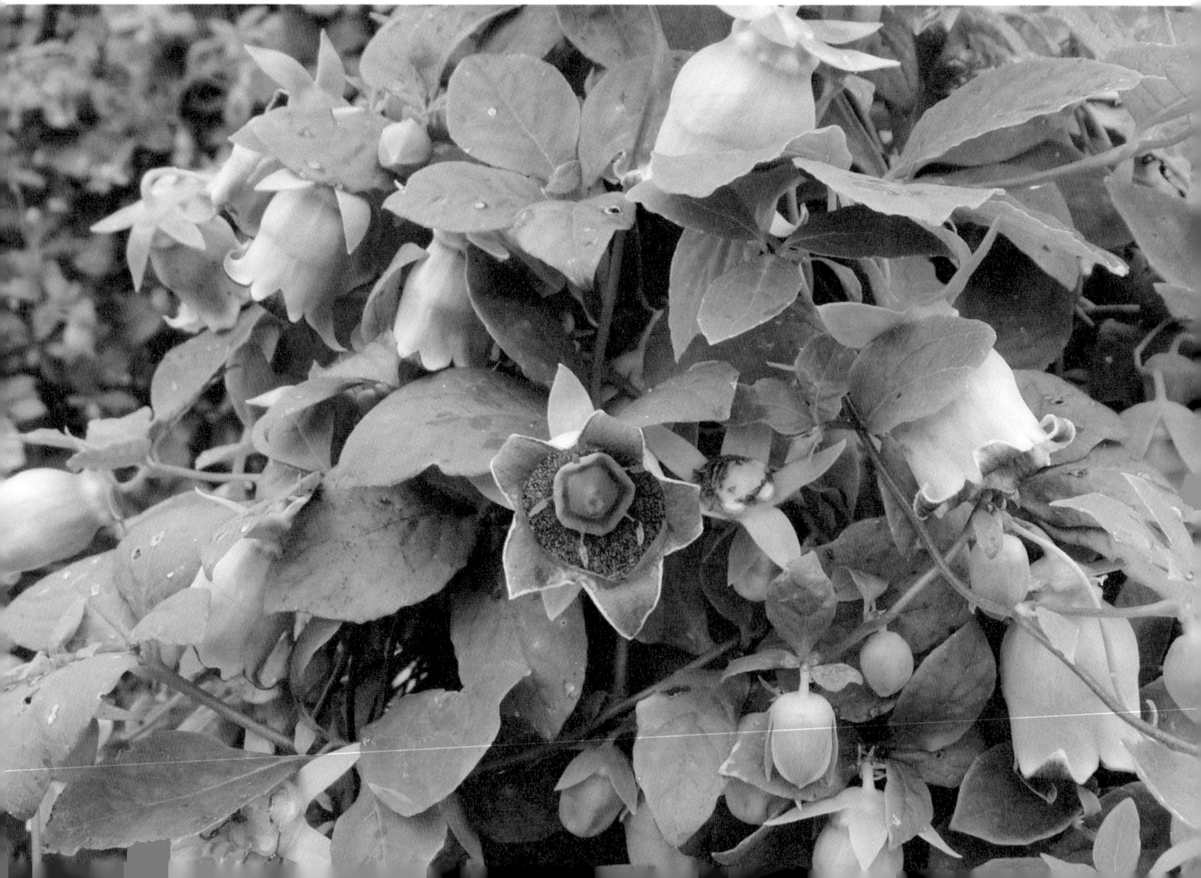

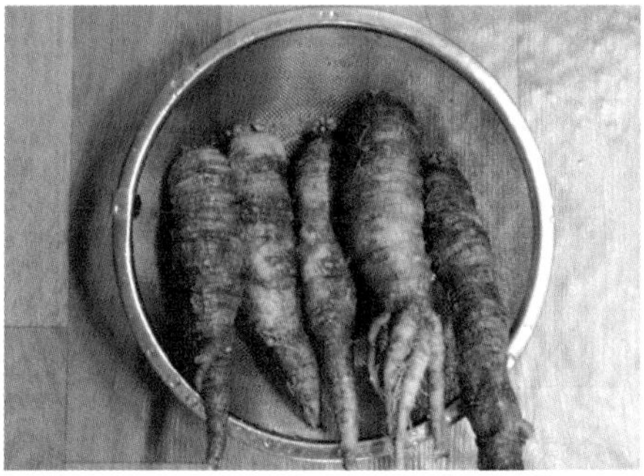 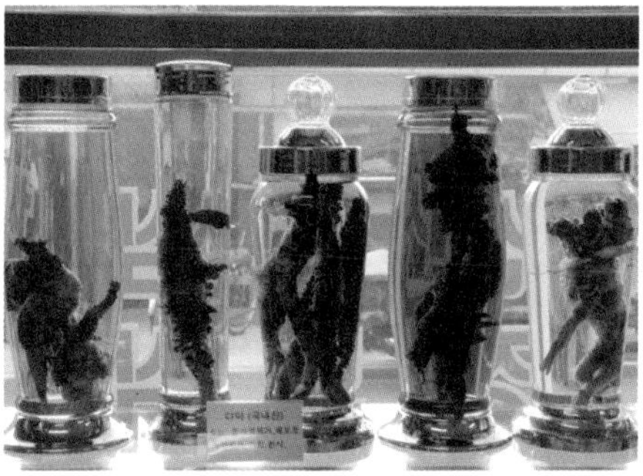

더덕은 바람에 흔들리면 자신의 향기를 뿜어내며 유혹해 꽃가루받이를 마친다. 모래가 많은 땅에서 자란다고 하여 '모래 사(沙)' 자를 써서 '사삼(沙蔘)'이라 하고, 산삼의 사촌이라 하여 '양각채(羊角菜)' 그리고 뿌리가 삼과 비슷하다 하여 '만삼(蔓蔘)'이라 부른다.

식물의 성장은 지기(地氣)의 제한을 받는다. 예를 들면 무는 한철, 도라지와 더덕은 3년, 인삼은 6년을 넘기면 썩어버린다. 자연환경을 이기고 수십 년을 자란 더덕 중에서 빈 공간이 생겨 황백색의 물이 고이는 더덕은 산삼과 맞먹는 '동삼(童參)'이라 하여 심마니들도 산삼과 같이 귀하게 여겨 신비의 영약(靈藥)으로 보았다.

더덕의 뿌리나 줄기를 자르면 하얀 유액이 나온다. 더덕은 달고 쌉쌀한 매운맛이 나고 독이 없어 식용과 약용으로 가치가 높다. 《약학대사전》에서 "더덕은 성미는 달며 쓰고 약간 차다. 폐위경에 들어간다. 폐음을 보하며 폐열과 기침을 멎게 하고 위를 보하여 진액을 생겨나게 한다"고 하였고, 《본초비요》에서 "더덕은 폐기를 보하고 폐를 맑게 하여 간을 이롭게 한다"고 했듯이, 최근 임상 실험에서 기침가래, 급/만성기관지염, 기관지 확장증, 폐결핵에 효능이 있는 것으로 밝혀졌다.

가을에 뿌리를 캐어 흙을 제거한 후에 물로 씻고 물기를 뺀 후에 용기에 넣고 술을 부고 밀봉하여 3개월 후에 먹는다. 효소를 만들 때는 가을에 더덕을 캐서 흙을 제거한 후에 물로 씻고 적당한 크기로 썰어 항아리나 용기에 넣고 설탕이나 시럽을 붓는다. 그리고 100일 정도 발효시킨 후에 효소 1에 찬물 5의 비율로 희석해서 마신다.

Tip

- **한방요법** 뿌리를 '산해라(山海螺)'로 부른다. 천식, 기관지염, 인후염에 다른 약재와 처방한다.
- **민간요법** 봄에 어린잎을 뜯어 쌈이나 끓은 물에 살짝 데쳐서 무쳐 먹고, 뿌리의 껍질을 제거하고 세로로 가늘게 찢어 생으로 양념과 함께 먹었다, 생더덕을 삼베주머니에 넣고 고추장 항아리에 박아 장아찌로 만들어 먹는다. 산후 젖이 부족할 때 먹었고, 벌레에 물렸을 때는 더덕을 갈아서 상처 부위에 바른다.

도라지

학명 *Platycodon grandiflorum*
한약명 길경(桔梗)

생육상	여러해살이풀	이용	뿌리
개화시기	7~8월	분포지	전국의 야산 양지바른 숲이나 밭
채취시기	봄(잎), 9~10월(뿌리)	다른 이름	백약, 경초, 고경, 복경

- 형태 높이는 80~100cm 정도이고, 잎은 어긋 나거나 3~4장씩 돌려 나고, 타원형으로 가장자리는 날카로운 톱니 모양이다. 줄기를 자르면 흰색의 즙이 나온다. 꽃은 7~8월에 종 모양으로 위를 행해 보라색 또는 흰색으로 피고, 열매는 10월에 둥근 달걀 모양으로 여문다.

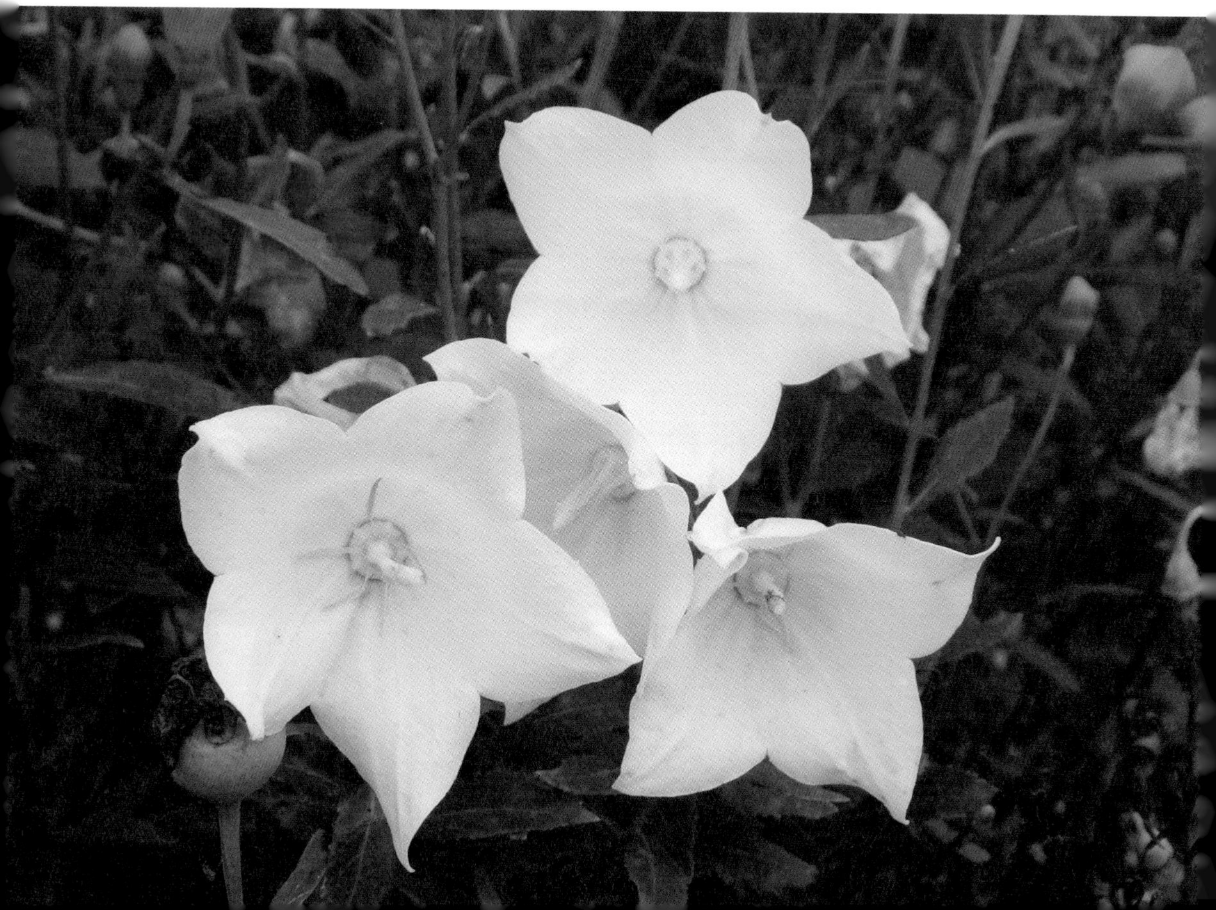

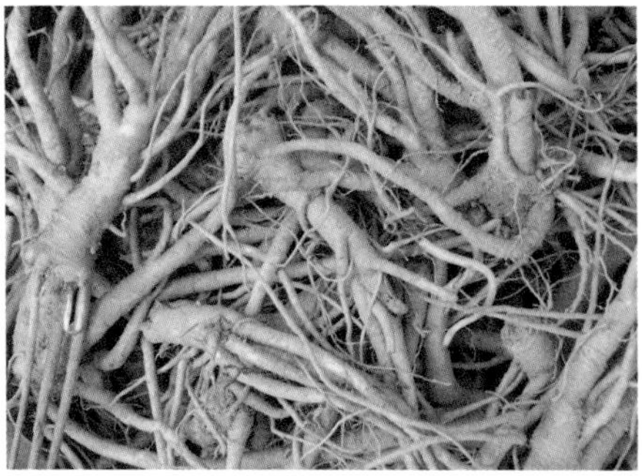 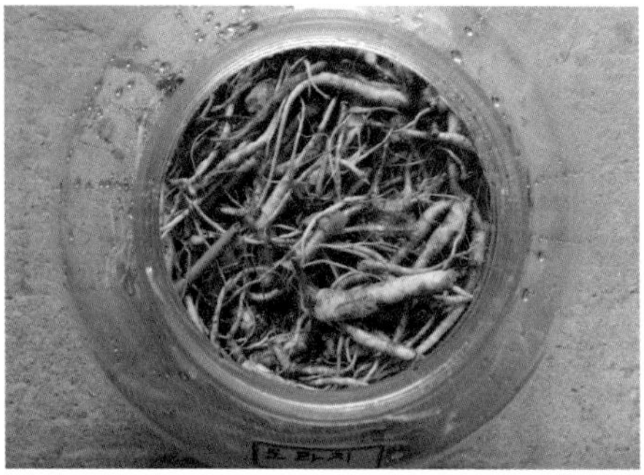

도라지 중에서 백도라지를 최상품으로 친다. 전통 민간의약에서 "도라지가 100년을 묵으면 그 약효가 산삼보다 낫다"고 할 정도로 약성(藥性)이 좋지만, 일반적으로 5년이 넘는 것을 쓴다. 《향약집성방(鄕藥集成方)》에서 "도라지는 맵고 온화한 맛에 독이 약간 있어, 7~8월에 캔 뿌리를 햇볕에 말려 달여서 인후통을 다스린다"고 하였다.

도라지에는 이눌린(Inulin, 독성) 성분이 있어 뿌리를 식용으로 할 때는 끓는 물에 삶아낸 다음, 잘게 쪼개어 다시 물에 헹구고 사포닌 성분을 흘려버린 후에 조리를 해서 먹어야 한다.

최근 약리 실험에서 항암, 거담, 항염증작용이 있는 것으로 밝혀졌으며, 기침, 천식, 해소, 기관지염에 좋다. 도라지에는 사포닌, 당질, 섬유질, 칼슘, 철분, 단백질, 비타민이 함유되어 있다. 그 외 엑기스, 분발을 만들어 먹는다.

도라지는 식용, 약용으로 가치가 높다. 약초를 만들 때는 가을에 뿌리를 캐서 껍질을 벗겨 햇빛에 말려서 쓴다. 가을에 뿌리를 캐서 물로 씻고 물기를 뺀 도라지에 귤껍질을 약간 배합하여 차로 마신다. 뿌리는 캐서 흙을 제거한 후에 물로 씻고 물기를 뺀 후에 용기에 담아 술을 붓고 밀봉하여 3개월 후에 먹는다. 효소를 만들 때는 '밭도라지+산도라지'를 떡국의 떡 크기로 썰어 설탕에 버무려 항아리나 용기에 설탕이나 시럽을 붓는다. 그리고 100일 정도 발효시킨 후에 효소 1에 찬물 5의 비율로 희석해서 마신다.

Tip

- **한방요법** 뿌리를 길경(桔梗)으로 부른다. 잦은 기침, 진해거담, 기관지염에 다른 약재와 처방한다. 돼지고기나 굴과 함께 먹지 않는다.
- **민간요법** 나물, 부침개, 튀김, 생채, 숙채, 정과 등으로 먹었다. 치질에는 도라지 줄기와 잎을 짓찧어 즙을 발랐다.

수세미오이

학명 *NLuffa cylindric*a
한약명 사과락(絲瓜洛)

생육상	덩굴성 한해살이풀	이용	잎, 열매, 줄기
개화시기	7~9월	분포지	담장이나 울타리에 재배
채취시기	9~10월	다른 이름	수과, 면과, 천라과

■ 형태 길이는 12m 정도이고, 잎은 어긋 나고 덩굴손과는 마주 나고 손바닥 모양으로 5~7개로 갈라진다. 줄기는 덩굴손으로 다른 물체를 감고 자란다. 꽃은 7~9월에 수꽃은 잎겨드랑이에 여러 송이 모여 피고, 암꽃은 한 송이씩 노란색으로 피고, 열매는 9~10월에 50cm 정도의 긴 자루 모양으로 여문다.

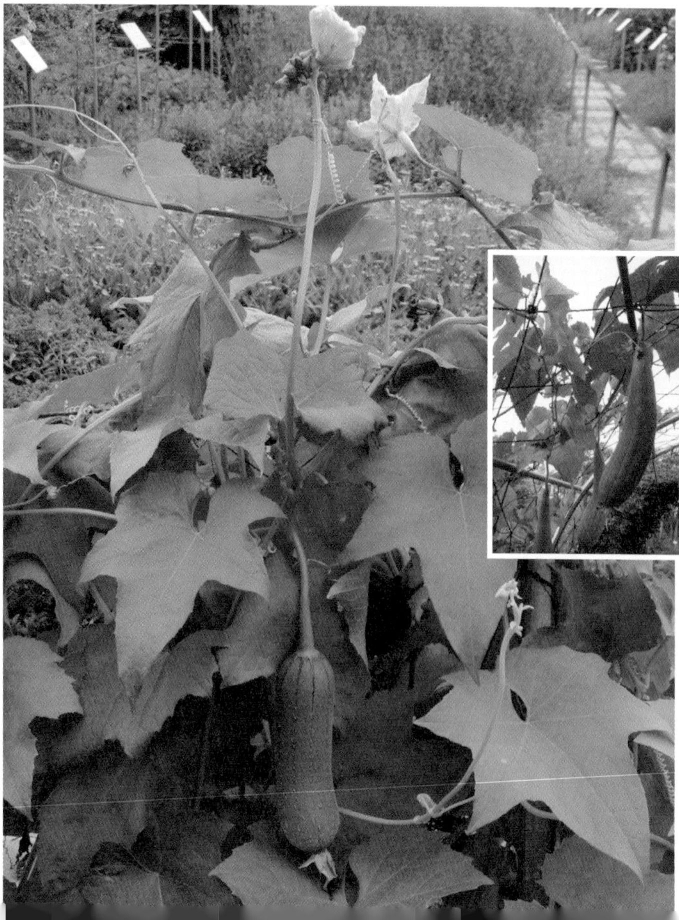

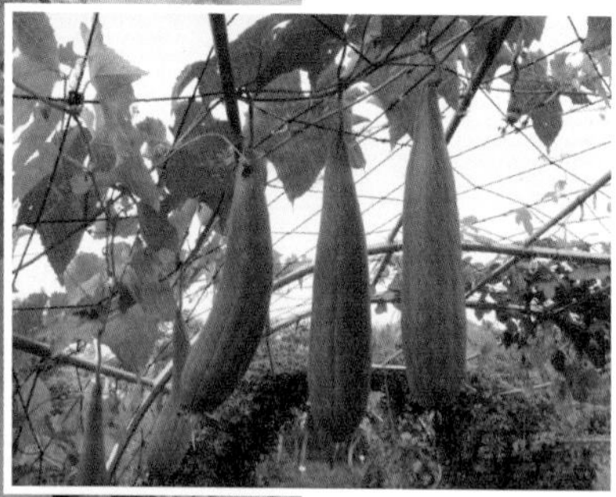

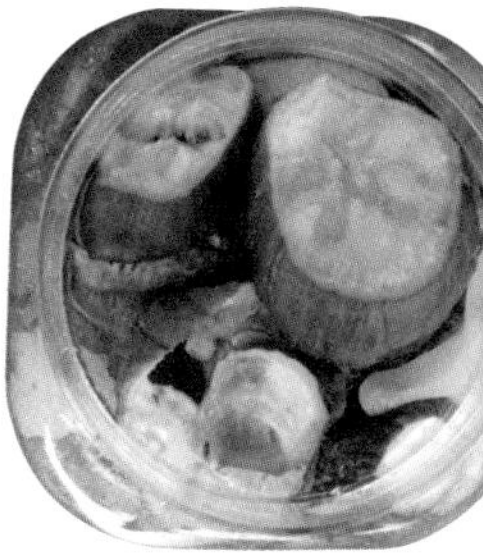

덩굴성인 수세미오이가 시골 담장이나 울타리에 노란 색으로 꽃을 피우면 아름답다.

수세미오이는 약용, 식용, 관상으로 가치가 높다. 성숙한 열매나 줄기, 종자, 뿌리 모두를 쓴다. 수세미에는 소량의 사포닌이 있고 종자에는 지방유가 다량 함유되어 있다.

수세미오이는 구멍이 많아 경락을 잘 소통시켜 만성기관지염, 비염에 좋은 것으로 알려져 있다. 열매는 폐, 해수, 천식에 쓰고, 종자는 부종에 쓰고, 뿌리는 유선염에 좋고, 줄기는 요통, 무릎 통증에 쓴다. 최근 약리 실험에서 이뇨작용, 소염작용, 항균작용, 진통작용, 살충작용이 있는 것으로 밝혀졌다.

수세미오이로 수액을 만들 때는 수세미 덩굴을 뿌리에서 잘라 뿌리 쪽 덩굴을 굽혀서 깨끗이 병 속에 넣고 공기나 잡물이 들어가지 않도록 밀봉한 후 3일이 지나면 수액이 나온다.

Tip

- **한방요법** 마른 열매를 사과락(絲瓜洛)으로 부른다. 약성이 서늘하여 해수와 가래가 많은 증상과 전신이 붓는 증상에 다른 약재와 처방한다. 한꺼번에 7~10개를 먹으면 엘라테린(elaterin)이라는 성분에 의해 설사를 하기 때문에 적당량을 먹어야 한다.
- **민간요법** 미성숙한 열매는 먹고, 생것의 성숙과는 도라지를 가미하여 효소를 만들어 먹기도 한다. 부드러운 어린잎과 어린열매는 나물로 무쳐 먹고, 익지 않은 열매를 따서 씨를 제거한 후 잘게 썰어서 양념을 해서 먹는다. 수액은 화장수로 쓰고, 생것은 말려 세척용으로 사용한다. 화상을 입었을 때 참기름에 개어 환부에 바른다. 숙취에는 수세미 수액을 마신다.

산초

학명 *Zanthoxylum schinifolium*
한약명 야초(野椒)

생육상	갈잎떨기나무	이용	잎, 열매
개화시기	7~8월	분포지	중부 이남 햇볕이 잘 드는 산기슭
채취시기	9~10월	다른 이름	진초, 척초, 애초

■ 형태 높이는 1~3m 정도이고, 잎은 어긋 나고 가장자리는 물결 같은 톱니 모양이다. 줄기와 가지에서 가시가 어긋 나며 작은 가지는 붉은빛이 도는 갈색이고, 독특한 향이 있다. 꽃은 7~8월에 가지 끝에 많이 모여 연한 녹색으로 피고, 열매는 9~10월에 여문다.

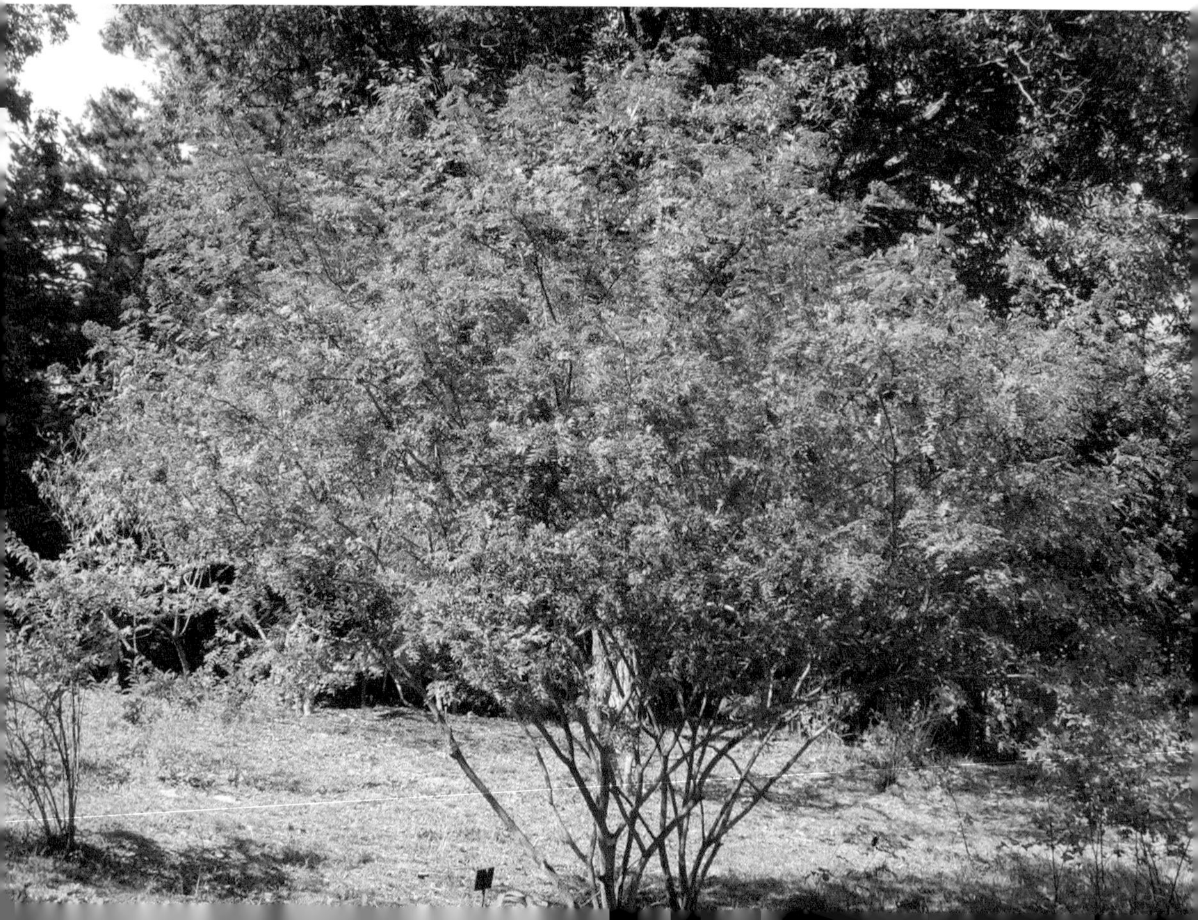

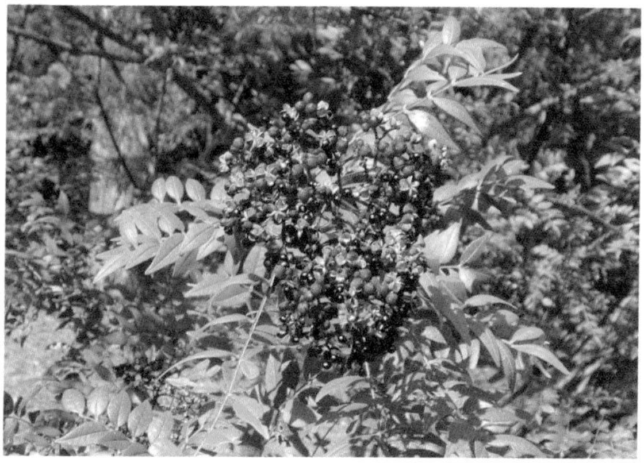

산행 중에 산초나무와 초피나무를 구분하는 방법은 산초나무는 초피나무에 비하여 꽃잎이 많고 가시가 어긋 나며, 작은 잎은 긴 타원형이고 드문드문 둔한 톱니 모양이다. 반면에 초피나무는 줄기의 가시가 마주나고, 잎 중앙부에 옅은 황록색의 반점이 있다.

우리 조상은 산초의 어린잎, 줄기를 과실과 함께 장채(醬菜)로 먹었고, 추어탕이나 생선독과 비린내를 제거하는 향미료의 재료로 썼다. 맛을 내기 위해서 산초가루를 쓰고, 사찰에서는 간장과 식초에 절여 반찬으로 먹었다. 산초의 열매나 잎에는 방부효과가 있어 장(醬)에 담가 넣으면 오랫동안 맛이 변하지 않는다.

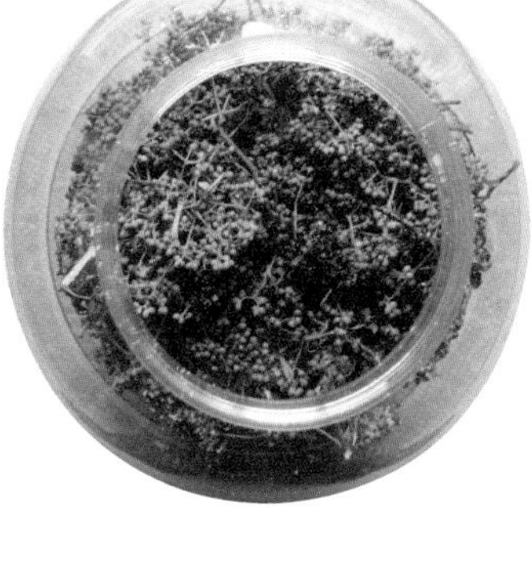

산초나무는 맵고 뜨거우며 약간의 독성(毒性)이 있다. 산초는 식용, 약용, 공업용으로 가

치가 높다. 산초를 탕에 넣어 사지슬통(四肢膝痛), 풍한습비(風寒濕痺)를 다스렸고, 살충 작용이 있어 회충을 구제하는 데 썼다. 잦은 기침과 해수에 산초 열매로 기름을 짜서 먹었고, 열매는 가루를 내어 타박상, 종기, 염증에 발랐다.

《선만식물지》에서 "산초 뿌리를 태운 가루로 치질(痔疾)을 치료할 수 있다"고 했듯이 열매, 잎, 껍질을 짓찧어 즙을 환부에 발랐다.

가을에 성숙된 열매를 따서 항아리에 넣고 설탕이나 시럽을 붓는다. 그리고 100일 정도 발효시킨 후에 효소 1에 찬물 5의 비율로 희석해서 마신다.

Tip

- **한방요법** 열매 껍질을 산초(山椒)라 부른다. 잦은 기침, 해수에 다른 약재와 처방한다.
- **민간요법** 봄에 잎을 따서 양념에 재어 장아찌로 먹는다. 옴과 버짐, 가려움증, 음낭습진에는 달여서 환부를 세척하였고, 치통에 열매를 깨서 물거나 갈아 즙을 내서 입에 물었고, 장(腸)이 꼬이거나 처졌을 때는 송진을 추출하여 한 스푼을 먹었다.

배

학명 *Pyrus serotina*
한약명 이(梨)

생육상	갈잎큰키나무	이용	열매
개화시기	4월	분포지	중부 이남 산지
채취시기	9~10월	다른 이름	고실네, 황실네, 청실네, 일본배

■ 형태 높이는 5~8m 정도이고, 잎은 어긋 나고, 반질반질하며 가장자리가 둔한 톱니 모양이다. 꽃은 4월에 잎과 함께 흰색으로 피고, 열매는 9~10월에 둥글고 껍질은 연한 갈색이지만 속은 희다.

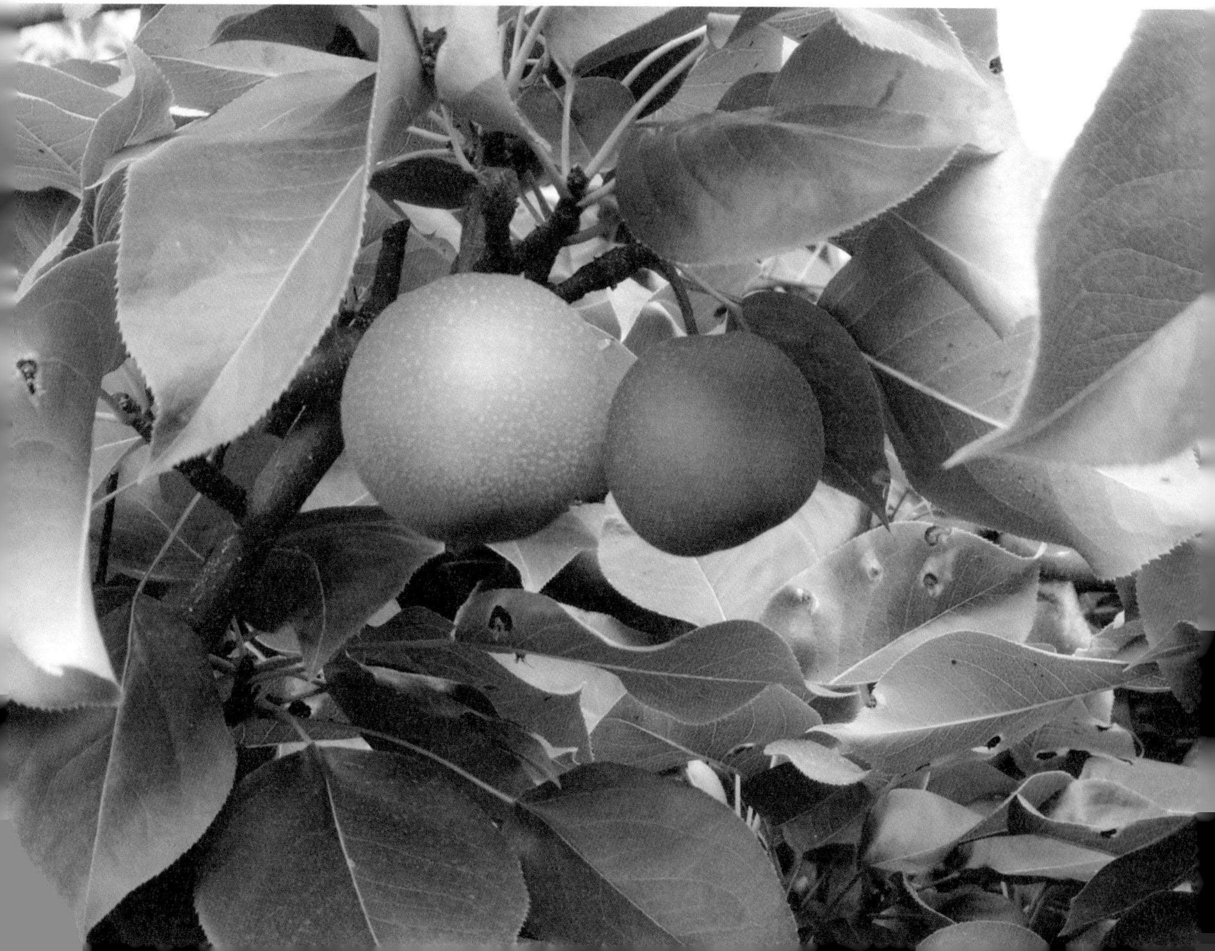

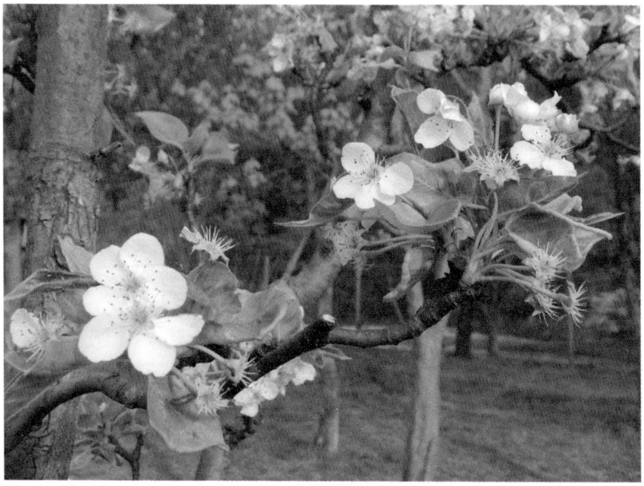

배는 산속에서 선인(仙人)이나 기(氣)를 수련하는 사람이 즐겨 먹었다 하여 장수(長壽)를 상징한다. 우리 속담에 '오비이락(烏飛梨落)'의 "까마귀 날자 배 떨어진다"는 깊은 뜻은 '배가 맛있는 과일'이지만, 칠월칠석날에는 배를 주지도 받지도 않음을 의미한다. 배는 폐에 좋다. 배는 당분과 수분이 많고 시원하고 상큼한 맛을 주기 때문에 생과로 먹었고, 고기를 재는 데, 육회를 먹을 때, 냉면이나 김치를 담글 때 등에 이용된다. 이밖에 통조림, 주스, 잼, 식초, 사탕조림 등으로 다양하게 이용된다. 소고기를 먹고 체했을 때는 생배를 먹는다.

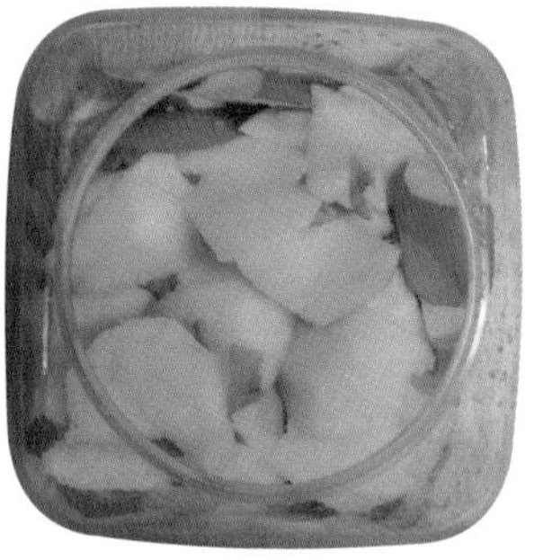

중국 전통 의서에 당나라 무종이 오랜 기간 마음의 병을 앓고 있었는데 배즙으로 치료했다는 기록이 있다. 《본초강목(本草綱目)》에서 배는

"기침을 치료하고, 소갈(消渴)을 치료한다"고 했고, 《의학입문》에서 "기침으로 가슴이 더부룩하면 좋은 배를 골라 속을 빼고 배속에 꿀을 넣어 쪄서 먹으면 낫는다"고 했다.

배는 민간에서 폐에 약용으로 쓰고, 식용으로 많이 먹는다. 약초로 쓸 때는 성숙된 열매나 껍질을 쓴다.

봄에 하얀 배꽃을 따서 이화주(梨花酒)를 담그고, 가을에는 성숙한 배를 따서 4등분하여 씨를 빼내고 용기에 넣고 술을 붓는다. 그리고 밀봉하여 3개월 후에 먹는다. '이강고(梨薑膏)'는 '배+꿀+생강'을 섞어 만든다.

Tip

- **한방요법** 이(梨)로 부른다. 가지와 잎을 달여서 토사곽란(吐瀉癨亂)에 쓰고, 배나무 껍질은 잘 말려서 달여서 폐(肺)에 쓰고, 주로 담(痰) · 기침 · 변비 · 이뇨에 다른 약재와 처방한다. 배는 성질이 차갑기 때문에 속이 냉하거나 설사를 하는 사람은 배가 맞지 않는다.
- **민간요법** 껍질을 달인 물로 버짐과 옴을 발랐고, 복통에는 잎을 진하게 달여 먹었고, 이질(痢疾)에는 콩만 한 배를 태워 먹었다. 그리고 기력(氣力)을 회복하고자 할 때는 배속에 꿀을 넣고 통째로 구워 먹었다.

모과

학명 *Chaenomeles sinensis*
한약명 모과(木瓜)

생육상	갈잎큰키나무	이용	열매
개화시기	4~5월	분포지	중부 이남
채취시기	9~10월(열매)	다른 이름	명사, 목이, 추피모과, 광피모과

- 형태 높이는 6~8m 정도이고, 잎은 어긋 나고 가장자리는 톱니 모양이다. 줄기는 매끄럽고 껍질이 조각조각 떨어져 얼룩이 있다. 꽃은 4~5월에 연한 붉은색으로 피고, 열매는 9월에 단단한 타원형으로 이과로 여문다.

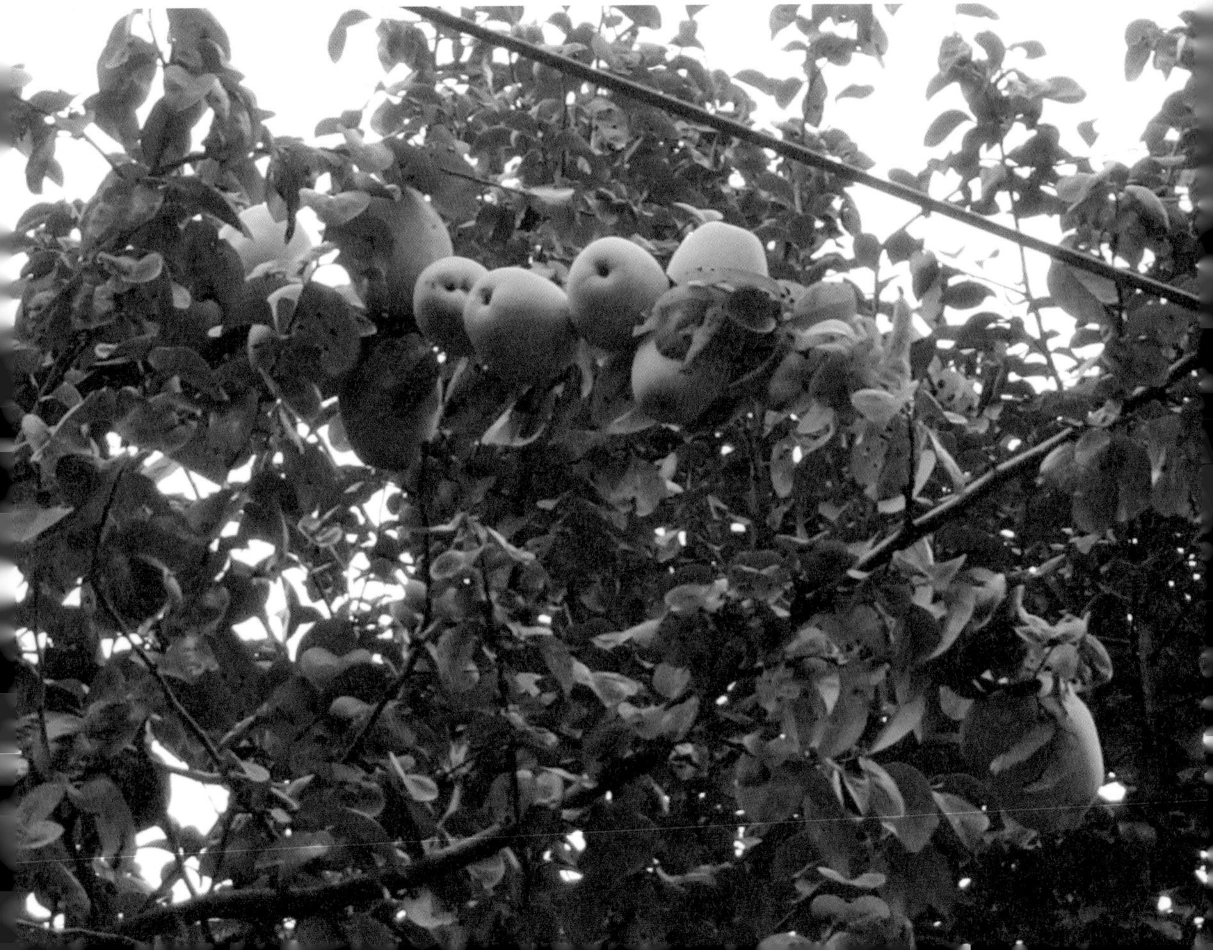

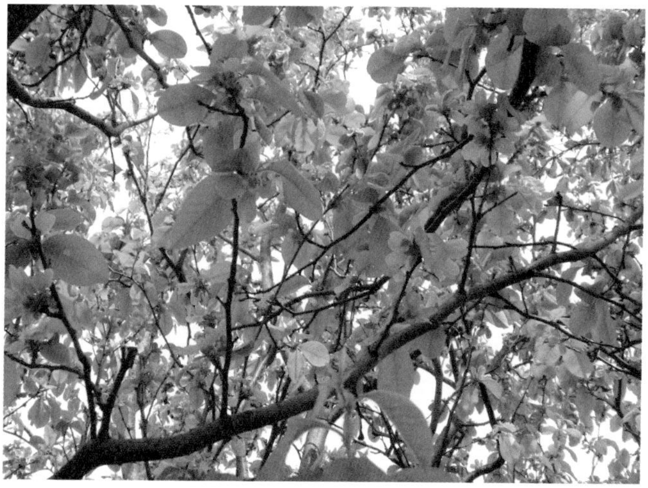

모과(木瓜)는 참외를 닮았으나 나무에 달렸기 때문에 '나무참외'라고 부르고, 꽃이 아름다워 '화리목(花梨木)', 도사를 보호했다 하여 '호성과(護聖瓜)'라고 부른다.

"어물전 망신은 꼴뚜기가 시키고 과일전 망신은 모과가 시킨다"는 속담은 모과가 못생겼다는 것을 풍자한 말이지만, 모과는 못생긴 것일수록 향기도 좋고 기관지나 폐에 좋은 것으로 알려져 있다.

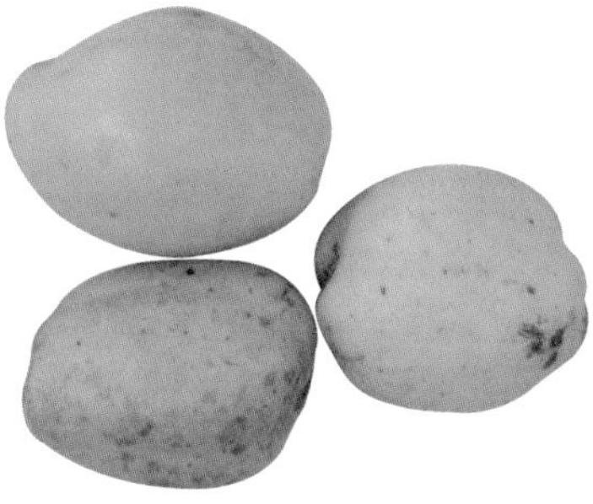

모과나무를 처음 사람들은 네 번 놀란다고 한다. 첫째는 못생긴 외형에 놀라고, 두 번째는 잘 익은 모과의 향기에 놀라고, 세 번째는 그처럼 향기가 좋은데 맛은 어떨까 하고 먹

어 보고 놀라고, 네 번째는 그 맛이 시금털털한 고약한 모과가 한약 재료로 많이 쓰이고 있다는 데 놀란다.

모과는 식용, 약용으로 가치가 높다. 중국에서는 2000년 전부터 약용으로 이용했고, 열매는 향기가 좋아 천연방향제로 사용했다. 가을에 노랗게 성숙된 열매를 따서 얇게 썰어서 용기에 넣고 술을 붓고 밀봉하여 3개월 후에 먹는다.

모과 열매는 칼슘, 칼륨, 철분, 무기질이 풍부한 알칼리성 식품으로 신맛이 강해 생식은 부적합하지만 유자와 함께 달여 먹으면 좋다. 주로 기침, 기관지, 폐렴에 좋은 것으로 알려져 있다.

Tip

- **한방요법** 모과 열매를 명사(榠樝)로 부른다. 기관지염, 폐질환, 기침에 다른 약재와 함께 처방한다.
- **민간요법** 열매는 향기가 좋아 방향제로 많이 쓰고, 잘 익은 열매를 따서 잘게 적당한 크기로 잘라 차관이나 주전자에 넣고 끓여 꿀을 타서 차로 마셨다. 기침과 천식에 모과를 달여 먹었고, 창(瘡)에는 모과 잎을 찧어 환부에 발랐다. 그리고 말린 모과를 달여서 거담(祛痰)이나 설사 멈춤에 썼다.

소변을 알면 건강이 보인다

동양의학에서는 신장을 몸의 머리로 본다.
신장의 사구체가 건강한 사람은 건강하다.
잦은 피로와 소변은 신장질환을 의심해봐야 한다.
요실금, 전립선 질환이 있는가? 즉시 치료하라!
잘 때 심장은 계속 작동하지만, 밤에 신장의 3분의 1은 쉬어야 한다.
밤새 잠을 안 자고, 날을 샌 적이 있는가?
다음날 피곤하고 삶의 질이 떨어진다.

우리 몸에서 원활한 통행과 배출의 역할을 신장이 담당한다. 신장은 신체 구석구석에 노폐물을 혈액으로 운반하여 걸러낸다. 하루에 약 7,500리터가 신장 사구체에서 걸러지기 때문에 매일 충분한 양의 물을 마셔야 한다. 신장은 전신에 영양을 공급하고, 노폐물을 처리한다. 그리고 체온을 일정하게 유지하여 주며, 적혈구의 생산을 촉진시키고, 혈액 속에 들어 있는 칼륨, 염화나트륨 기타 물질들을 감시하고 생명과 직결되는 수분의 양을 조절한다.

주먹만 한 크기의 신장이 하루에 걸러내는 혈액량은 200리터 정도이다. 이는 생수 500미리리터 400통에 달하는 양이다. 신장 안에서 소변을 걸러내는 데에

핵심적인 역할을 하는 사구체에 문제가 생기면 소변으로 나오지 말아야 할 혈액이나 단백질이 빠져나오면서 사구체가 손상되고 굳어진다.

신장을 건강하게 만들기 위해서는 밤에는 쉬어야 한다. 왜냐하면 신장은 밤에는 낮의 3분의 1밖에 활동하지 않기 때문이다. 밤에 쉬지 않고 활동을 하면 신장이 100% 가동하기 때문에 다음날 피곤하다. 신장은 다른 장기에 비해 80% 정도가 망가지고 난 후에야 병원을 찾는 경우가 대부분이다. 한 번 망가진 신장은 회복되기 힘들다.

평소 오줌 속에 단백질이 없는가를 살펴야 한다. 극소량을 제외하고는 있어서는 안 된다. 단백질이 오줌 속에 있다는 것은 여과조직들을 통해 혈액 속의 단백질이 유실되고 있다는 것이다. 고혈압이 있으면 신장도 쉽게 망가진다. 나이가 들면 신장기능이 감소하기 때문에 조금만 짜게 먹어도 몸이 쉽게 붓고 혈압이 올라간다. 건강검진을 할 때 단백뇨가 하루에 150mg을 넘지 않아야 하고, 사구체 여과율이 1분당 90ml 이상이어야 한다. 신장 질환은 초기에 적극적으로 치료하지 않으면 돌이킬 수 없는 상태에 이른다. 어느 날 갑자기 살이 빠지면서 피곤하고 몸이 붓고 소변 색깔이 콜라색으로 변한다든가, 거품이 생기는 등의 이상 증상이 보인다면 신장질환을 의심해야 한다.

평소에 신장을 건강하게 하기 위해서는 밤에는 충분하게 휴식을 하고 식이요법과 저염식이 중요하고, 정상적인 혈압과 혈당을 유지하는 게 중요하다. 신장의 사구체에 도움을 주는 산수유를 비롯하여 새삼, 자리공, 호장근, 옥수수수염 등을 섭취한다.

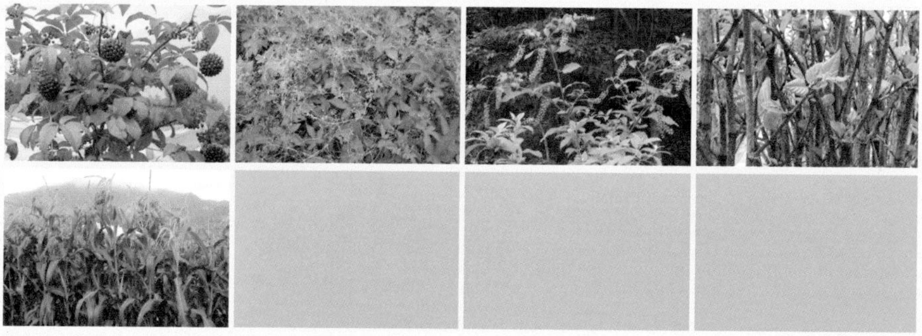

오가피

학명 *Acanthopanax sessiliflorus*
한약명 오가피(五加皮)

생육상	갈잎떨기나무	이용	잎, 열매
개화시기	7~8월(자주색)	분포지	전국 산지 경사면, 그늘지고 습기가 많은 곳
채취시기	봄(새순), 여름(펴진 잎), 가을(성숙한 열매)	다른 이름	자오가, 남오가피, 자오가근

■ 형태 높이는 3~4m 정도이고, 잎은 손바닥 모양으로 어긋 난다. 가지에는 가시가 있고, 꽃은 7~8월에 장상복엽(掌狀複葉)으로 황백색에 자주색이 섞인 작은 꽃들이 공처럼 핀다. 열매는 9~10월에 콩알만 한 작은 구형으로 검게 여문다.

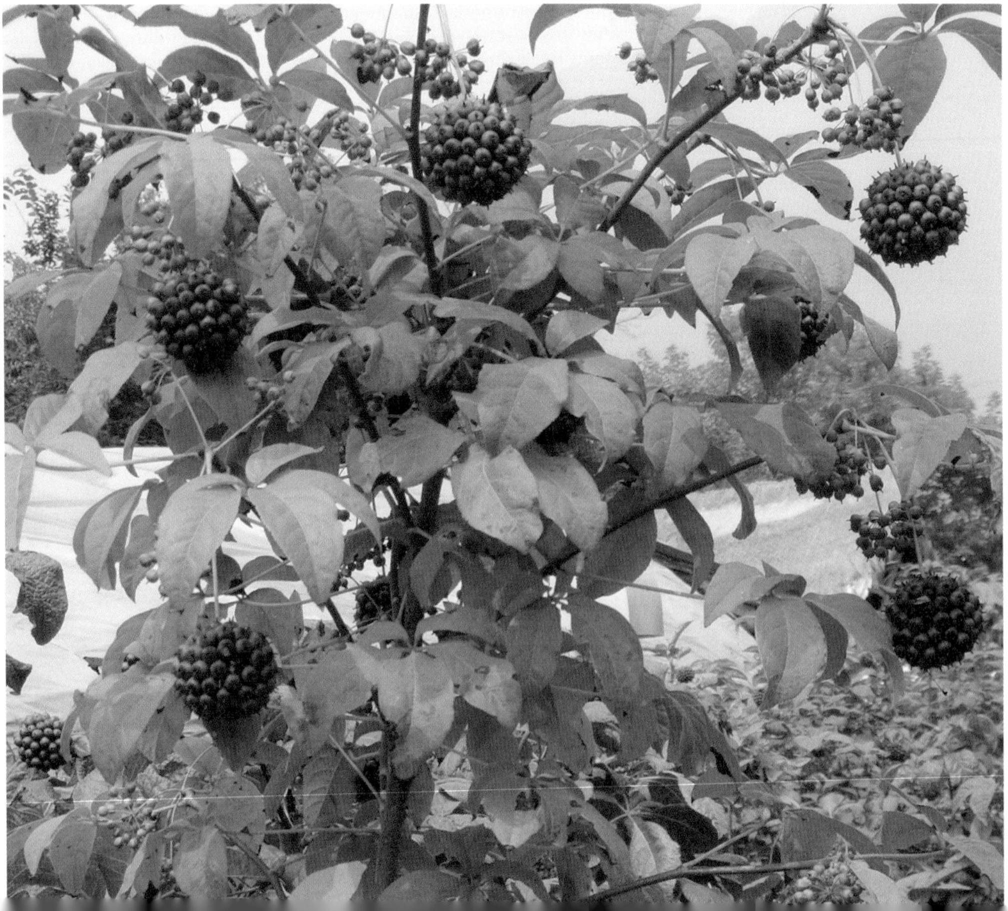

오가피는 고려시대 《한림별곡》, 조선시대 《산림경제》에서 식용과 약용으로 이용했다는 기록이 있다.

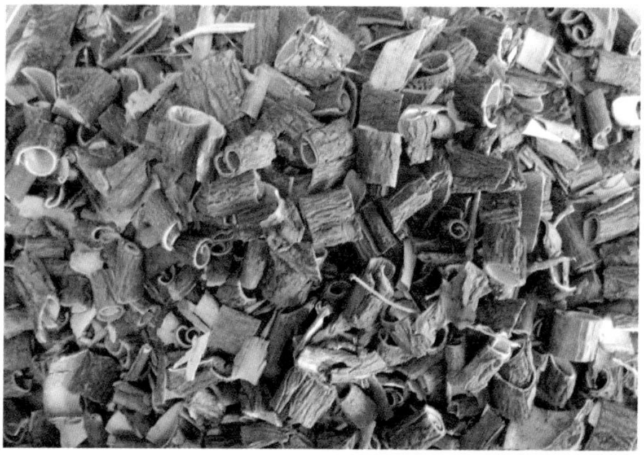

오가피의 학명 "아칸토(Acantho)는 가시나무, 파낙스(Panax)는 만병을 치료한다"는 의미로 50여 가지의 병증을 다스리는 것으로 알려져 있다.

그 동안 인삼에 밀려 주목받지 못하다가 2002년 월드컵 4강 신화를 이룩한 태극 천사들이 체력을 강화하기 위해 오가피를 상복한 이후 건강식품으로 각광받고 있다.

오가피는 피를 맑게 하고 건강한 세포가 활성화되어 건강의 적이라고 할 수 있는 고지혈증, 중성지방, 콜레스테롤에 좋고, 뇌세포의 변조를 늦추어 잦은 두통이나 불면증을 호소하는 사람에게 좋다. 신장의 기능을 개선시켜주기 때문에 신장이 좋지 않은 사람이 상복하면 효과를 볼 수 있다.

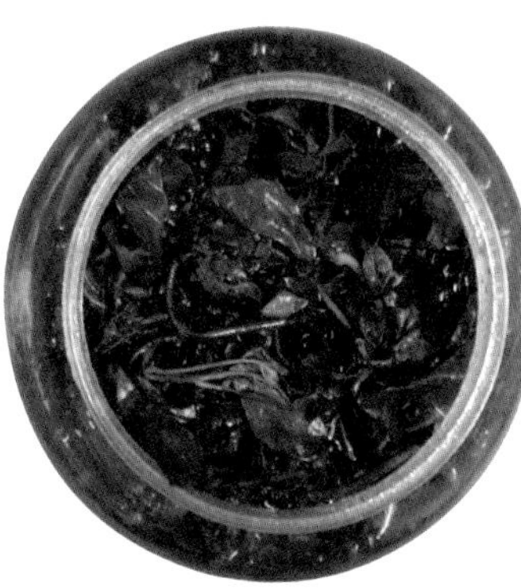

오가피는 근골을 강하게 하고, 통증을 진정시켜주며, 간장의 기능을 강화해 피로를 모

르는 강한 체력을 유지할 수 있게 해준다.

오가피는 잎, 줄기, 열매, 뿌리를 모두 약용으로 쓴다. 오가피의 약성은 온(溫)하고 신(辛)하여 오랫동안 장복하면 노화의 진행을 늦춘다.

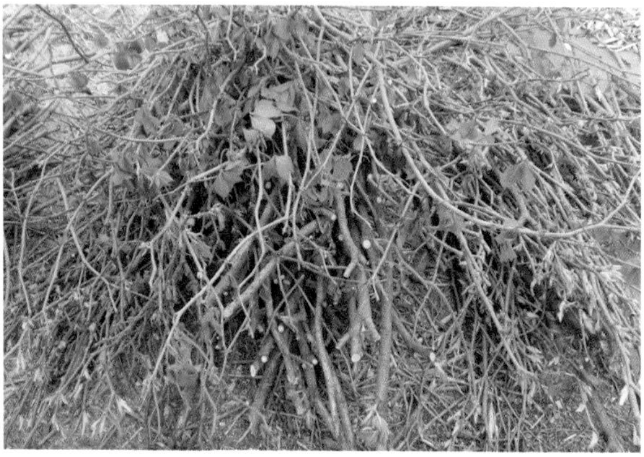

Tip

- **한방요법** 뿌리껍질을 오가피(五加皮)라 부른다. 오가피는 풍한습비통(風寒濕痺痛)을 다스리고, 간장(肝臟)과 신장(腎臟)을 보(補)하며, 근육과 뼈를 튼튼하게 하고, 혈액순환을 좋게 하는 활혈(活血)작용이 뛰어나 신장, 관절염, 요통에 다른 약재와 함께 처방한다.
- **민간요법** 이른 봄에 새순을 따서 쌈을 먹거나 뜨거운 물에 살짝 데쳐서 나물로 무쳐 먹는다. 잎을 따서 깻잎처럼 양념에 재어 장아찌로 먹고, 가을에 까만 열매를 따서 술이나 효소를 담가 먹는다.

새삼

학명 *Cuscuta japonica*
한약명 토사자(菟絲子)

생육상	덩굴성 한해살이풀	이용	잎, 지상부, 뿌리
개화시기	8~9월(황백색)	분포지	전국의 들과 밭둑
채취시기	봄(전체), 10월(열매)	다른 이름	토사, 토사자, 실새삼

- 형태 덩굴성으로 길이는 50~100cm 정도이고 잎이 없으며 줄기는 붉은빛을 띠고, 줄기가 다른 식물에 붙어 영양분을 기생하는 식물이다. 꽃은 8~9월에 작은 포도송이처럼 줄기 위에 흰색으로 피고, 열매는 9~10월에 달걀 모양으로 여문다.

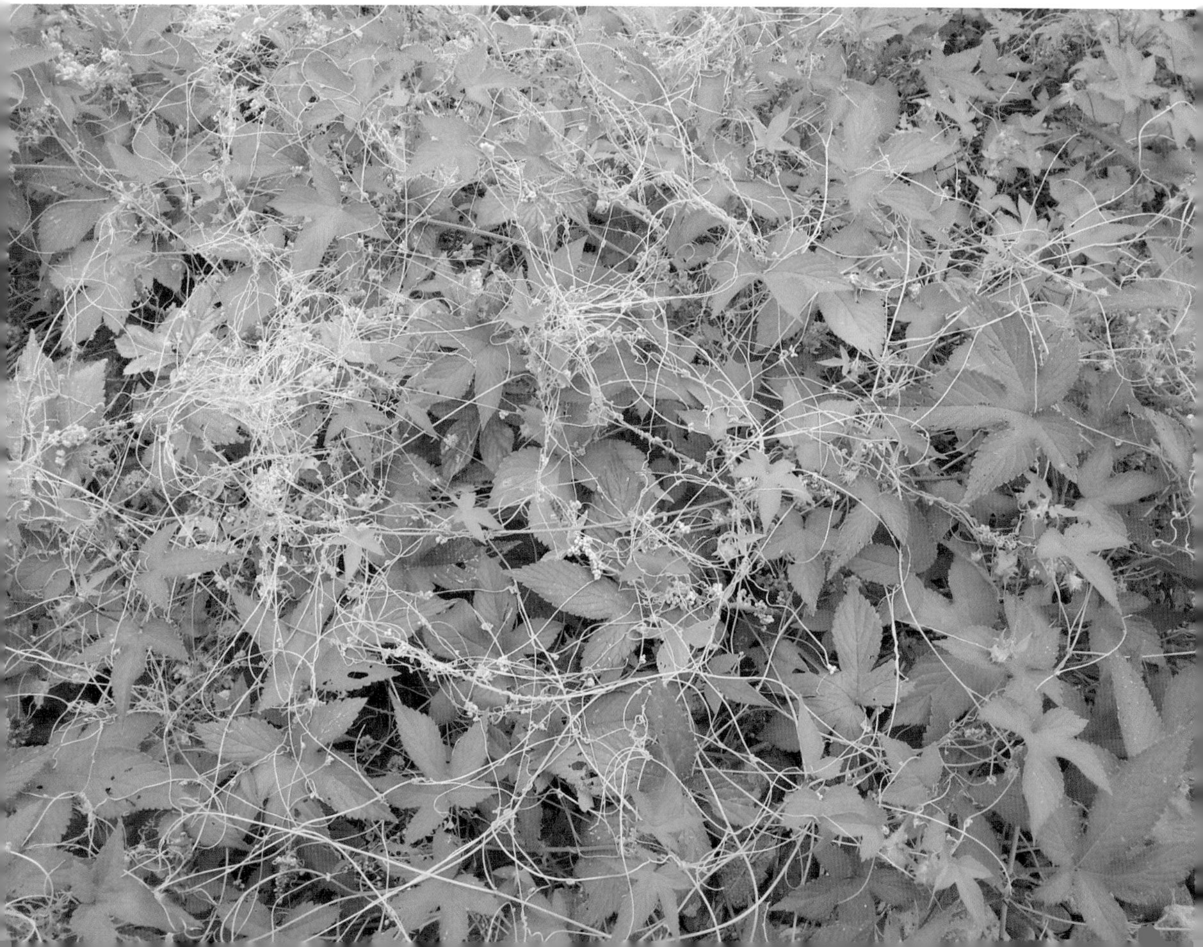

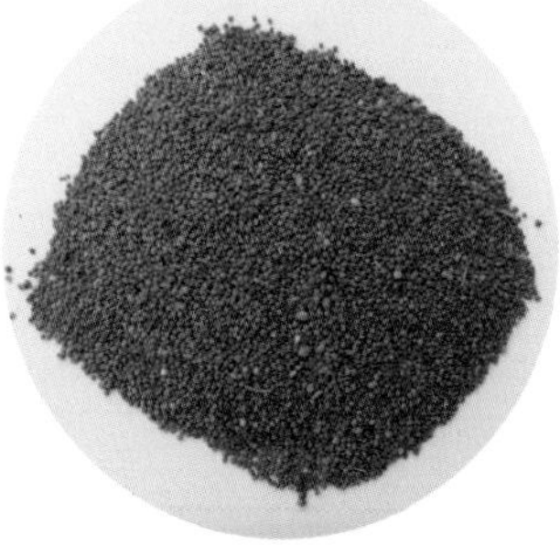

새삼은 잡초가 무성한 곳에서 다른 식물을 덮치면서 자란다. 《고전의서》에서 토끼 다리가 부러져 풀밭에 버렸는데 그 풀을 먹고 다음날 건강한 모습으로 돌아다녔다 하여 토끼를 고쳤다는 의미인 '토사자'라고 불렀다. 줄기가 실 모양으로 가늘게 자라기 때문에 '실새삼'이라고도 부른다.

사람은 나이가 들면서 노화로 인한 신체기능 중에서 신장기능이 저하된다. 토사자는 신장기능의 저하로 소변을 자주 보고 발기가 잘 안 되며 허리가 아픈 증상에 좋다.

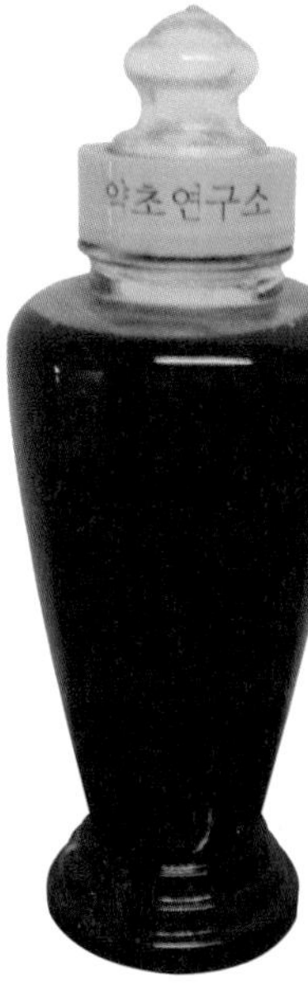

《약학대사전》에서 "토사자는 성미는 달며 맵고 평하며 따스하다. 간, 신, 비경에 들어간다"라고 하였고, 《동의보감》에서 "토사자는 허리가 아프고 무릎이 시린 것을 낫게 하며 간과 신, 정과 골, 수를 보한다"고 했듯이 인체의 삼보(三寶)인 정기신을 강화할 때는 '토사자+결명자'를 동량으로 섞어 차로 마시면 좋다.

임상 실험에서 성신경 자극, 음위증, 신경쇠약, 유정, 몽설, 오줌소태에 효능이 있는 것으로 밝혀졌다.

새삼을 약초로 만들 때는 가을에 종자를 채취하여 햇

볕에 말린다. 새삼주를 만들 때는 종자를 술에 담가 밀봉하여 3개월 후에 먹는다. 효소를 만들 때는 봄에 새삼씨 덩굴을 채취하거나 가을에 종자를 항아리나 용기에 넣고 설탕이나 시럽을 붓는다. 그리고 100일 정도 발효시킨 후에 효소 1에 찬물 5의 비율로 희석해서 마신다.

Tip

- **한방요법** 새삼 종자를 토사자(菟絲子)로 부른다. 신장병, 당뇨병, 자양강장에 다른 약재와 함께 처방한다. 신양(腎陽)이 왕성한 사람, 변이 굳은 사람은 먹지 않는다.
- **민간요법** '토사자+막걸리+밀가루'를 배합하여 말려 떡을 만들어 먹는다. 혈액순환을 위해서는 차로 먹는다. 백전풍에는 달여서 환부에 발랐다. 발기부전 환자에게는 '토사자+사상자'를 동량으로 배합해서 가루를 내어 물에 타서 마신다.

자리공

학명 *Phytolacca esculenta*
한약명 상륙(商陸)

생육상	여러해살이풀	이용	꽃, 열매, 뿌리
개화시기	5~8월	분포지	전국의 집 부근 빈터나 길가 둑
채취시기	봄~가을(뿌리)	다른 이름	상륙화, 상륙근

■ 형태 높이는 1~2m 정도이고, 잎은 어긋 나고 피침형이다. 양끝이 좁고 가장자리가 밋밋하다. 꽃은 5~8월에 총상화서로 흰색으로 피고, 열매는 9월에 흑색 장과(漿果)로 여문다.

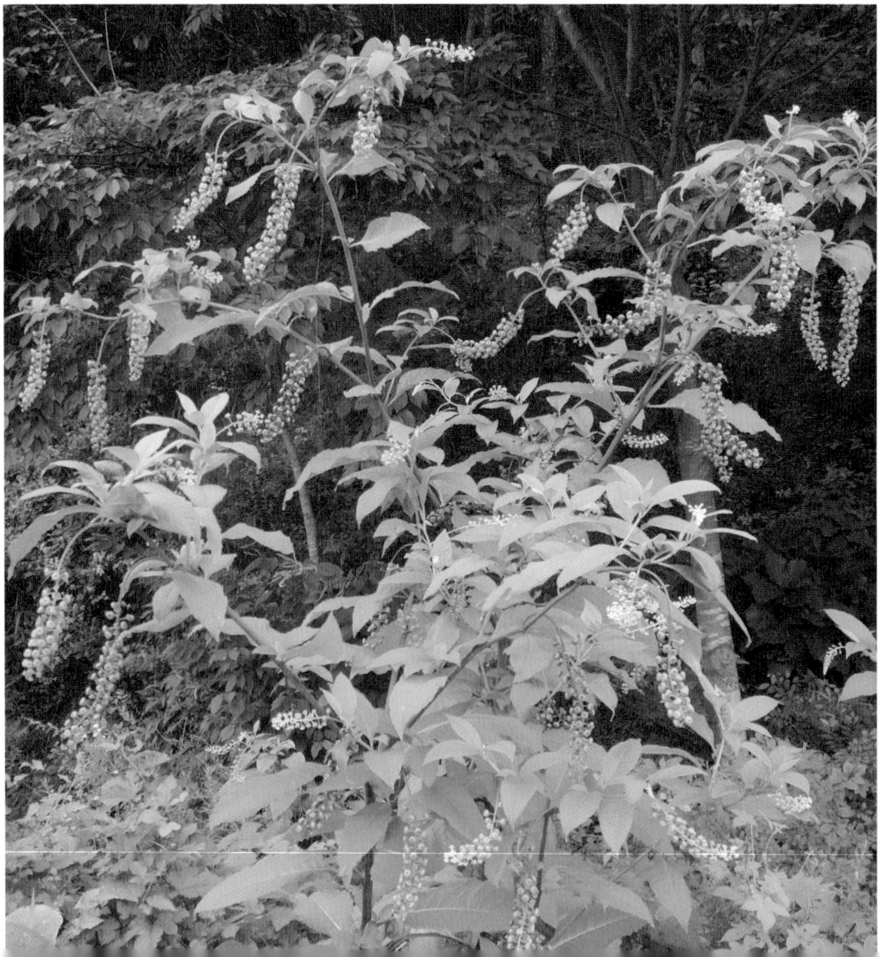

자리공은 전국의 집 부근 빈터나 길가의 둑에서 자생하고, 여러해살이풀로 유독성 식물이다.

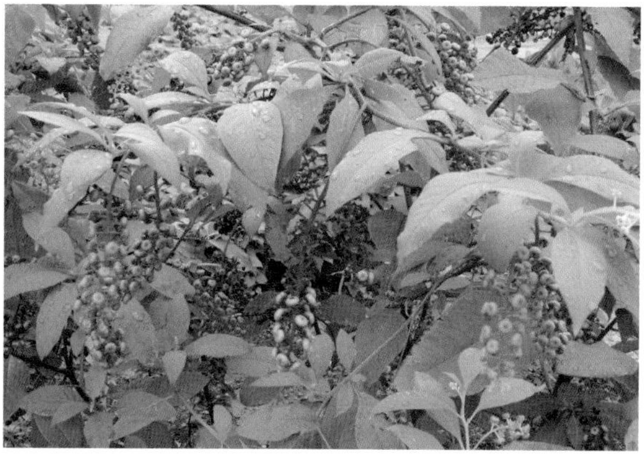

자리공은 식용보다는 관상이나 약용으로 가치가 높다. 약초로 쓸 때는 뿌리를 봄부터 가을까지 채취하여 햇볕에 말려서 쓴다. 자리공은 잎에 독이 있어 먹을 수 없고, 뿌리도 매우 독성이 강해 한의사의 처방이 없이 복용하면 안 된다.

자리공은 간경화로 인해 복수가 찼을 때와 전신의 몸이 부었을 때 한방에서 쓴다. 신장병에는 뿌리 1돈을 1.5홉의 물로 약 1홉 정도가 될 때까지 달인 후 1일 3회로 나누어 복용한다. 화농성 염증에는 잎을 비벼서 아픈 부위에 붙인다. 항균 효과가 있어 염증을 잘 낫게 한다. 단 하루에 2~3g 이상 먹으면 설사를 하므로 주의를 요한다.

최근 약리 실험에서 쥐에게 뿌리의 추출액을 투여한 결과 거담작용, 진해작용, 소염작용, 항균작용이 있는 것으로 밝혀졌다.

Tip

- **한방요법** 뿌리를 상륙(商陸), 꽃을 상륙화(商陸花)라고 부른다. 신장병, 이뇨, 통이변(通二便), 인후종통이, 간경화에 다른 약재와 함께 처방한다. 임산부는 유산할 우려가 있기 때문에 주의를 요한다.
- **민간요법** 봄에 꽃을 따서 용기에 넣고 19도의 소주를 붓고 밀봉하여 3개월 후에 먹는다. 다망증(多忘症)에 뿌리를 채취하여 말려서 쓴다. 복수에는 자리공 뿌리를 달여서 먹는다.

호장근

학명 *Reynoutria elliptica*
한약명 호장근(虎杖根)

생육상 여러해살이풀
개화시기 6~8월
채취시기 봄(새순), 봄~가을(잎과 뿌리)
이용 새순, 잎, 뿌리
분포지 전국의 산과 들, 밭둑
다른 이름 관절대, 산간, 산장, 오불삼

■ 형태 높이는 1~1.5m 정도이고, 줄기 속은 비어 있고, 어릴 때는 자줏빛 반점이 많고, 잎은 어긋 난다. 꽃은 6~8월에 흰색 암수딴그루로 피고, 열매는 세모진 달걀 모양의 수과로 여문다.

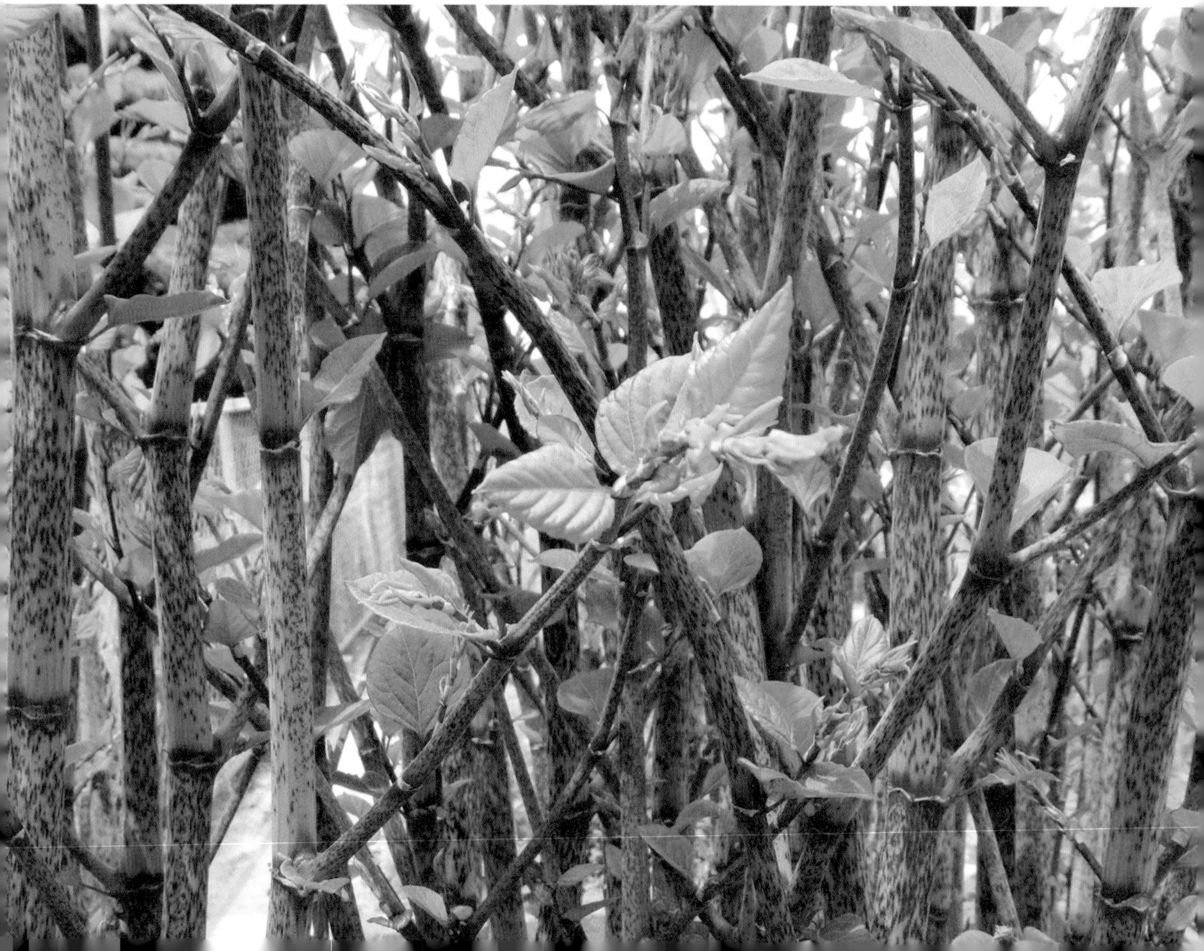

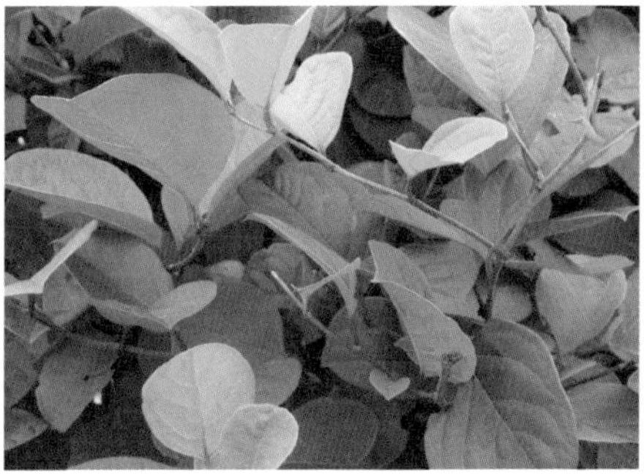
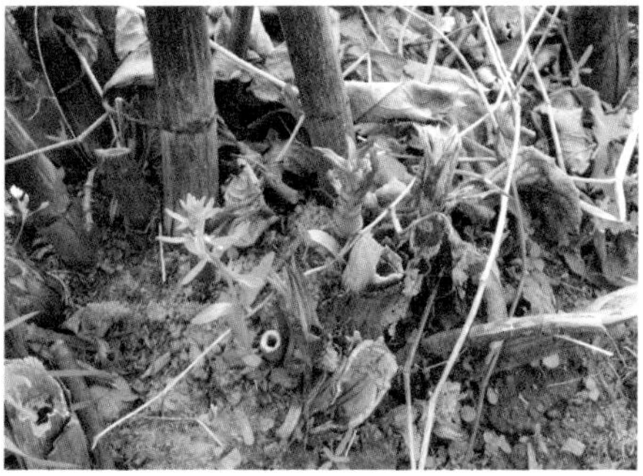

호장근은 전국의 산속에서 자생한다. 줄기에 호랑이처럼 무늬가 있어 '호장(虎杖)'이라 하고, 봄에 땅속에서 나올 때는 마치 죽순같이 올라와 대나무처럼 생겼다 하여 '관절대'라고 부른다.

호장근은 관상용, 식용, 약용으로 가치가 높다. 약성은 차지만 독성(毒性)은 없다. 약초로 쓸 때 잎은 봄~여름에, 뿌리줄기는 가을에 채취하여 그늘에서 말려서 쓴다.

호장근은 혈액순환을 개선해 어혈을 제거하기 때문에 기혈 소통에 좋고, 풍한습(風寒濕)에 의한 경락이 정체되어 나타나는 사지마비나 타박상에 좋은 것으로 알려져 있다. 신장질환, 어혈, 관절염, 급성간염에 응용된다.

최근 약리 실험에서 외상출혈에 지혈작용을 하고, 엑기스는 황색포도상구균, 대장균, 연쇄구균, 녹농균에 대한 항균작용과 항바이러스 작용이 있는 것으로 밝혀졌다.

효소를 만들 때는 새순, 잎, 뿌리를 채취하여 항아리나 용기에 넣고 설탕이나 시럽을 부는다. 그리고 100일 정도 발효시킨 후에 효소 1에 찬물 5의 비율로 희석해서 마신다.

Tip

- **한방요법** 뿌리줄기를 호장(虎杖), 잎을 호장엽(虎杖葉)으로 부른다. 신장질환, 관절염, 류머티즘, 이뇨에 다른 약재와 함께 처방한다. 설사나 물변을 보는 사람은 먹지 않는다.
- **민간요법** 봄에 땅속에서 막 올라온 새순을 뜯어 끓는 물에 살짝 데쳐서 나물로 먹는다. 가을~겨울에 뿌리를 채취하여 씻어서 그늘에서 말린 후 달여 차로 마신다. 뱀에 물렸을 때 잎을 짓찧어 환부에 붙인다.

옥수수수염

학명 *Zea mays*
한약명 옥미수(玉米鬚)

생육상	한해살이풀	이용	종자, 수염
개화시기	7~8월	분포지	밭
채취시기	8~9월	다른 이름	옥촉서근

■ 형태 높이는 2~3m 정도이고, 줄기에 마디가 있고 곧게 서며 가지가 갈라지지 않는다. 넓고 긴 잎이 마디마다 어긋 나고, 잎 표면에는 털이 있고 가장자리는 물결 모양이며 밑부분은 줄기를 감싼 모양이다. 수염뿌리와 버팀뿌리가 있어 줄기를 지탱해준다. 꽃은 7~8월에 줄기 끝에서 수꽃 이삭은 수백만 개의 꽃가루를 만든다. 암꽃 이삭은 줄기 가운데의 잎겨드랑이에 달리고 수염 같은 긴 암술대가 다발 모양으로 나온다. 열매는 8~9월에 길쭉한 자루 모양이며, 익는 데 45~60일 걸린다.

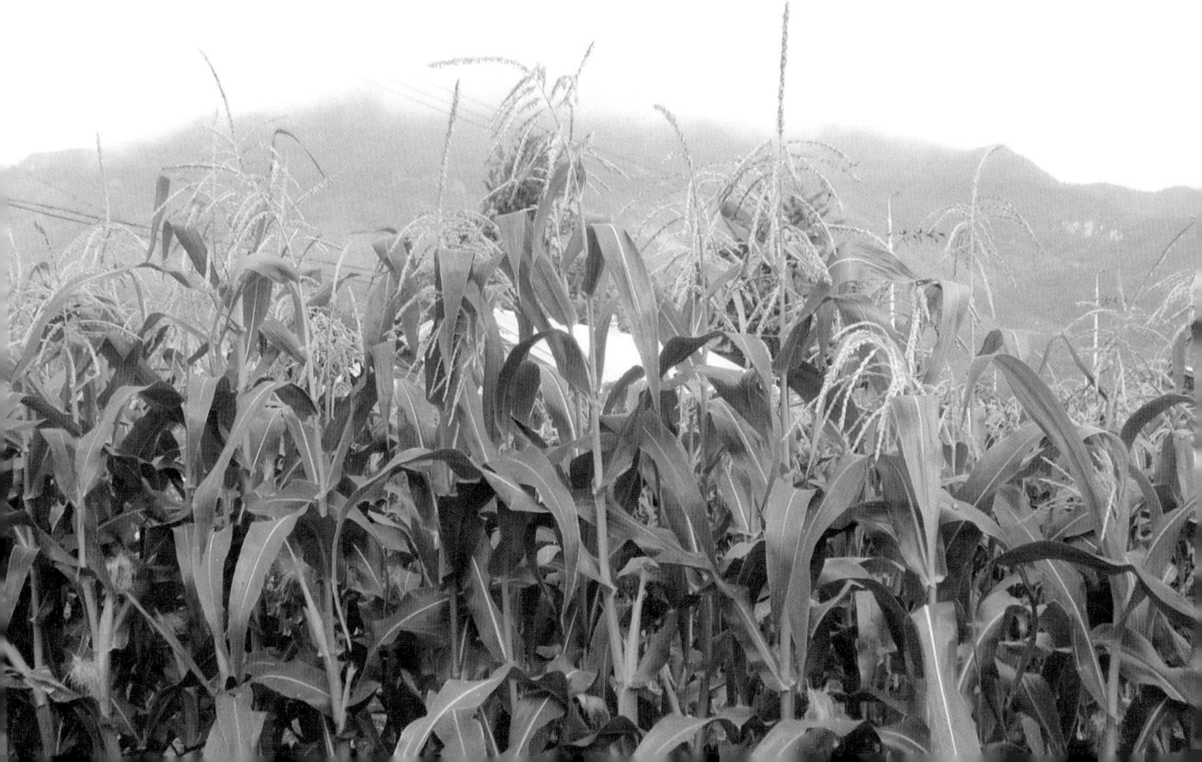

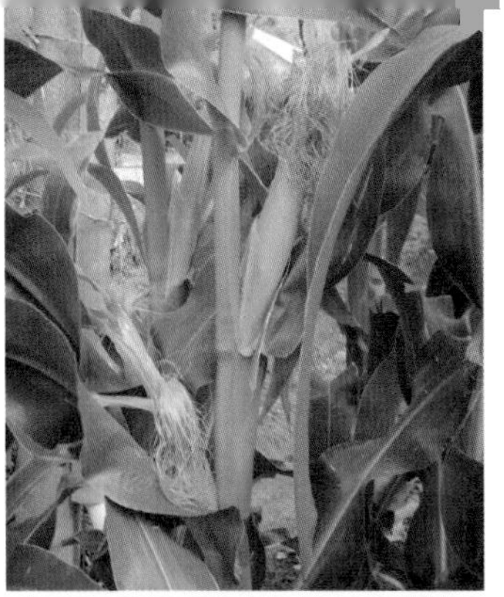

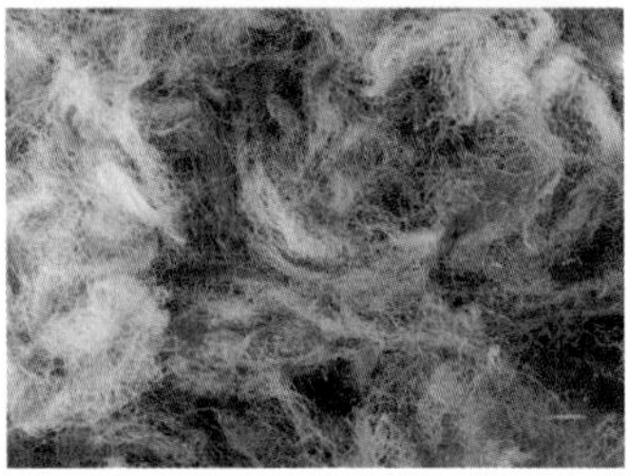

Tip

- **한방요법** 뿌리를 옥촉서근(玉蜀黍根), 암술대 수염을 옥미수(玉米鬚)로 부른다. 신염수종(腎炎水腫)이나 당뇨병, 황달간염, 고혈압에 다른 약재와 함께 처방한다. 그러나 옥수수수염을 장기 복용하면 위장이 약해지고, 체액이 빠져 나간다.
- **민간요법** 옥수수를 쪄서 먹거나 죽으로 먹는다. 가루를 내어 빵이나 과자로 만들어 먹는다. 종자로 기름을 짜서 쓴다. 각기병에 옥수수를 따서 껍질을 벗겨내고 통째로 물에 달여 하루에 3번 공복에 복용한다. 부종에 옥수수수염 4g을 달여 마신다. 토혈에는 뿌리를 짓찧어 즙을 내서 먹는다.

옥수수는 식량이 귀할 때는 구황식품 대용으로 먹었다. 지역에 따라 다르지만 '강냉이, 갱내, 옥식이, 옥고량'이라고 부른다.

옥수수는 식용, 약용으로 가치가 높다. 약초로 만들 때는 가을에 잎과 종자를, 수시로 뿌리를 채취하여 말려서 쓴다.

옥수수수염은 이뇨작용이 탁월하여 소변의 배설량을 증대시켜주고 염증을 제거해준다. 또한 간염으로 인한 부종에 쓴다. 급성 신장염에는 '옥수수수염 15g+옥수수 속대 2개'를 1일 용량으로 하여 물에 달여서 공복에 복용한다.

최근 약리 실험에서 이뇨작용, 혈압 강하작용, 이담작용, 지혈작용이 있는 것으로 밝혀졌다. 식이섬유가 풍부해 다이어트와 변비에 좋다.

가을에 수염을 채취하여 항아리에 넣고 설탕이나 시럽을 부어 100일 정도 발효시킨 후에 효소 1에 찬물 5의 비율로 희석해서 마신다.

피로에 지친 간을 깨워라

간은 재생이 빠르기도 하지만 쉽게 망가진다.
매일 음주는 간에 치명적이다.
잦은 화를 내는 사람은 간에 시한폭탄을 설치한 것과 같다.
평소에 간에 좋은 푸른 채소나 약초를 챙겨 먹어라!
신간이 편한가라는 안부 인사는
지금 현재 간과 신장이 건강하냐는 뜻이다.
얼굴에 광택이 나도록 간을 건강하게 하라!

간은 몸속에 있는 장기(臟器) 중에서 가장 크다. 몸 안에서 벌어지는 화학공장으로 500가지 이상의 일을 처리하고, 1,000종이 넘는 효소를 생산하며, 항체(抗體)를 만드는 뛰어난 해독자(解毒子)이자 재생력을 가지고 있다.

우리나라는 1970년대만 해도 A형 간염의 발병률이 높은 고등도 위험국가였지만, 현재 50대 이상의 성인 중 90%는 어릴 때 이미 A형 간염에 걸려 항체를 보유하고 있어 위험국가에서 벗어났다. 하지만 통계청 자료에 의하면 2009년 40~50대의 사망 원인 중 간질환이 3위를 차지하고 있다.

우리나라에서 바이러스성 간염은 A, B, C형이다. A형 간염은 주로 음식물과 음식물 등을 통해 전염되지만, 발병 시 잘 다스리면 평생 면역이 생긴다. B형과 C형은 중증 간질환으로 진행될 확률이 높기 때문에 적절한 시기에 제대로 치료하지 않으면 간경변, 혹은 간암으로까지 진행되기 때문에 중증 간질환으로 진행되지 않도록 관리를 하면서, 간염 백신 접종으로 사전에 예방을 해야 한다.

적당한 술은 약이지만 많이 마시면 독(毒)이 된다. 지방간이 심해지면 간수치가 올라가고 염증이 생기면서 결국 반복되면 간세포가 죽거나 제 기능을 못하게 되면서 딱딱해지는 간경화로 진행된다.

사람은 먹어야 산다. 무엇을 어떻게 먹느냐는 건강과 직결된다. 매일 섭취한 음식이 소화흡수가 잘 안 되면 결과적으로 소화가 되지 않은 음식물이 장에서 유해균에 의해 부패된다. 그로 인해 수소, 암모니아 등의 유해 가스가 발생하면 간(肝)에서 해독하기 때문에 간의 피로를 줄여주는 효소가 풍부한 음식을 먹어야 한다.

건강진단을 받을 때 간수치 부분에 표시된 GOT, GPT, r-GPT의 값은 단백질의 근원이 되는 아미노산에 작용하는 효소를 가리킨다. GOT나 GPT는 혈액 중에 함유된 혈중 효소로 심장 또는 간장을 비롯한 모든 장기에 포함되어 있다.

술은 위와 소장에서 흡수된 후 간에서 효소에 의해 분해되어 무해한 탄산가스와 물로 변한다. 사람마다 술을 분해하는 효소의 양이 다르기 때문에 과음은 간에 매우 좋지 않다. 습관적으로 술을 계속 마시면 간의 해독 능력이 떨어져 간세포에 중성지방이 쌓이는 지방간이 된다. 또한 알코올성 간염으로 진행될 가능성이 높기 때문에 술을 마실 때는 단백질이 풍부한 안주와 함께 천천히 마시고 술을 마신 날로부터 적어도 이틀은 금주를 하는 게 바람직하다.

위장에서 흡수된 술은 알코올의 형태로 간으로 운반된다. '아세트알데히드(acetaldehyde)'가 충분히 분해되지 않고 남아 있는 상태에서는 독성이 강해서 두통이나 구역질 등의 숙취 증상이 나타난다. 이때 효소가 무해한 초산으로 변하여 피로물질을 제거해주어야 한다.

건강한 간을 유지하기 위해서는 평소에 규칙적인 운동과 적절한 칼로리 섭취와 저지방 식이가 필요하고, 정상 체중과 복부비만이 되지 않도록 적절한 체중관리를 해야 한다. 그리고 간질병, 간염, 지방간의 진행을 막는 간에 좋은 민들레, 푸른 채소나 헛개나무, 개오동나무, 벌나무 등을 섭취한다.

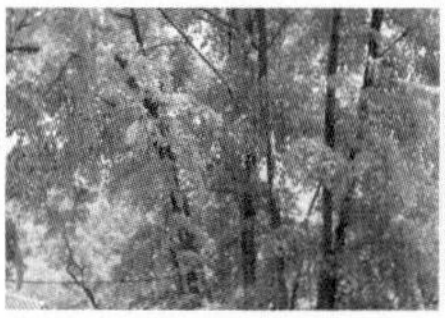
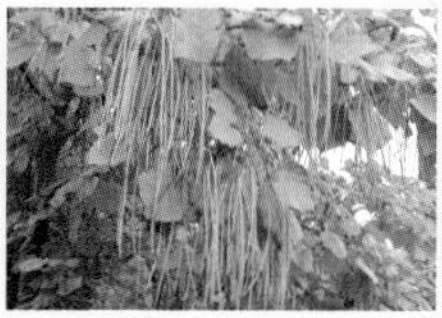
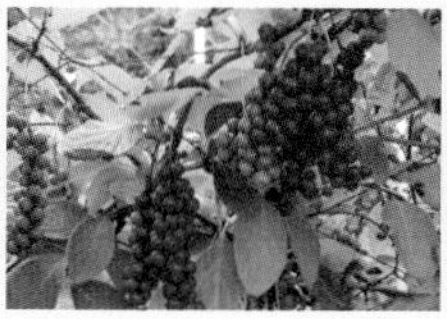
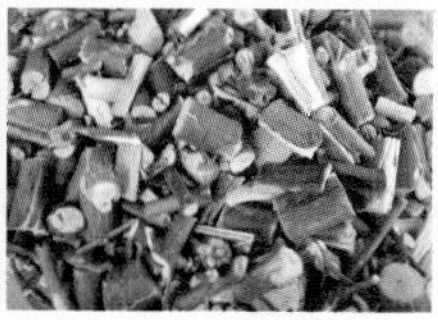

헛개나무

학명 *Hovenia dulcis*
한약명 지구자(枳椇子)

생육상	갈잎큰키나무	이용	열매, 가지, 줄기 껍질
개화시기	6월	분포지	중부 이남 산속
채취시기	10~11월(열매)	다른 이름	지구목, 백석목, 목산호, 현포리

■ 형태 높이는 10m 정도이고, 꽃은 6월에 잎겨드랑이 또는 가지 끝에서 녹색으로 피고, 열매는 둥근 갈색으로 여문다.

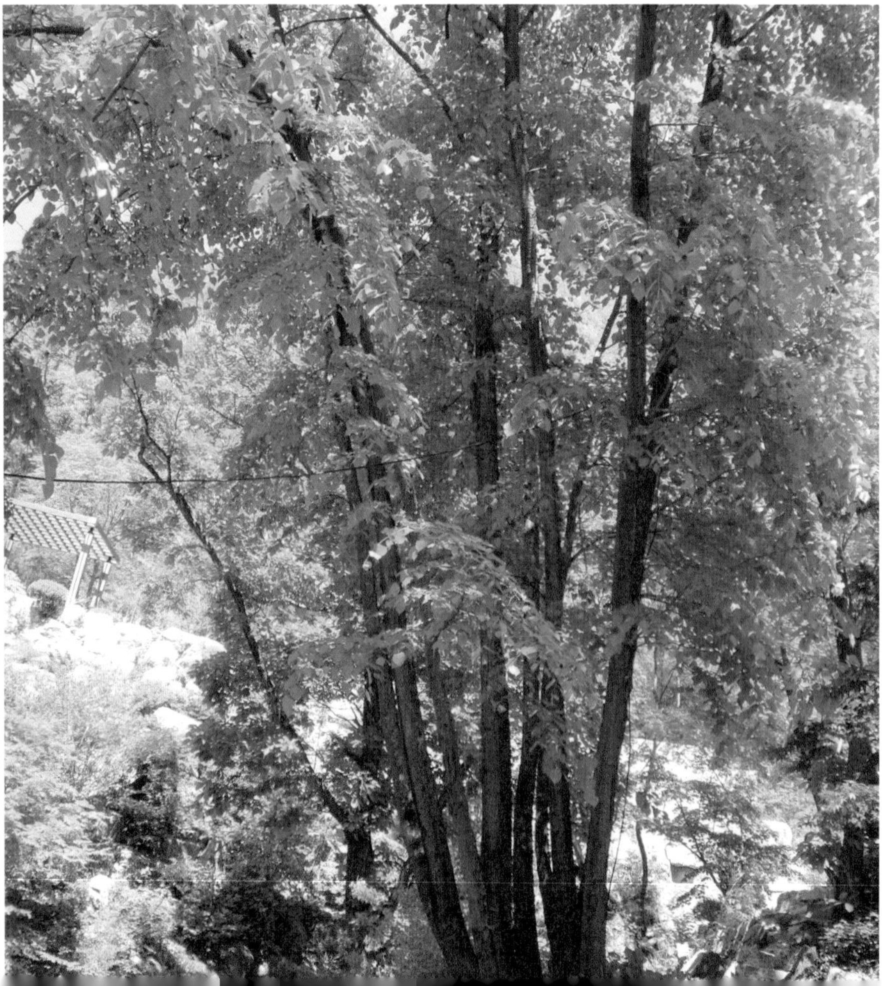

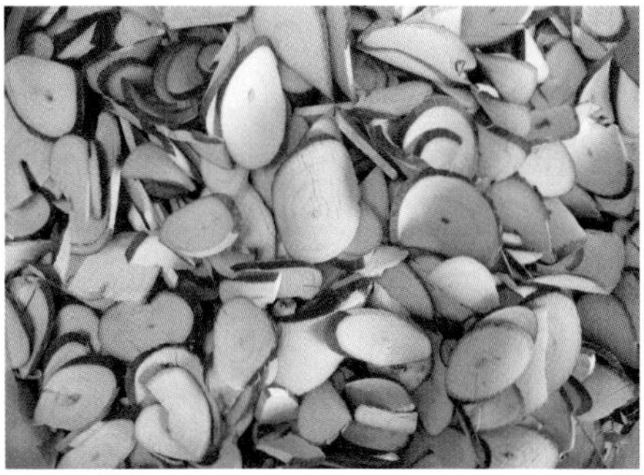 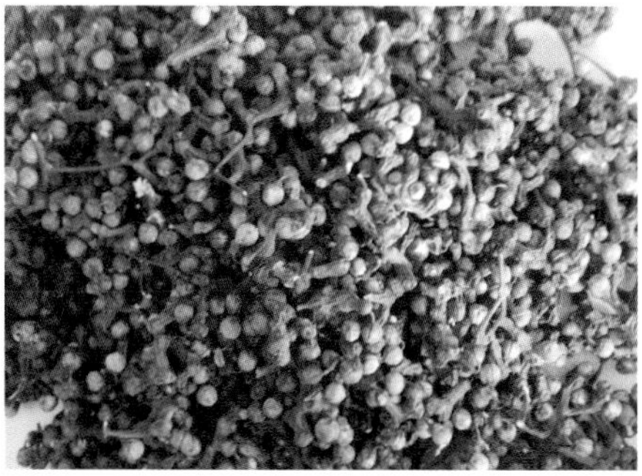

《본초강목》에서 '헛개나무가 술독을 푸는 데 으뜸'이라고 했다. 헛개나무가 간(肝)에 좋다는 사실이 알려지면서 무분별하게 수난을 당하고 있다. 열매는 숙취해독이 탁월하여 술로 인한 지방간, 알코올성 간염, 간경화, 황달에 좋다.

헛개나무 잎에는 루틴, 사포닌이 함유되어 있고, 열매에는 포도당, 과당, 카탈레이스(catalase), 페록시데이스(peroxidase), 줄기에는 호베니산이 함유되어 있다.

헛개나무 열매는 식용, 약용으로 가치가 높다. 약초로 쓸 때는 잎과 줄기 껍질, 잔가지, 열매 모두를 쓴다. 봄에는 잎을 채취하고, 잔가지나 줄기껍질은 수시로 채취하고, 가을에는 까맣게 익은 성열매를 따서 햇볕에 말려서 쓴다.

열매는 단맛이 있어 비장에 좋고, 진액이 부족하여 오는 갈증과 답답함을 해소하고 오장을 축축하게 하며, 열병으로 인한 번열(煩熱)에 쓴다. 또한 부종이나 소변이 잘 안 나오는 증상에 쓴다.

최근 약리 실험에서 해독작용이 있어 알코올로 인한 간 손상, 간세포의 섬유화를 감소시켜주고, 혈중 알코올 농도를 줄여주는 것으로 밝혀졌다.

가을에 까맣게 잘 익은 성숙된 열매를 따서 용기에 넣고 술을 붓고 밀봉하여 3개월 후에 먹는다. 효소를 만들 때는 봄에는 잎을, 가을에 검게 잘 익은 성숙한 열매를 채취하여 항아리나 용기에 넣고 설탕이나 시럽을 붓는다. 그리고 100일 정도 발효시킨 후에 효소 1에 찬물 5의 비율로 희석해서 마신다.

Tip

- **한방요법** 열매를 지구자(枳椇子), 잎을 지구엽(枳椇葉), 줄기 껍질을 지구목피(枳椇木皮)라고 부른다. 간장 질환이나 주독에 다른 약재와 처방한다.
- **민간요법** 봄에는 잎을, 가을에는 검게 잘 익은 성숙한 열매를 따서 말려 차로 마셨다. 간 치료에 쓰고, 피로회복에 잎, 줄기, 열매를 달여 먹었다. 딸꾹질에도 달여 먹었다.

개오동나무

학명 *Catalpa ovata*
한약명 재백피(梓白皮), 재백엽(梓白葉), 재실(梓實), 목각두(木角豆)

생육상	낙엽교목	이용	잎, 가지 껍질, 열매
개화시기	6월	분포지	전국의 산기슭
채취시기	10월	다른 이름	노나무, 수동, 취오동, 노끈나무

간

■ 형태 높이는 10m 정도이고, 잎은 마주 나고, 표면은 자줏빛이 도는 녹색이다. 어린 가지는 간혹 털이 있고, 가지는 퍼지며 자란다. 꽃은 6월에 황백색으로 피고, 열매는 10월에 20~36cm의 장삭과(長蒴果)가 여문다.

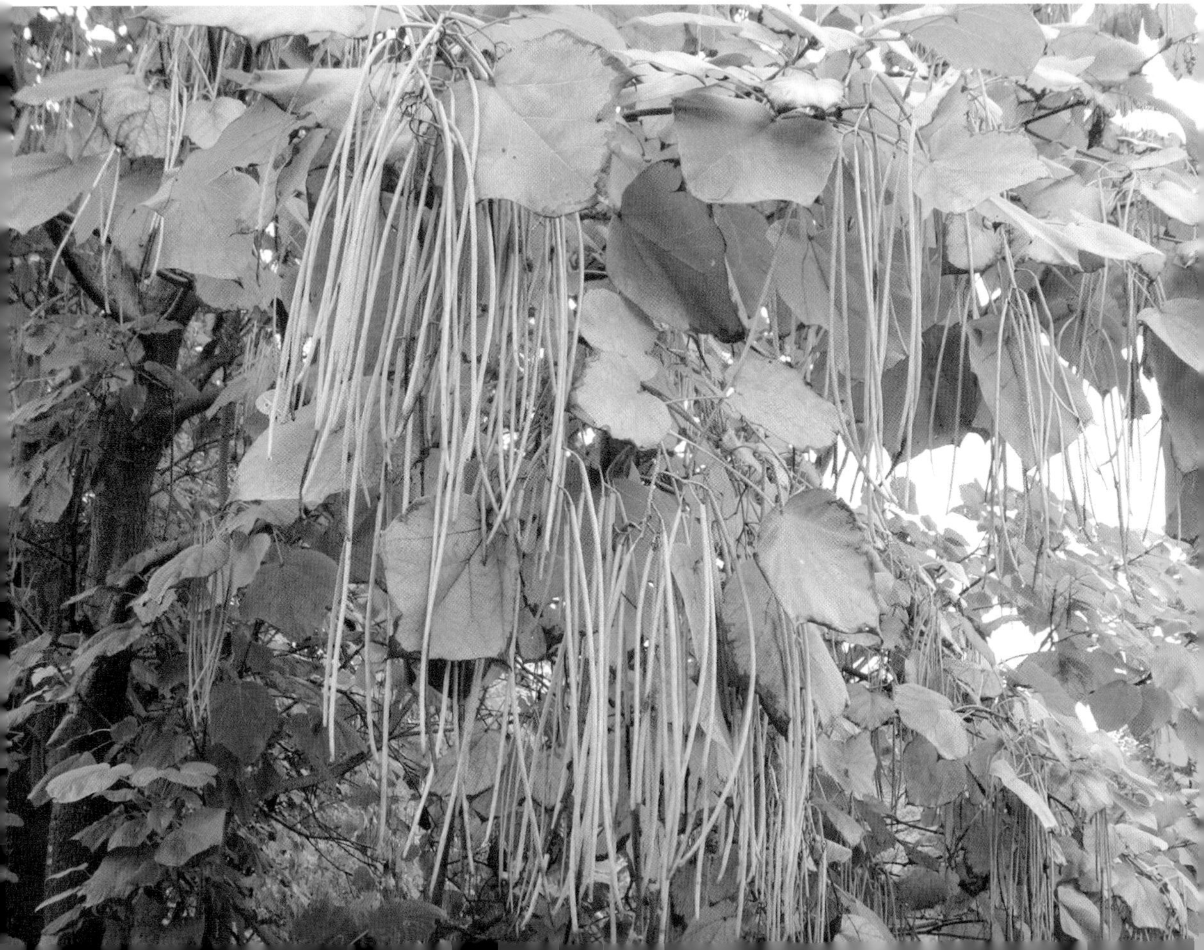

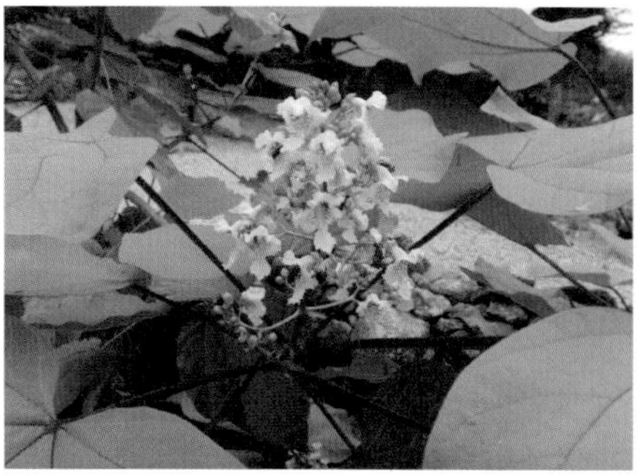 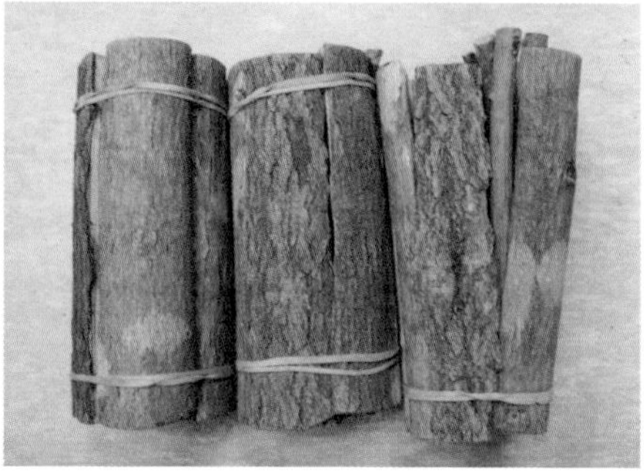

조선시대 성종 때 오동나무의 목재는 물과 불에 강하기 때문에 군사 목적으로 장려되었다. 고향을 상징하기 때문에 어느 집이든 마당 주변에 한두 그루를 심어 오동나무를 뜰에 심어놓고 달밤에 운치를 즐겼고, 딸이 시집을 갈 때 오동나무를 베어 혼숫감을 만들었다.

개오동나무 열매가 노인의 수염처럼 길게 늘어진다 하여 '노끈나무', 노인에 비유하여 '노나무', 오동나무와 닮아 '취오동'이라 부른다.

개오동나무는 관상수, 식용, 약용으로 가치가 높다. 약초로 쓸 때는 꽃, 잎, 열매, 나무껍질, 뿌리 모두를 쓴다. 성숙한 열매는 따서 그늘에 말려서 쓴다. 수액은 관절염, 류머티즘, 요통에 좋은 것으로 알려져 있다.

개오동나무에는 시리진과 파울로우진 등의 성분이 함유되어 있어 피를 깨끗하게 하여 종기를 완화시켜준다.

최근 약리 실험에서 항염작용, 이뇨작용, 살충작용이 있는 것으로 밝혀졌다. 황달, 간에 복수가 찼을 때는 '개오동나무 껍질 10g+굼벵이 50마리'를 물에 달여 공복에 하루 3번 복용한다. 신장병에는 '개오동+접골목+옥수수 열매' 각 20g을 물에 달여 하루에 3번 공복에 복용한다. 한 달 이상 장복해야 효과를 볼 수 있다.

Tip

- **한방요법** 줄기껍질이나 뿌리껍질을 재백피(梓白皮), 열매를 재실(梓實)이라 부른다. 간장질환이나 만성신염, 복수에 다른 약재와 함께 처방한다.
- **민간요법** 봄에 새순을 따서 끓는 물에 살짝 데쳐서 나물로 무쳐 먹는다. 어린잎은 따서 말려 차로 마신다. 화상을 입었을 때는 꽃을 따서 짓찧어 붙였다. 피부 소양에는 잎을 따서 짓찧어 환처에 바른다. 악성 종기에는 가지와 잎을 채취하여 상수리나무 껍질 40g에 벚나무 껍질 20g을 넣고 물에 달여 하루에 3번 공복에 먹거나, 달인 물로 목욕을 한다. 무좀에는 잎을 짓찧어 즙을 내서 환처에 붙인다.

오미자

학명 *Schizandra chinensis*
한약명 오미자(五味子)

생육상	갈잎덩굴나무	이용	전초, 열매
개화시기	6~7월(백색)	분포지	전국의 산지 경사면(남오미자는 남부지방과 섬, 흑오미자는 제주도)
채취시기	9월(과실이 완전히 성숙했을 때)	다른 이름	문합, 현급, 금령자, 홍내소

■ 형태 길이는 5m 정도이고, 타원형의 잎이 어긋 나며, 가장자리는 톱니 모양이다. 줄기는 다른 물체를 감고 올라간다. 꽃은 6~7월에 흰색 또는 붉은빛이 도는 연한 노란색으로 피고, 열매는 8~9월에 작은 포도송이처럼 장과(漿果)로 여문다.

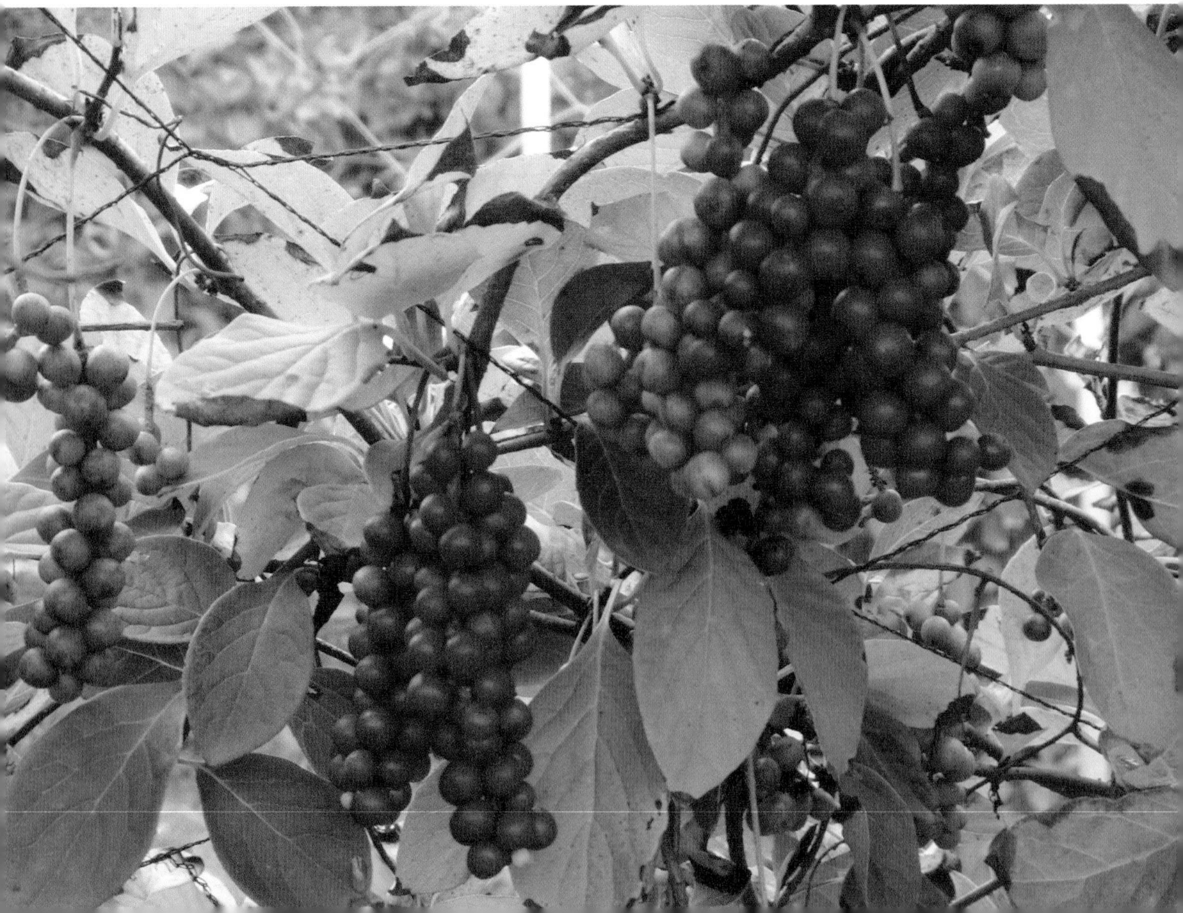

오미자는 평지가 아닌 해발 300~500m에서 생육이 좋고, 군총을 이루어 자란다. 경북 문경시는 전국 오미자 생산의 45%를, 전북 진안군, 장수군, 무주군은 친환경 오미자를 생산하여 효소, 액상차, 와인, 음료 등 건강식품으로 각광을 받고 있다.

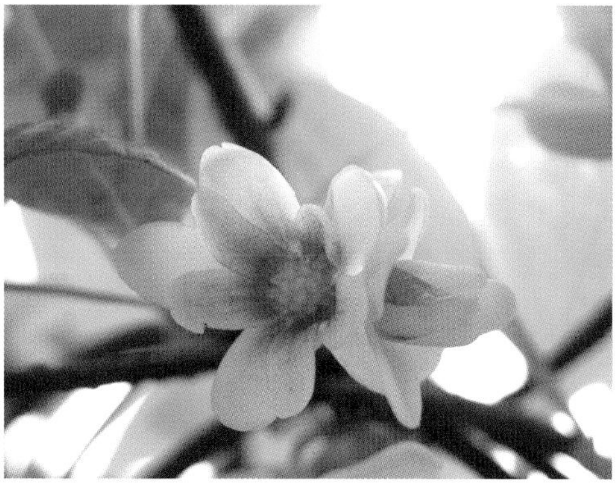

사진 : 특화작목연구소

오미자에는 신맛, 단맛, 짠맛, 매운맛, 쓴맛 5가지 맛이 있다. 열매나 과육에는 신맛, 껍질은 단맛, 씨는 매운 맛과 쓴맛, 짠맛이 있어 인체의 오장육부(五臟六腑)에 좋다.

오미자에는 독이 없고, 비타민 A와 C, 유기산이 많이 함유되어 있고, 폐와 기관지, 신장의 기능을 도와주고, 몸 안의 체액을 증가시키며, 간기능을 조절하고, 설사를 멎게 하며, 강장작용을 한다.

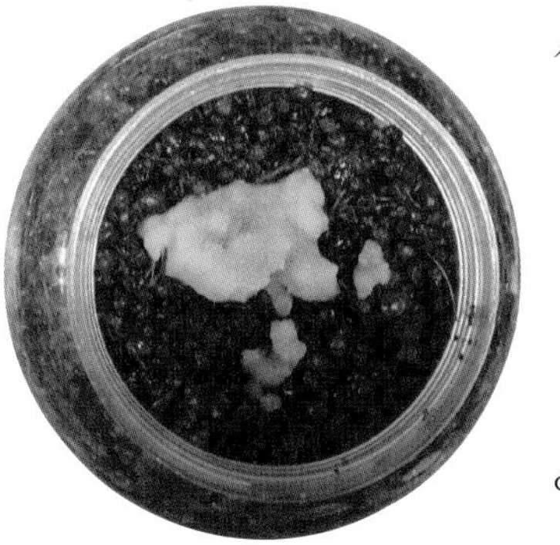

《동의보감》에서 오미자는 "폐를 보(補)하고 콩팥을 돕는 목적과 기침멎이 약, 수렴 약, 자양강장 약, 입 안 갈증해소, 가래멎이 등을 목적

으로 달여 먹는다"라고 했다.

최근 임상에서 암세포를 억제하는 효과가 있는 것으로 밝혀졌다. 오미자는 혈당이나 혈압을 강하하는 작용이 있어 당뇨병과 고혈압에 좋다.

오미자는 식용, 약용으로 가치가 높다. 가을에 성숙한 열매를 채취하여 그늘에 말려서 쓴다. 성숙한 열매를 용기에 넣고 술을 부어 밀봉한 후에 한 달 후에 먹는다. 효소를 만들 때는 열매가 빨갛게 완전히 성숙되었을 때 송이째 따서 항아리나 용기에 넣고 설탕이나 시럽을 붓는다. 그리고 100일 정도 발효시킨 후에 효소 1에 찬물 5의 비율로 희석해서 마신다.

Tip

- **한방요법** 열매를 오미자(五味子)라 부른다. 해수, 천식, 기관지염, 인후염, 편도선염에 다른 약재와 함께 처방한다. 신맛이 강하여 과다하게 복용하면 기혈이 울체된다. 폐에 신열이 있을 때는 쓰지 않는다.
- **민간요법** 오미자 열매를 따서 씨를 제거한 후에 말려서 물에 우려서 차로 마셨고, 봄에 어린 순을 따서 끓는 물에 살짝 데쳐서 나물로 무쳐 먹었다. 오미자 줄기를 채취하여 물에 담가 우린 물로 두부를 만들 때 간수 대신 사용하기도 했다.

벌나무

학명 *Acertegonentosum*
한약명 청해축(靑楷槭)

간

생육상	관목	이용	잎, 가지, 줄기, 뿌리
개화시기	봄	분포지	계룡산 일대
채취시기	수시(가지 및 줄기)	다른 이름	산겨릅나무, 산청목

- 형태 높이는 10~15m 정도이고, 잎은 넓고, 어린 줄기는 연한 녹색이며 줄기가 매우 연하여 잘 부러지며 껍질이 두껍고 재질은 희고 가볍다. 봄에 연한 황록색 꽃이 피며, 열매는 9~10월에 시과(翅果)로 여문다.

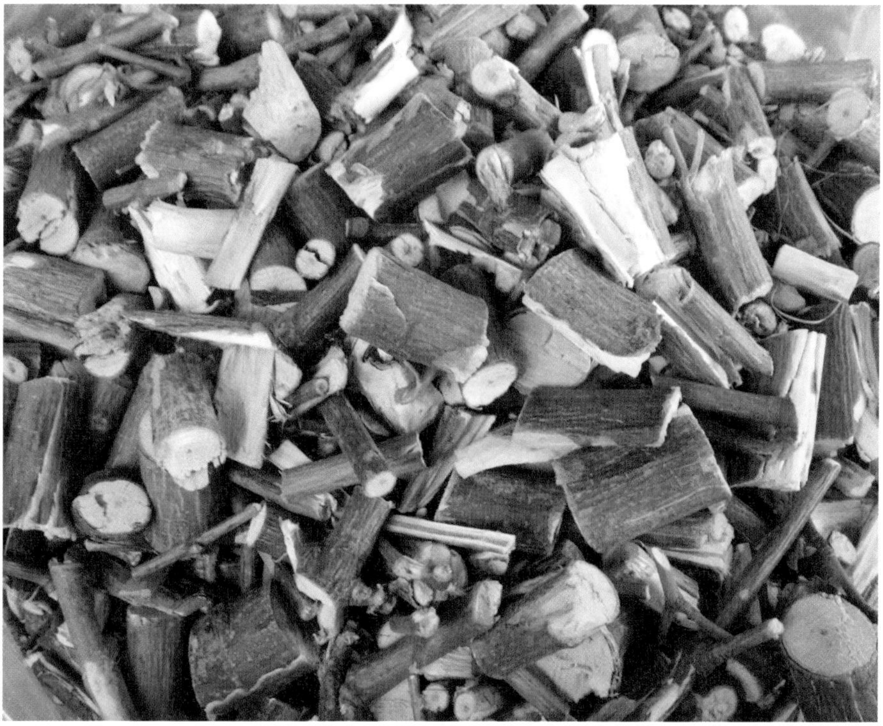

벌나무는 해발고도 600m 이상인 고지대의 습기 찬 골짜기나 계곡 주변에 드물게 자란다. 벌나무는 계룡산 일대에 자랐는데 약용으로 쓰이기 시작하면서 지금은 거의 찾아볼 수 없게 되었다. 노나무 잎보다 작고 광채가 나며 줄기는 조금 짧다. 줄기가 늘 푸르고 독특한 향이 난다. 유독 벌이 많이 찾는다 하여 '벌나무' 또는 '봉목'이라 부르고, 늘 푸르다 하여 '산청목', '산겨릅나무'라고 부른다.

벌나무는 독성이 전혀 없어 약용으로 가치가 높다. 약초로 쓸 때는 잎, 가지, 줄기, 뿌리 모두를 쓴다. 맛이 담백하여 청혈제(清血劑)와 이수제(利水劑)로 쓴다. 간의 온도를 정상으로 회복시키고 수분이 잘 배설되게 하여 간 치료약으로 사용된다.

약초로 쓸 때는 체질에 따라 부작용이 나타날 수 있으므로 처음에 조금씩 사용하다가 양을 점점 늘려가는 것이 좋다. 약리 실험에서 제독작용, 청혈작용, 지방 분해작용, 이뇨작용, 신경 안정작용이 있는 것으로 밝혀졌다.

신약에서 '벌나무는 간의 독성을 풀어주고 간기능을 활성화하며 간에 관련된 질병에 최고의 묘약'이라 했듯이 간에 좋은 것으로 알려져 있지만, 경상대학교 건강과학원에서 민간에서 암에 좋다는 60여 종의 약초를 6개월간 실험한 결과 꾸지뽕나무는 폐암에 70%, 느릅나무는 위암과 폐암에 80%, 와송은 폐암에 50%, 하고초는 하꽃과 줄기에서 75%, 겨우살이는 부작용이 없어 모든 암에 80%가 효능이 있는 것으로 밝혀졌다. 그외 민간에서 소문만 무성한 약용식물인 두릅, 천문동, 짚신나물, 삿갓나물, 지치, 인진쑥, 할미꽃, 싸주아리쑥, 민들레,

화살나무, 마타리를 4주간 동물에게 생리식염수만 을 먹이고 항암 실험을 한 결과 미비했다.

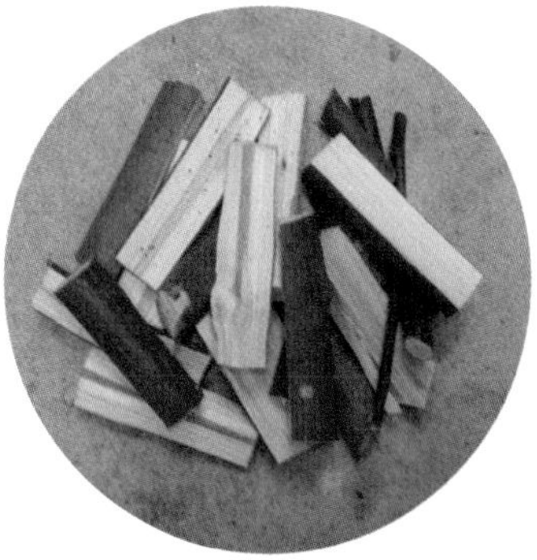

MBC 〈약초전쟁〉에서 경상대학교 건강과학연구원에서 실험한 결과 소문처럼 간에 좋다는 벌나무는 실험에서 쥐의 간암 부위가 더 커지는 것을 보임으로써 20% 정도의 효능이 있는 것으로 밝혀졌기 때문에 맹신은 금물이다.

Tip

- **한방요법** 줄기를 '산청목'이라 부른다. 간에 다른 약재와 함께 처방한다.
- **민간요법** 간질환에 썼다. 알레르기에는 잎을 짓찧어 환부에 붙였다. 몸이 냉한 사람이 탕에 우려낸 물로 목욕을 하였다.

폐가 살면 심장도 좋아진다

숨을 주관하는 것이 폐이고 맥을 주관하는 게 심장이다.
숨이 끊어지면 맥도 끊어지는 데 단 1초도 걸리지 않는다.
심폐소생술은 심장과 폐를 동시에 살리는 것이다.
심장은 규칙적이면서 과격하지 않은 운동이 도움이 된다.
인체의 근육이 줄면 신체 장기의 기능이 떨어지고
심장질환 등의 발병률이 높다.
노년기 심장관리를 위해서는 혈압관리가 중요하다..

혈압은 혈액이 혈관 속을 흐를 때 혈관벽에 미치는 압력으로, 고혈압은 심장혈관질환 발병 확률이 높다. 나이가 들면서 심장이 1분 동안 방출하는 혈액의 양이 감소하면서 혈관은 딱딱해지고, 수축기 혈압이 20~30% 증가하기 때문에 수시로 혈압 수치를 체크해 관리해야 한다. 건강한 성인의 뇌에는 1,000억~1조 개의 신경세포가 있는데 나이가 들면서 줄어들고 뇌의 무게도 약 10% 이상 감소한다.

지방질은 심장 동맥 안에 퇴적물을 쌓이게 한다. 지방질의 조그만 알맹이는 혈액 속에서 적혈구와 엉겨 걸쭉한 물질로 변하는데 심장은 이것을 모세혈관 속으로 밀어내야 하기 때문에 부담을 준다. 심장에게 부담을 주지 않기 위해서는 적절한 체중을 유지하고 규칙적인 운동을 해야 한다. 또 삶에서 긴장을 풀고 느긋하고 육식 같은 지방질 식품과 담배를 태우지 않아야 한다.

인체는 나이가 들면서 세포수가 감소하고 효소가 고갈되기 때문에 우리 몸의 장기(臟器), 신경, 세포, 뼈, 근육이 노화되어 기능이 떨어진다. 100세 장수 시대에 암(癌)보다 무서운 재앙이 혈관질환으로, 암은 완치가 가능하지만 혈관질환은 완치가 없다.

일시적인 혈관장애는 일시적으로 막혔다가 뚫리기도 하며, 손발에 힘이 빠지고 얼굴 한쪽 표정이 부자연스러워지는 증상이 나타났다가 사라진다. 이런 증상을 방심하면 뇌졸중으로 이어질 수 있기 때문에 외부에서 효소를 투여해 혈관 내 혈류를 방해하는 혈전이 생기지 않도록 해야 한다.

우리 몸의 일산화질소의 생성을 증진시키고 세포에 영양을 공급하는 데 요구되는 사소한 생활습관을 바꾸는 일이 시급하다. 포화지방산을 줄이고 5가지 이상의 과일과 채소를 먹으며, 평소에 근육관리를 해야 하는 이유는 40세 이후에는 해마다 1%씩 근육이 감소하고, 80세가 되면 최대 근육량의 50% 수준이 되기 때문이다.

심장은 규칙적인 것을 좋아한다. 혈액 응고와 관련이 있는 트롬빈과 혈전 용해와 관련이 있는 프라스민은 혈전을 분해하는 효소를 음용한다. 과격한 운동을 피하고, 탁한 피를 만드는 음식을 피한다. 그리고 평소에 피를 맑게 하는 달맞이꽃, 포도, 머루, 명자나무, 채소, 미나리 등을 섭취한다.

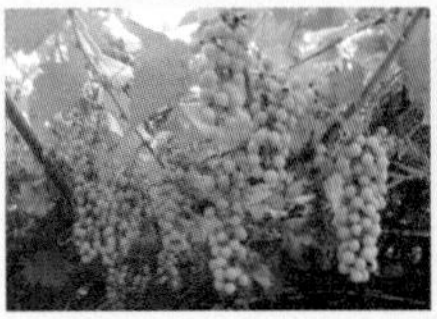
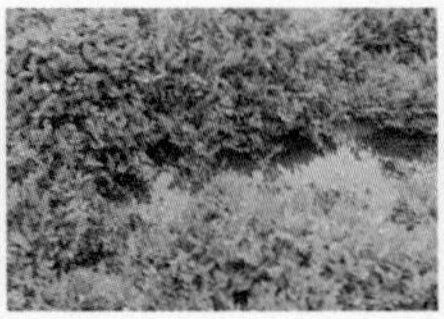
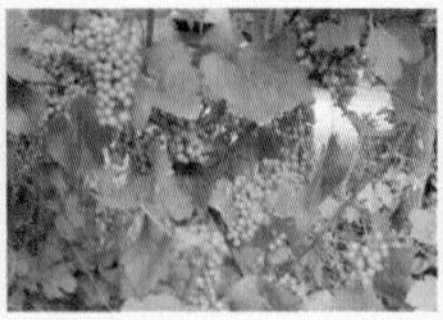
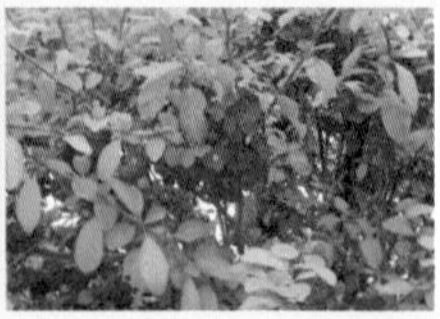

포도

학명 *Vitis vinifera*
한약명 포도(葡萄)

생육상	갈잎떨기나무	이용	열매
개화시기	5월	분포지	전국의 들, 밭
채취시기	7~8월(검게 익었을 때)	다른 이름	산포도, 멀위, 영욱

■ 형태 길이 6~8m 정도이고, 덩굴손이 잎이 마주 나고 다른 물체를 감으면서 자란다. 잎은 어긋 나고 3~5갈래로 얕게 갈라진다. 뒷면에 흰색의 털이 있다 꽃은 5월에 엷은 녹색으로 피고, 열매는 7~8월에 품종에 따라 검은색, 붉은색, 녹색 등 장과(漿果)로 여문다.

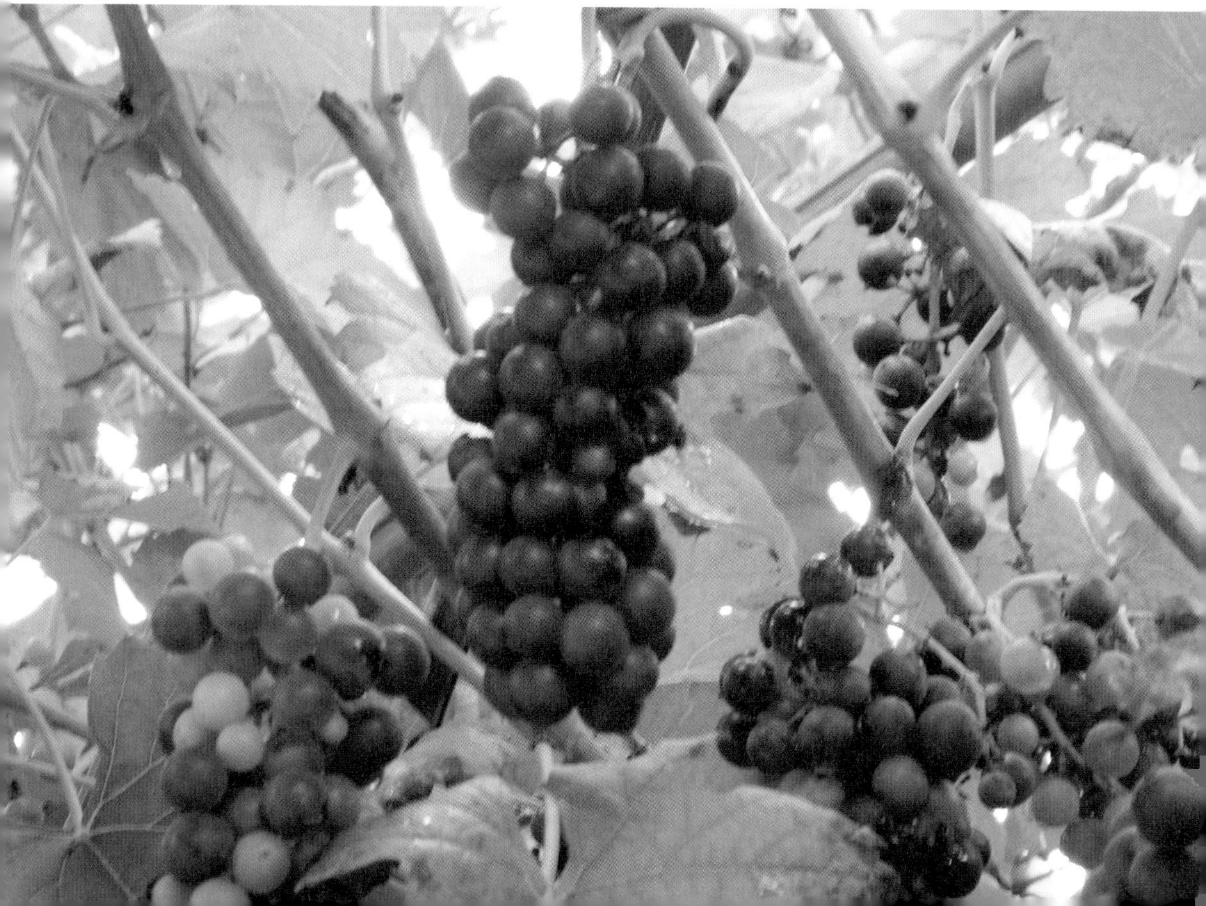

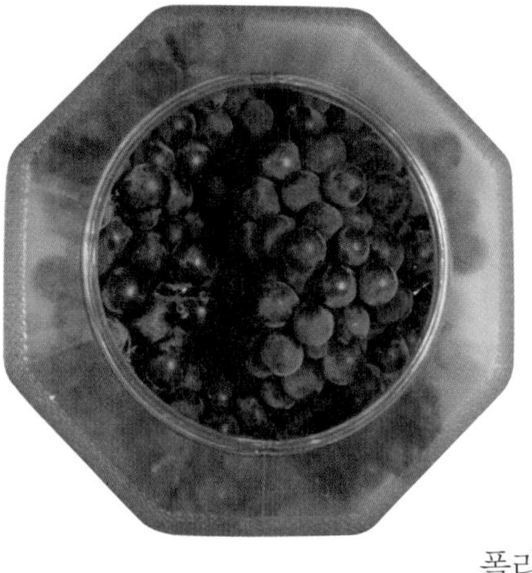

프랑스 속담에 "포도주 없는 하루는 태양 없는 하루와 같다"라는 말이 있다. 미국의 〈타임〉에서도 '건강에 좋은 10대 식품'에 적포도주를 선정하였다. 포도에는 영양분이 풍부하여 인체에서 부족하기 쉬운 영양소를 공급해준다. 항암작용과 항산화작용을 하는 폴리페놀이 풍부해 암과 심장병의 예방에 좋고 혈액을 정화해준다.

포도는 알칼리성 식품으로 많은 영양소가 골고루 함유되어 있으며 맛과 향이 좋고 독이 없다. 약용보다는 식용으로 가치가 높다. 포도를 먹을 때는 껍질과 씨에 폴리페놀이 많으므로 뱉어내지 말고 먹는 게 좋다. 유기산이 많고, 당분과 탄수화물이 풍부하며, 비타민 B와 C가 함유되어 있어 포도주, 주스, 효소, 젤리, 건포도, 잼 등을 만들어 먹는다.

《동의보감》에서 "포도의 성미는 평하고 시고 달다. 폐, 비, 신경에 들어간다. 맛이 달며 독이 없다"고 했듯이, 검게 잘 익은 포도를 생으로 먹으면 피로가 회복된다. 포도를 먹을 때는 껍질과 씨에 폴리페놀이 많이 들어 있기 때문에 같이 먹는 게 좋다.

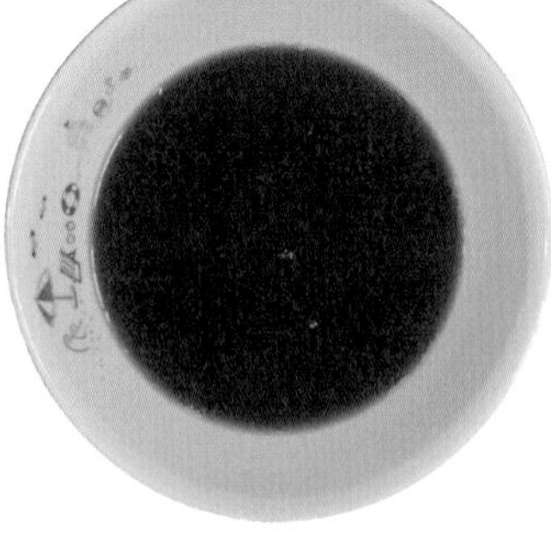

적포도주의 레스베라트롤(resveratrol) 성분은 강력한 노화방지 효과가 있고, 약리 실험에서도 담즙 분비 촉진작용이 있다고 밝혀졌다. 붉은 포도주의 타닌과 페놀 성분은 혈관병인 고혈압, 동맥경화, 심장병에 좋고, 체지방을 분해시켜 다이어트에도 좋다.

검게 성숙한 포도송이를 따서 용기에 넣고 19도의 소주를 부어 밀봉하여 3개월 후에 먹거나, 항아리에 넣고 설탕이나 시럽을 부어 100일 정도 발효시킨 후에 효소 1에 찬물 5의 비율로 희석해서 마신다.

Tip

- **한방요법** 열매를 포도(葡萄)라 부른다. 포도줄기로 수종과 소변이 잘 나오게 하는 데 다른 약재와 함께 처방한다. 많이 먹으면 설사를 한다.
- **민간요법** 검게 성숙한 포도송이를 생으로, 잼으로 먹는다. 포도로 짠 기름은 각종 요리에 응용한다.

미나리

학명 *Oenanthe javanica*
한약명 수근(水芹)

생육상	여러해살이풀	이용	잎, 줄기
개화시기	7~9월	분포지	논이나 계곡, 습지나 물가
채취시기	11월~이듬해 5월	다른 이름	영화로운 풀, 수영, 근채, 수근채

■ 형태 높이는 20~40cm 정도이고, 잎은 어긋 나며, 작은 잎은 끝이 뾰쪽한 달걀 모양이다. 줄기는 모가 난 기둥 모양이고, 속은 비어 있다. 전체에서 독특한 향기가 난다. 꽃은 7~9월에 줄기 끝에 우산 모양을 이루며 흰색으로 피고, 열매는 9월에 가장자리에 모난 타원형으로 여문다.

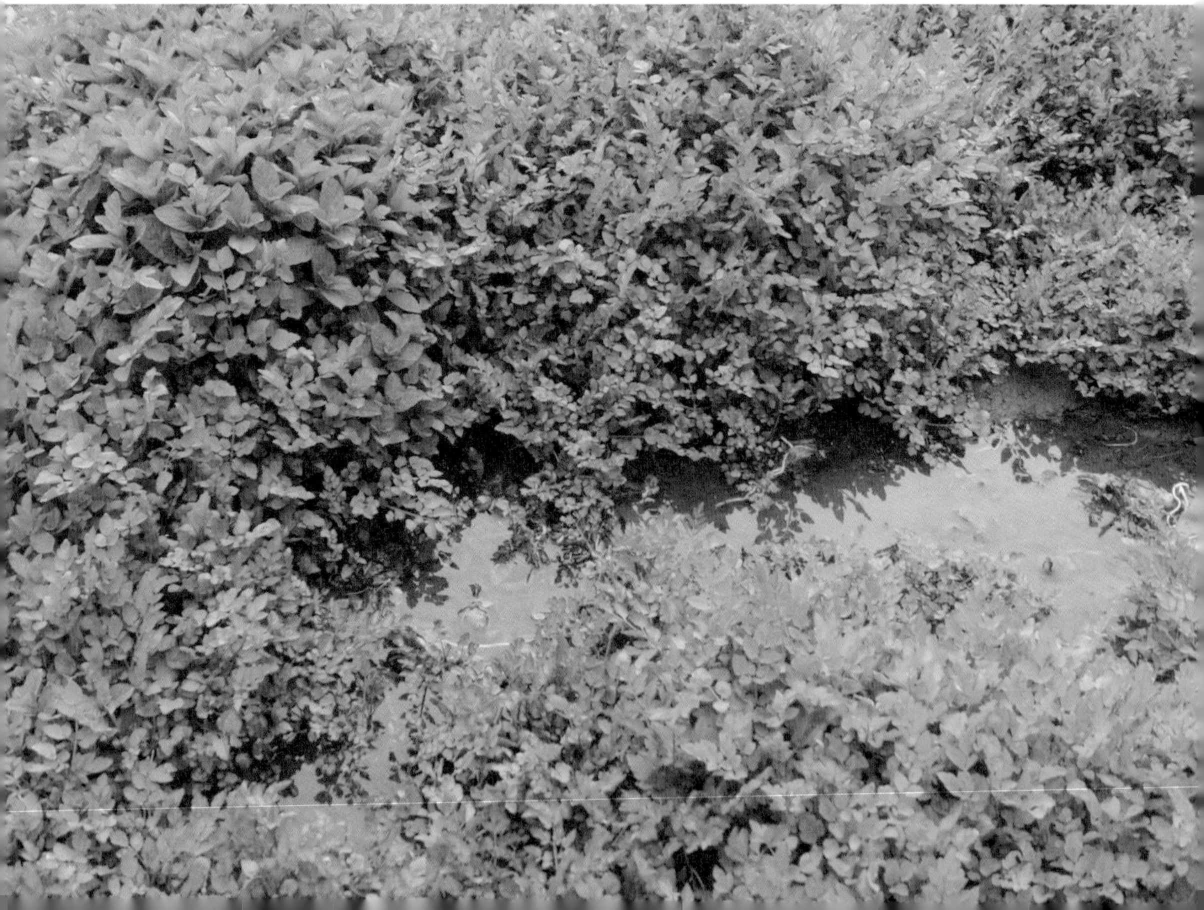

몸에 대하여 알아야 한다. 혈압, 혈당, 고지혈증, 중성지방, 콜레스테롤을 정상으로 유지하는 것이 건강의 핵심이다. 심장은 평생 쉬지 않고 부지런히 움직여야 한다. 심장은 매일 9만 6,000km에 달하는 혈관의 피를 펌프질해 폐와 온몸으로 밀어 보낸다. 심장에 부담을 주는 과격한 운동, 스트레스 등을 삼가야 한다. 미나리는 혈관 내 환경을 정화하고 피를 맑게 하여 혈관 내 혈전을 제거하고 고지혈증을 예방해준다.

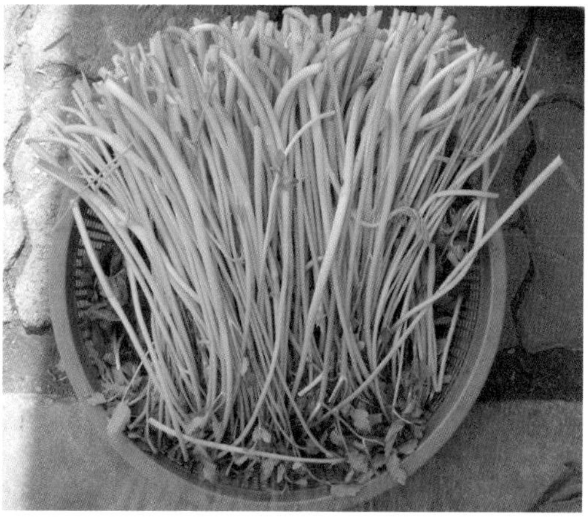

예로부터 '논에는 미나리, 산에는 도토리, 들(野)에는 녹두, 바다에는 문어'라는 말이 있다. 봄철 미나리의 푸름과 향긋한 맛은 입맛을 돋우는 데 그만이다. 조선시대 시집 《청구영언》에서 "봄 미나리를 살찐 임금님께 드리고자"라는 구절이 있는 것으로 볼 때 식품으로 역사가 오래 되었음을 알 수 있다.

미나리에는 논미나리와 돌미나리가 있다. 시장에서 흔히 보는 것은 논미나리의 개량종으로 김치, 각종 탕(湯)이나 국에 사용된다. 반면 돌미나리는 향이 짙고 질겨 간염 등 피를 맑게 하는 약용으로 쓴다.

미나리는 독성이 없어 식용, 약용으로 가치가 높다. 여러 가지 요리에 향기와 맛을 더해주는 재료로 사용되어왔다. 해독작용이 뛰어나 복어탕을 끓일 때 미나리를 넣는 것도 복어의 독성을 중화시키기 위해서이다. 비타민 A · C, 칼슘, 철 등 무기질이 풍부한 알칼리 식품으로 건강에 좋아 김치를 담글 때, 생선찌개나 매운탕, 무침 등에 주재료나 부재료로 두루 이용된다.

《동의보감》에서 "미나리는 갈증을 풀어주고 머리를 맑게 하며, 술 마신 후의 주독(酒毒)을 제거해줄 뿐만 아니라 대장(大腸)과 소장(小腸)을 좋게 하고, 신진대사를 촉진시키고, 여성의 월경 과다증이나 냉증에도 좋다"라고 했다.

Tip

- **한방요법** 잎과 줄기를 수근(水芹)으로 부른다. 고열로 가슴이 답답하고 갈증이 심한 증세, 기관지와 폐의 기능을 좋게 할 때 다른 약재와 함께 처방한다.
- **민간요법** 나물로 먹었고, 미나리 달인 물을 상복하여 혈압을 다스렸고, 여성의 생리불순에도 말린 미나리를 달여 마셨고, 땀띠에 미나리 즙을 발랐다.

왕머루

학명 *Vitis amurensis*
한약명 산등등앙(山藤藤秧)

생육상	갈잎덩굴나무	이용	뿌리, 줄기
개화시기	6월	분포지	전국의 산기슭이나 골짜기
채취시기	9~10월	다른 이름	산포도, 야포도, 머루, 멀구덩굴

■ 형태 길이는 8~10m 정도이고, 잎은 어긋 나고 가장자리에 톱니 모양이며 뒷면에 갈색 털이 있다. 어린 가지는 솜털로 덮여 있고, 덩굴손이 다른 물체를 감고 올라간다. 꽃은 6월에 누르스름한 잎과 마주하며 녹색으로 피고, 열매는 9~10월에 포도송이 모양으로 여문다.

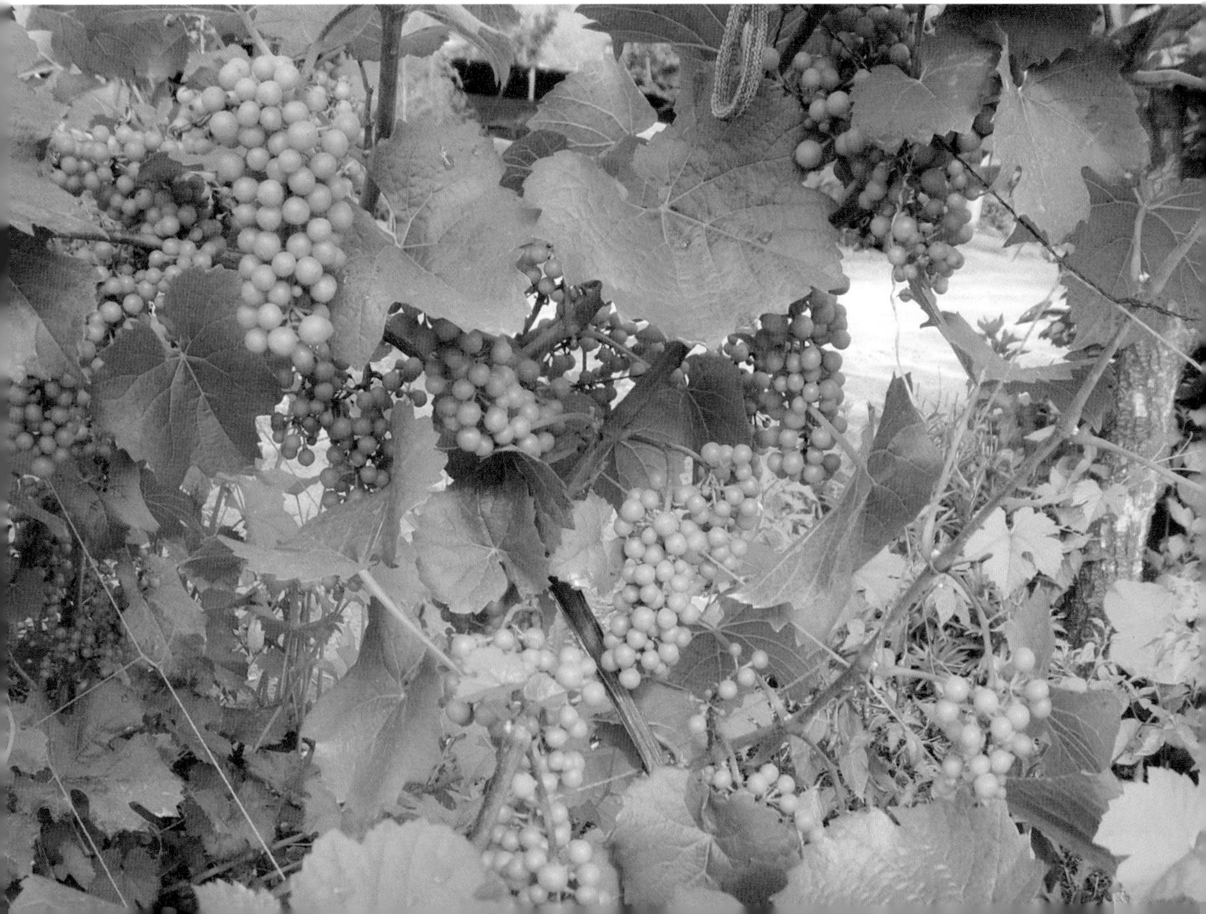

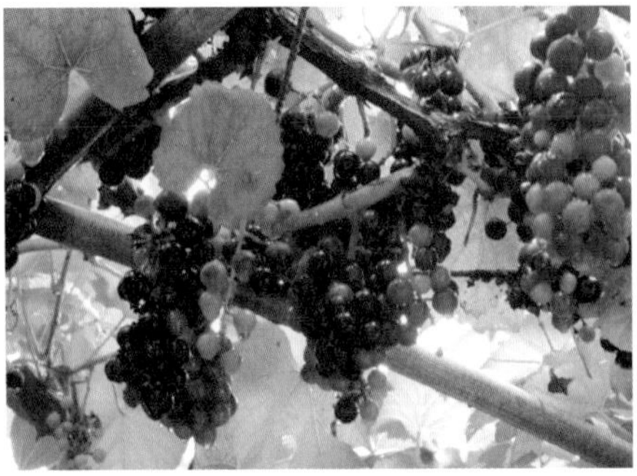

최근 왕머루, 포도껍질, 블루베리가 혈관의 벽을 튼튼하게 한다고 하여 각광을 받고 있다. 머루는 산에서 자생한다 하여 '산포도(山葡萄)' 또는 '야포도'라는 애칭이 있다.

머루는 인간이 생명을 유지하는 데 필요로 하는 영양소를 골고루 갖추고 있고, 인체의 병증을 치료하는 놀라운 혈액 정화 능력을 가지고 있다. 많은 영양소가 골고루 함유되어 천연 식이요법을 할 때 인체에서 부족하기 쉬운 영양소를 공급해준다.

머루는 독이 없고 약용보다는 식용으로 가치가 높다. 약초로 쓸 때는 줄기나 뿌리를 채취하여 햇볕에 말려서 쓴다. 심장을 튼튼하게 하는 성분이 들어 있어 열매와 뿌리를 약재로 쓴다. 머루의 씨에는 비타민이 많이 함유되어 있다. 머루는 달고 맛이 있어 액상차, 와인 등으로 응용된다.

《동의보감》에서 "머루는 성질이 편안하고 맛이 달며 독이 없다"고 했고, 《약초지식사전》에서 "머루의 열매를 달여 폐결핵을 치료한다"고 했다. 그리고 《민간험방(民間驗方)》에서 "머루의 줄기를 삶아서 매일 목욕을

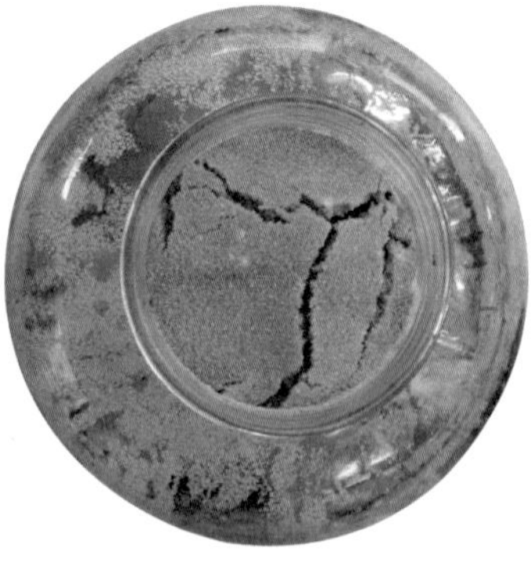

하면 요통이나 좌골 신경에 효과를 볼 수 있다"라고 했다.

최근 약리 실험에서 담즙 분비 촉진작용이 있는 것으로 밝혀졌다. 머루에 들어 있는 레스베라트롤 성분은 강력한 노화방지에 효능이 있다.

가을에 성숙된 열매를 따서 용기에 넣고 19도의 술을 붓고 밀봉하여 3개월 후에 먹거나, 항아리에 넣고 설탕이나 시럽을 붓고 100일 이상 발효시킨 후에 효소 1에 찬물 5의 비율로 희석해서 마신다.

Tip

- **한방요법** 머루의 뿌리 및 줄기를 말린 것을 신등등앙(山藤藤秧), 산포도(山葡萄)로 부른다. 식욕촉진, 원기회복, 심장에 다른 약재와 함께 처방한다.
- **민간요법** 성숙된 열매를 따서 생으로 먹는다. 옴이나 두창에 덩굴을 달여 즙을 환부에 발랐다. 열매로 술을 담가 마셨다.

명자나무

학명 *Chaenomeles speciosa*
한약명 노자(櫨子)

생육상	갈잎떨기나무	이용	꽃, 열매
개화시기	4월	분포지	공원, 꽃밭
채취시기	봄(꽃), 여름(열매)	다른 이름	백해당, 모자예목과, 산당화

■ 형태 높이는 1~2m 정도까지 자라고, 잎은 타원형으로 어긋 나고 가장자리에 날카로운 잔 톱니 모양이다. 줄기는 곧게 자라고 가지를 많이 치며, 잔가지는 날카로운 가시로 변한다. 꽃은 4월에 가지 끝에서 붉은색 또는 흰색으로 피고, 열매는 7~8월에 타원형으로 장과가 여문다.

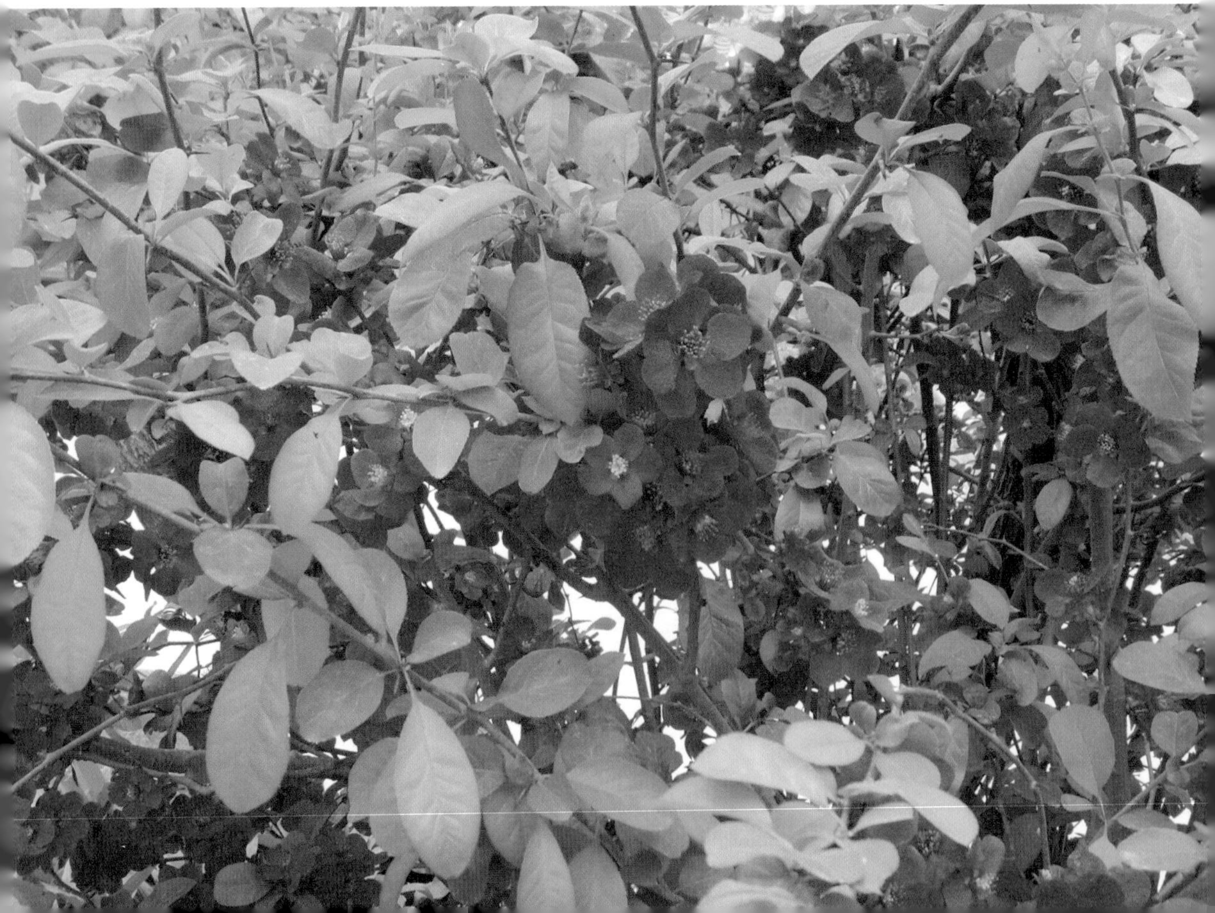

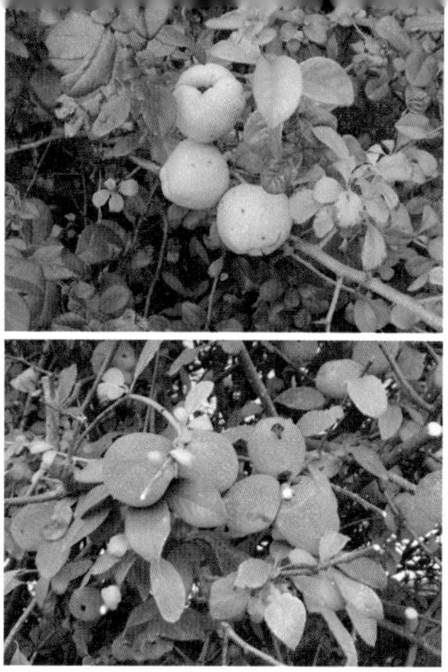

명자나무는 조선시대 때 봄에 활짝 필 때는 사람의 마음을 흘린다고 해서 집 안에 심지 않았다. 아녀자들이 명자꽃의 화려한 모양새를 보면서 옷장의 옷을 꺼내 입고 문 밖 출입을 하면서 바람이 난다는 속설이 있어 '사랑의 묘약'이라는 애칭을 가지고 있다. 경기도에서는 '아가씨꽃' 또는 '애기씨꽃', 전라도에서는 '산당화'라 부른다.

명자나무는 약용보다는 관상용으로 가치가 높다. 약초로 쓸 때는 열매를 따서 햇볕에 말려서 쓴다. 열매에는 'malic acid(말릭 애시드, 사과산)'라는 성분이 함유되어 있어 가래를 삭이는 약재로 쓴다.

《약용식물사전》에서 "모과의 과실 대용으로 곽란, 중서(中暑, 더위병), 각기(脚氣) 등을 치료한다"고 했다.

봄에 꽃, 여름에 열매를 채취하여 용기에 넣고 19도의 소주를 부어 밀봉하여 3개월 후에 먹거나, 항아리에 넣고 설탕이나 시럽을 부어 100일 정도 발효시킨 후에 효소 1에 찬물 5의 비율로 희석해서 마신다.

Tip

- **한방요법** 열매를 모과(木瓜)라고 부른다. 근육경련이나 류마티스성 마비, 각기, 수종에 다른 약재와 함께 처방한다.
- **민간요법** 봄에 꽃을 채취하여 그늘에 말려 차로 먹는다. 열매로 술을 담가 먹었고, 기침이나 가래를 다스릴 때 열매를 달여 먹었다.

속이 편해야 오래 산다

매일 같이 사람이 가장 많이 먹는 게 마음이고,
그다음이 음식이다.
내가 무엇을 먹었느냐는 건강과 직결된다.
주역에서는 위의 양의 6할만 먹으라고 하지만,
필자는 3할만 먹으라고 강조한다.
양생의 으뜸이 치아인 것처럼
건강한 위(胃)를 가지고 있어야 장수한다.

예로부터 양생(養生)의 으뜸은 치아(齒牙)에 있다는 말이 있다. 소화의 기본은 씹는 힘에 있다. 우리가 매일 먹는 음식은 건강과 직결된다. 음식물을 먹을 때는 속도가 아니라 씹을 때 맛이 난다. 5분 이내 빠른 식사는 입안에서 음식물을 잘게 쪼갤 수가 없고, 공기를 삼키면서 위를 팽창시켜 위와 장에 부담을 준다. 급하게 먹는 습관과 기름기 많은 음식물은 위에서 분비되는 위산이 식도로 역류하면서 식도 점막에 염증과 궤양을 유발하는 질환인 역류성 식도염을 부른다. 한국인의 대표적인 만성질환인 기능성 소화불량, 궤양, 알 수 없는 위의 반란으로 소화제가 가장 많이 팔릴 정도다.

사람은 먹어야 산다. 입안에서 일차로 잘게 부서진 음식물은 식도를 지나 위(胃)에서 염산이나 펩신 분해 효소에 의해 분해된 후 소장으로 이동되어 전신에 공급된다. 염산은 한 번 식사를 할 때마다 500~700ml가 분비된다. 펩신은 단백질을 펩톤으로 분해하는 효소인데, 펩신이 활성화되도록 강산성(pH 1~2) 상태를 유지시키고 살균작용을 한다. 평소에 음식물을 천천히 씹는 습관을 들이고, 섬유소가 풍부한 거친 음식을 먹고, 입 안에 들어간 음식은 최소 20번 정도 씹는 습관을 들이는 것이 중요하다.

우리가 먹은 음식의 영양분은 대부분 소장에서 흡수되며, 여분의 물은 대장에서 흡수된다. 소장의 안쪽 벽은 주름이 많고 그 표면에는 융털이라는 작은 돌기가 1mm마다 20~40개 정도 있는데, 그 주변에 그물처럼 둘러싸인 모세혈관을 통해 영양분 등을 흡수하여 간과 심장을 거쳐 온몸으로 운반된다.

소화란 음식물이 체내로 흡수될 수 있도록 잘게 부수는 과정인데, 효소가 없이는 불가능하다. 음식물의 소화는 입 안에서 가장 먼저 일어난다. 음식을 씹고 또 씹고 침과 섞이고 침 속에서 일차 효소로 분해되고 위(胃)에서 염산이나 아밀레이스에 의해 녹말이 분해된 후 다시 엿당과 포도당으로 분해된다. 음식물을 먹은 뒤 속이 더부룩하고 쓰리고 답답한 기능성 소화불량증이 있을 때는 잘못된 식습관을 바꾸어야 한다. 일단 과식을 피하고 스트레스가 심할 때는 충분한 휴식을 취한다.

평소에 스트레스를 받으면 대뇌피질에서 비상사태로 인식하고 스트레스 호르몬이 분비되어 온몸으로 전달된다. 위에도 영양을 미쳐 운동기능이 일시적으로 정지되어 소화불량과 궤양을 일으킨다. 전 세계인의 50%, 한국인의 70%가 감염되어 있는 위 속의 위험한 세균인 헬리코박터 파일로리균은 점액질을 뚫고 위벽에 달라붙어 유해물질을 만들면서 염증을 유발해 위 · 십이지장궤양은 물론 위암을 일으키는 주요 원인이다.

위벽이 손상을 입게 되는 원인으로는 맵고 뜨거운 자극적인 음식물과 음주, 갑작스런 자극으로 인한 경우, 자가면역에 의해 항체가 위산과 펩신이라는 분해효소를 분비하는 세포들에 과도하게 붙는 경우, 방사능 치료나 약물 등의 과도한 복용으로 인해 손상을 입은 경우, 헬리코박터라는 미생물에 의해 감염되었을 때 등이다.

소장에서는 영양분을 흡수하고 대장에서는 거의 일어나지 않는다. 대장은 유동성인 내용물에서 수분을 흡수하고 고형화시켜 변을 만드는 작용을 한다. 변을 잘 보기 위해서는 충분한 물과 섬유질이 풍부한 음식을 먹어야 한다.

위궤양은 한 번 걸리면 쉽게 떨쳐낼 수 없는 병이다. 맵고 짜고 자극적인 음식은 피한다. 식이섬유가 풍부한 식단과 미네랄과 효소가 풍부한 함초나 위 점막을 보호해주는 양배추와 매실, 산사, 삽주를 섭취한다.

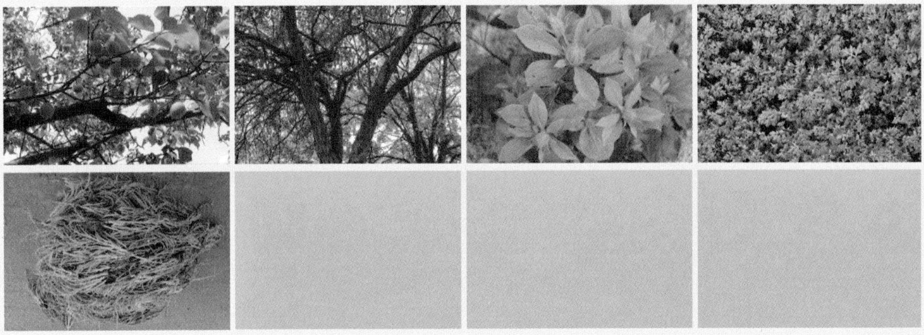

매실

학명 *Prunus mume*
한약명 오매(烏梅)

생육상	갈잎큰키나무	이용	열매, 뿌리, 잎과 줄기
개화시기	2~4월	분포지	중부 이남, 야산이나 마을 근처
채취시기	5~6월	다른 이름	매화수, 설중매, 원앙매, 홍매

■ 형태　높이는 5~6m 정도이고, 잎은 어긋 나며 앞면에 털이 있다. 꽃은 2~4월에 흰색 또는 연한 붉은색으로 피고, 열매는 6월에 녹색의 핵과로 둥글게 여문다.

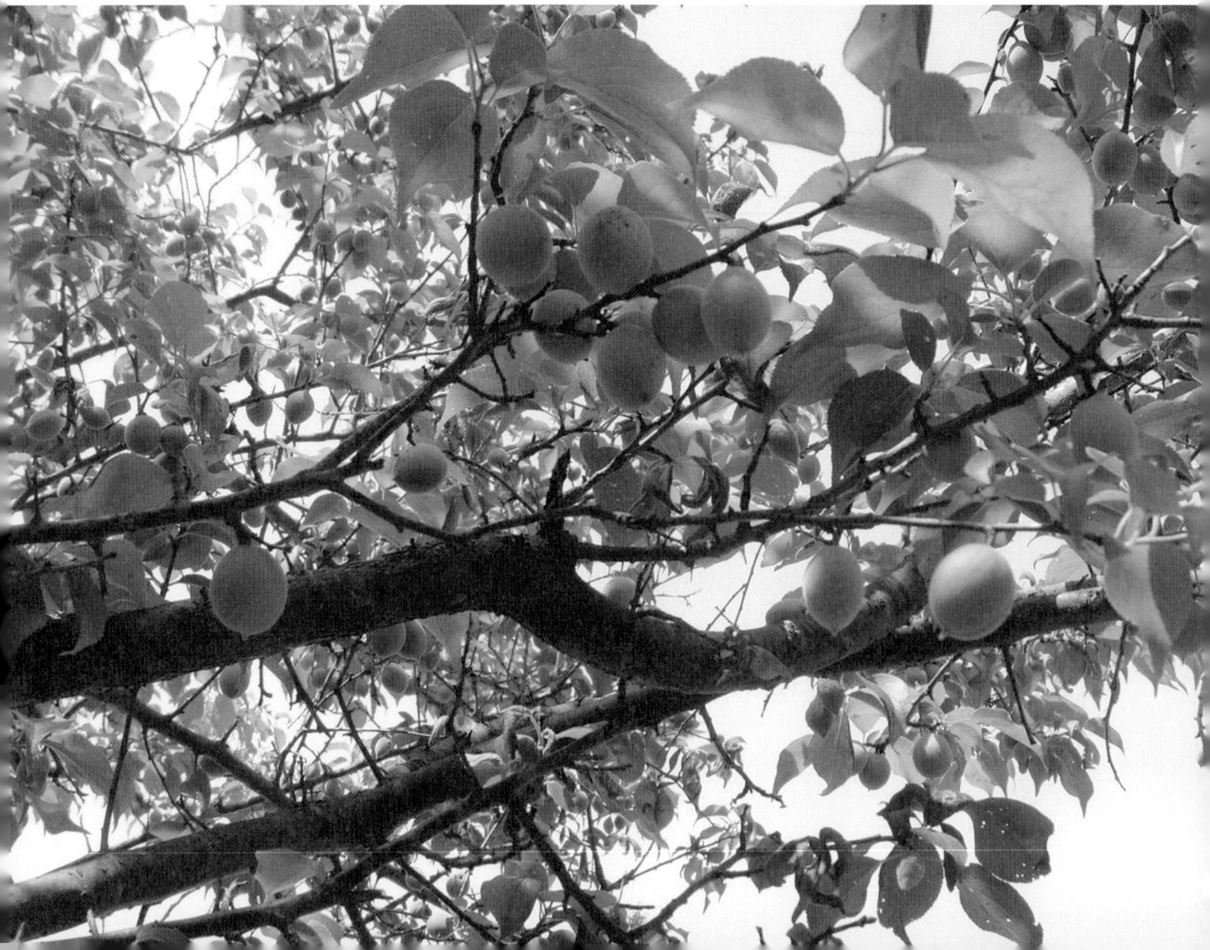

매화는 겨울에 엄동설한(嚴冬雪寒)을 이겨내고 꽃을 피우기 때문에 우리 조상은 군자, 절개, 희망, 순결 등 선비정신의 표상으로 삼아 정원에 심고 시(詩)나 그림의 소재로 삼기도 했다.

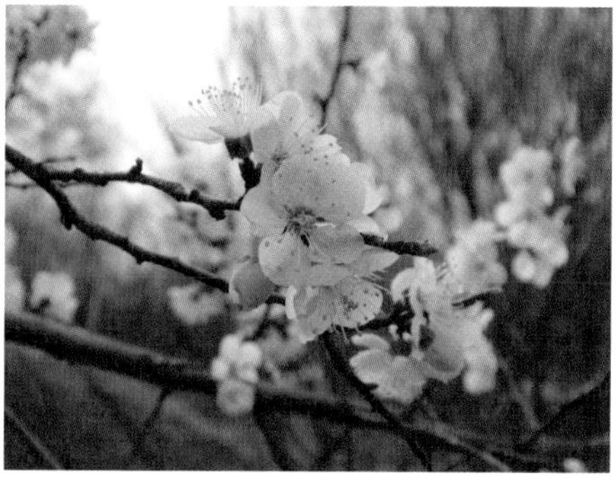

전통 민간의약에서 "덜 익은 매실을 따서 씨는 버리고 과육만을 갈아서 불로 달여 매실고(梅實藁)를 만들어 소화불량, 설사 등에 구급약으로 사용했다"고 했다. 비타민과 미네랄이 풍부하고 식이섬유는 살구보다 2배나 더 들어 있다.

매실은 알칼리성으로 위장에 좋고 갈증을 멎게 하고 피로를 풀어주어 가정의 상비약으로 소화기능을 개선할 때 쓰고 매실주나 효소를 만들어 먹는다. 그러나 매실의 씨앗에는 유독물질인 아미그달린(amygdalin)이 함유되어 있기 때문에 씨를 제거하고 식용, 약용으로 쓴다.

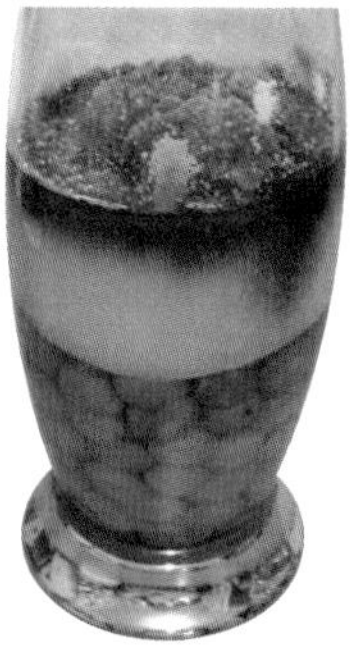

매실의 독(毒)을 제거하기 위하여 소금에 하룻밤 절이고 햇볕에 말려서 쓴다. 봄에 잎과 줄기를, 5~6월에 익지 않은 열매를, 수시로 뿌리를 채취하여 그늘에서 말려서 쓴다. 껍질을 벗기고 씨를 발라낸 뒤 짚불 연기에 그을려 말린 오매(烏梅)로 가래를 삭이는 데 쓴다.

효소를 만들 때는 6월 중순에 푸른 청매실을 따서 물로 씻고 채판에 놓고 물기를 완전히 뺀 다음 3일 정도 그대로 두면 황녹색으로 변한다. 이때 항아리나 용기에 매실을 넣고 매실 양만큼 흰설탕을 넣어 100일 정도 재어 발효를 시킨다. 이후 열매의 씨앗을 제거하고 과육은 장아찌로 먹고 효소만을 용기에 부어 저온냉장 보관한다. 효소 1에 찬물 5의 비율로 희석하여 마신다.

Tip

- **한방요법** 그을려 말린 것을 오매(烏梅), 뿌리를 매근(梅根)이라 부른다. 오매는 만성해수나 복통, 뿌리는 담낭염이나 나력을 치료할 때 다른 약재와 처방한다. 매실을 날 것으로 먹으면 신맛 때문에 진액이 빠져나가고 치아가 상할 수 있다.
- **민간요법** 소화불량에 덜 익은 매실을 따서 씨는 버리고 과육만을 갈아서 불로 달인 매실고(梅實膏)를 만들어 구급약으로 사용했다.

산사

학명 *Crataegus pinnatifida*
한약명 산사(山査)

생육상	갈잎큰키나무	이용	열매
개화시기	5월	분포지	전국의 산기슭이나 마을 근처
채취시기	9~10월(빨갛게 익은 열매)	다른 이름	당구자, 산리홍, 산사자, 산조홍

■ 형태 높이는 3~6m 정도이고, 잎은 반질반질하고 가장자리는 불규칙한 톱니 모양이다. 어린 가지에 잔털이 많고, 가지에 가시가 있다. 꽃은 5월에 가지 끝에 6~8송이씩 흰색으로 피고, 열매는 9~10월에 둥글고 반질반질한 흰색 반점이 있는 붉은색으로 여문다.

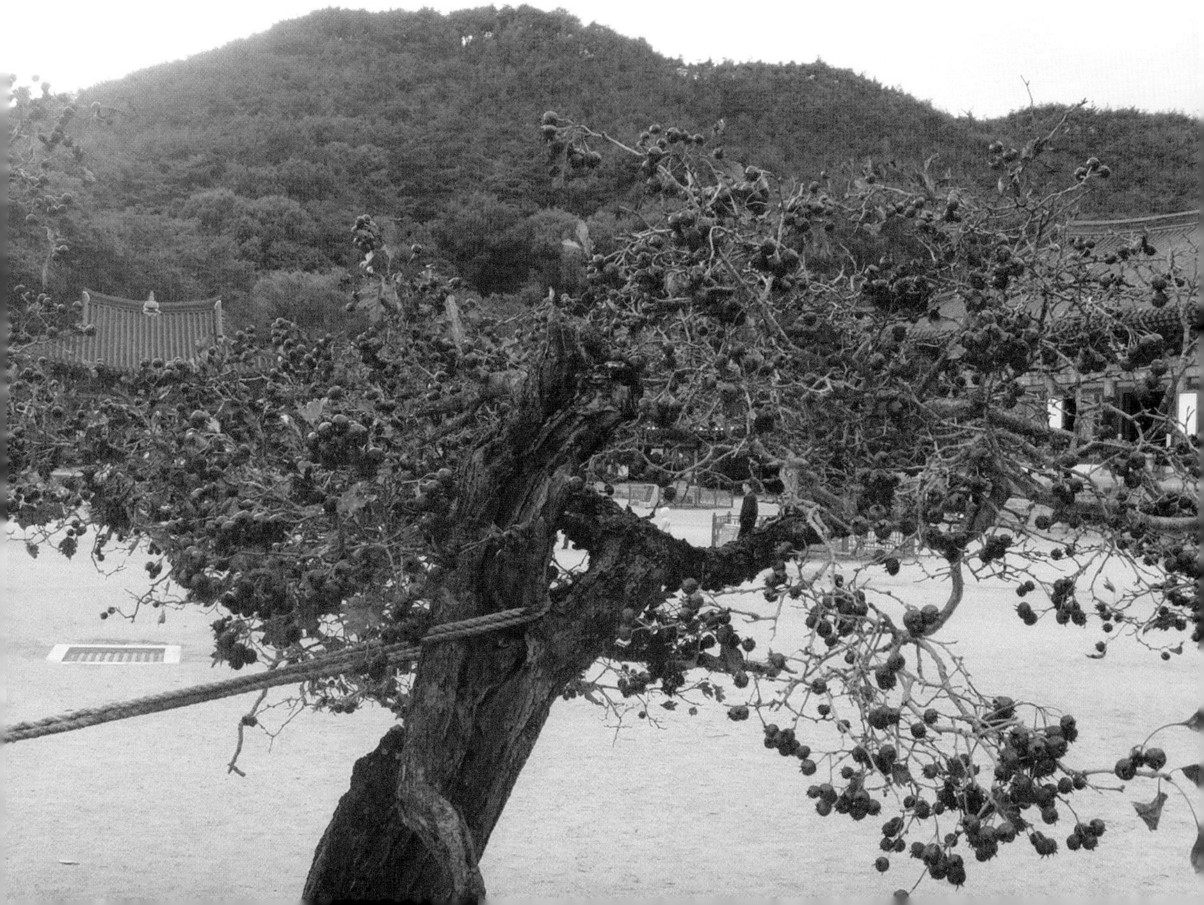

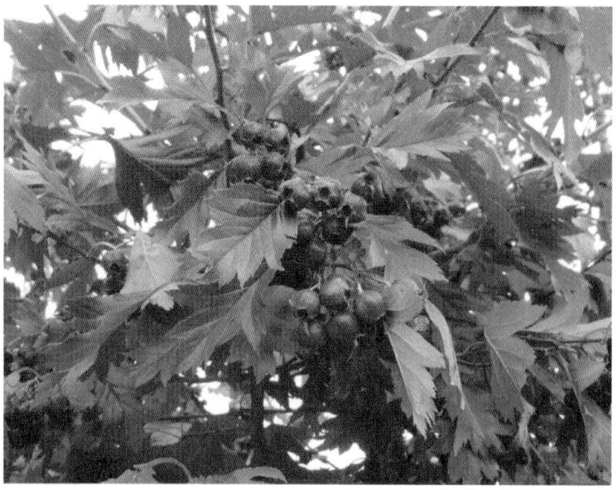

산사나무는 중국의 '산사목(山査木)', '산사수(山査樹)'에서 따온 이름으로 산에서 자라는 아침(旦)의 나무라는 의미를 담고 있다. 산사 열매는 작은 배(梨)처럼 생겨 아가위나무, 작은 당구공 같다 하여 당구자(棠毬子), 호젓한 산길에 붉은 열매를 달린다 하여 산리홍(山裏紅)으로 부른다.

《본초강목》에서 "산사 열매는 식적(食積)을 치료하고 음식을 소화시킨다"라고 했고, 《물류상감지》에서 "닭을 삶을 때 산사나무 열매 몇 알을 넣으면 질긴 살이 잘 무른다"라고 했다. 중국에서는 산사 열매를 꿀이나 기름진 음식이나 육식에 꼬치에 발라 꿰어 당호로(糖胡廣)를 즐겨 먹는다.

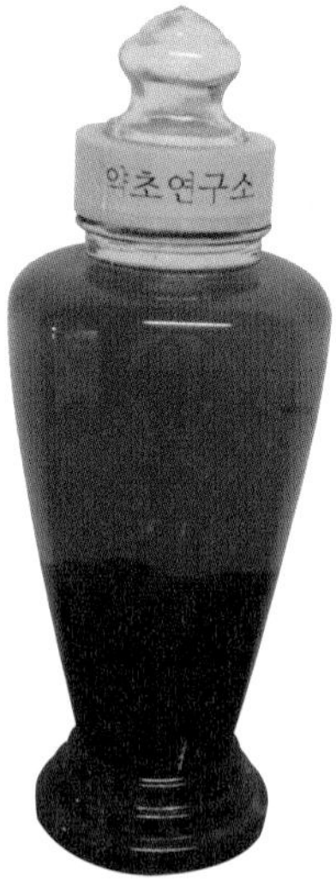

산사나무 열매는 맛이 시고 달지만 독성이 없어 관상수, 식용, 약용으로 가치가 높다. 봄에는 잎을, 가을에는 열매를 따서 그늘에 말려서 쓴다. 열매에는 항산화작용이 있어 노화방지의 성분과 비타민 C가 많이 함유되어 있다.

가을에 성숙된 열매를 따서 용기에 넣고 술을 붓고 밀봉하여 3개월 후에 먹는다. 효소를 만들 때는 가을에는 성숙된 열매를 따서 항아리나 용기에 넣고 설탕이나 시럽을 붓는다. 그리고 100일 정도 발효시킨 후에 효소 1에 찬물 5의 비율로 희석해서 마신다.

Tip

- **한방요법** 산사나무 열매는 산사자(山査子)로 부른다. 소화불량에 다른 약재와 처방한다. 비위가 약한 사람이 생것을 많이 먹으면 치아(齒牙)가 상한다.
- **민간요법** 소화불량 또는 고기를 먹고 체했을 때 열매를 먹었고, 열매로 만든 산사죽, 산사탕, 산사병을 만들어 먹었다.

삽주

학명 *Atractylodes japonica*
한약명 창출(蒼朮), 백출(白朮)

생육상	여러해살이풀	이용	잎, 뿌리줄기
개화시기	7~10월	분포지	전국의 산과 들
채취시기	9~10월(뿌리)	다른 이름	화창출, 복창출, 천생출, 동출

■ 형태 높이는 30~100cm 정도이고, 뿌리에서 나온 잎은 꽃이 필 때면 시든다. 잎은 어긋 나고, 잎자루는 없다. 줄기 밑부분의 잎은 깃꼴로 깊게 갈라지지만 윗부분의 잎은 갈라지지 않는다. 줄기는 곧게 서고 윗부분에서 가지가 갈라진다. 꽃은 7~10월에 줄기 끝에서 한 송이씩 흰색 또는 연한 분홍색으로 피고, 열매는 10~11월에 긴 타원형으로 여문다.

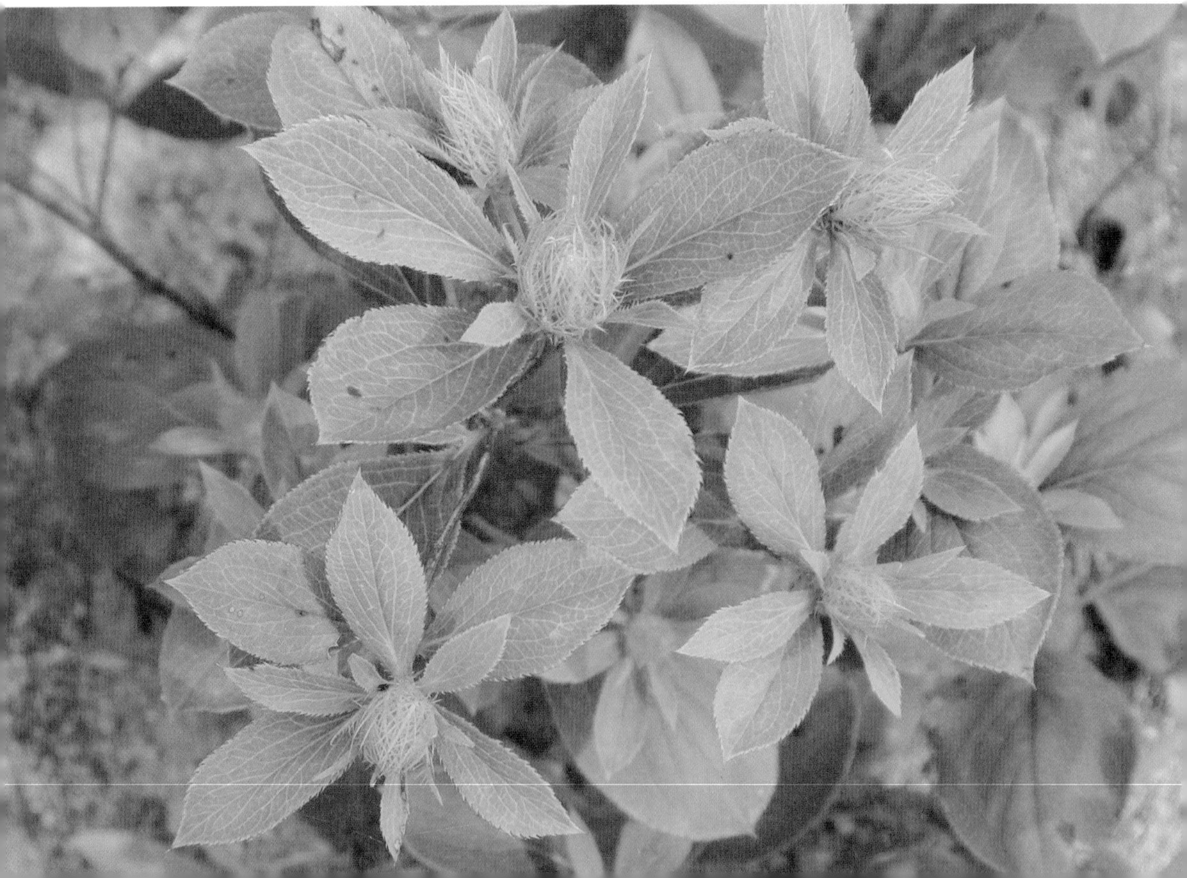

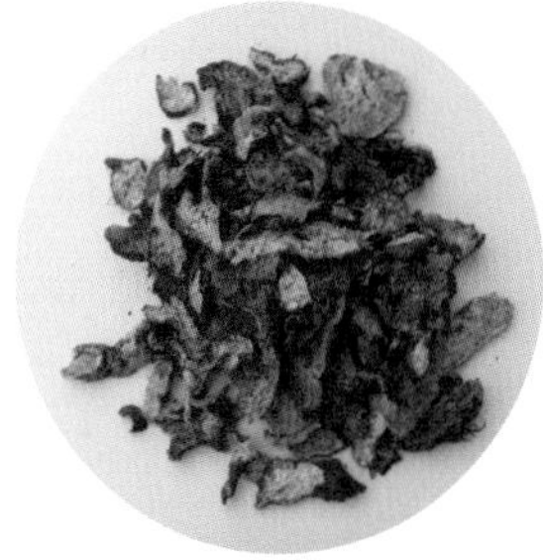

사람은 섭취하는 음식에 의하여 생명을 유지한다. 삽주 뿌리는 잘 낫지 않는 만성 위장병이나 복통 증상에 쓰인다. 삽주 근경에는 '에트라크리치론' 성분이 있어 한방에서 다른 약재와 사용할 때 널리 응용하며 쓰고, 창출은 한방의 배합약으로 쓴다.

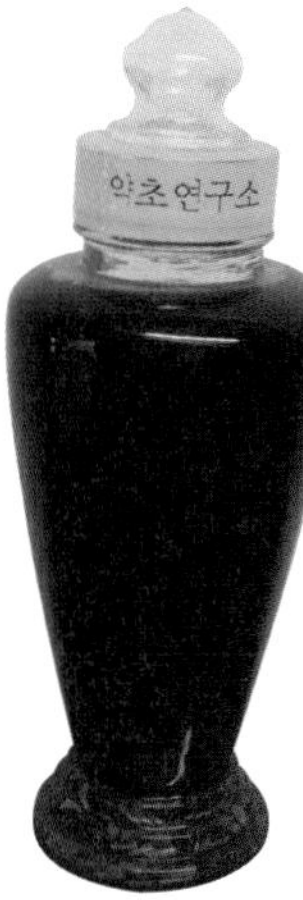

삽주에는 독이 없어 식용보다는 약용으로 가치가 높다. 약초를 만들 때는 뿌리줄기를 가을에 채취하여 햇볕에 말려서 쓴다. 뿌리를 캐어 씻은 후 건조시킨 것이 창출(蒼朮)이고, 창출의 껍질을 벗긴 것이 백출(白朮)이다. 《의방유취》에서 "창출은 쓰고 달며 따스하다. 비위, 폐, 대소장경에 들어간다. 또한 백출은 달고 쓰며 따스한데 비, 위, 소장, 심경에 들어간다"고 했고, 《향약집성방》에서 삽주 뿌리를 갈아서 차로 마셨다는 기록이 있다.

최근 약리 실험에서 삽주 추출물을 토끼에게 투여한 결과 혈관이 확장되고 혈당 저하작용이 있는 것으로 밝혀졌다.

삽주를 효소로 만들 때는 봄에 신선한 삽주 새싹이나 뿌리를 채취하여 항아리나 용기에 넣고 설탕이나 시럽을 붓고 100일 정도 발효시킨 후에 효소 1에 찬물 5의 비율로 희석해서 마신다.

Tip

- **한방요법** 뿌리줄기를 창출(蒼朮)이라고 부른다. 소화불량, 만성 위장병에 다른 약재와 처방한다.
- **민간요법** 봄에 어린잎을 따서 끓는 물에 살짝 데쳐서 나물이나 쌈으로 먹는다. 소화기 장애에 뿌리를 달여서 차로 마신다. 위병에 뿌리를 달여 먹었고, 잦은 감기에는 '창출+생강+감초'를 넣어 달여서 하루에 세 번 마셨다.

쑥

학명 *Arternisia princeps var. orientalis*
한약명 애엽(艾葉)

생육상	여러해살이풀	이용	잎
개화시기	7~9월	분포지	전국의 산과 들, 밭두렁
채취시기	4~6월(음력 5월 5일 단오 이전)	다른 이름	애, 의초, 영초, 서초

- 형태 높이는 60~120cm 정도이고, 전체에서 독특한 향이 나고, 흰색 털이 있고, 잎은 어긋 나고 뒷면에 털이 있다. 꽃은 7~9월에 연한 원줄기 끝에 한쪽으로 치우쳐 노란색으로 피고, 열매는 10월에 달걀 모양으로 여문다.

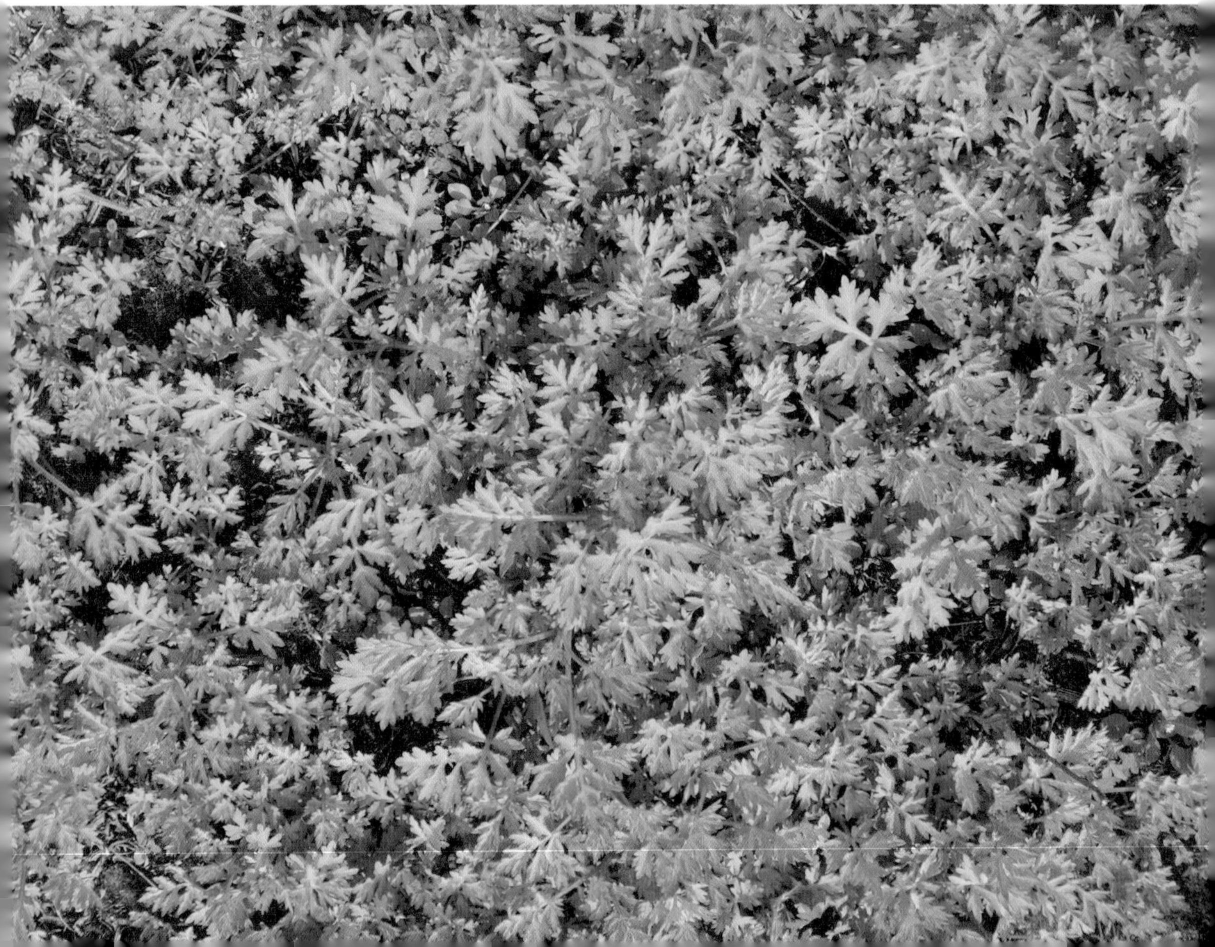

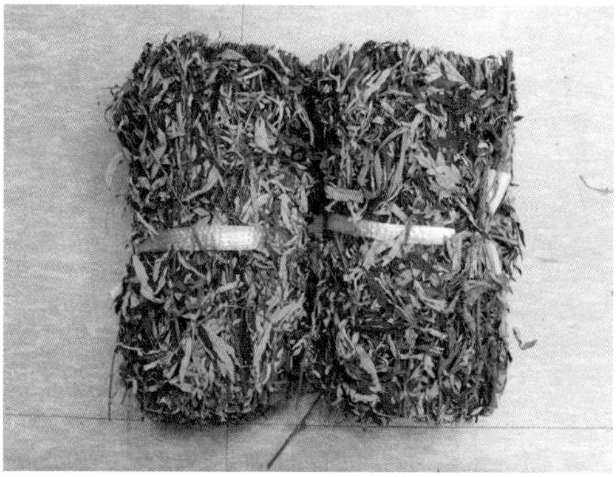

우리나라에는 약쑥, 사철쑥, 물쑥, 황해쑥 등 다양한 쑥이 자생한다. 최근에는 쑥을 이용한 건강법으로 한약재, 좌훈, 쑥환, 쑥뜸, 건강음료, 화장품 등에 응용되고 있다.

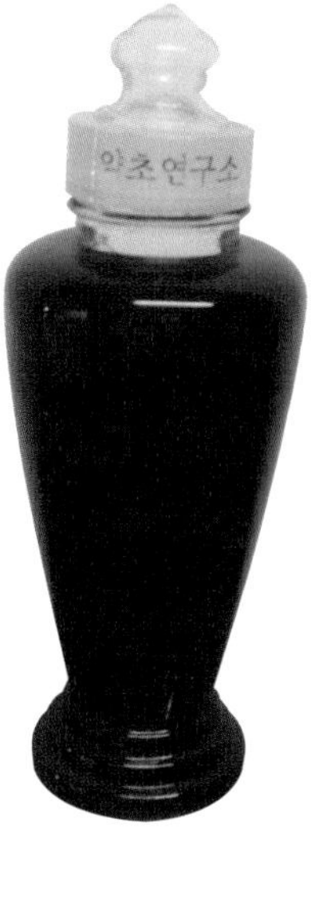

쑥은 식용, 약용으로 가치가 높다. 5월 단오 이전에 채취한 것은 독이 없지만, 이후 채취한 것을 독이 있어 먹을 수 없다. 약초를 만들 때는 여름과 가을에 뿌리가 달린 전초를 채취하여 말려서 쓴다. 쑥에는 위점막을 보호하는 플라보노이드 성분이 있어 위염 치료제로 개발되고 있다. 탄닌, 비타민, 칼륨, 미네랄, 무기물, 비타민 C, 단백질, 칼슘, 인, 철분, 엽록소 등이 풍부하다.

동의보감에서 "쑥이 간장과 신장을 보(補)하며 황달에 효과가 있다"고 기록되어 있는 것으로 볼 때 부인병과 냉한 여성이 쑥을 먹으면 좋다.

쑥을 효소로 만들 때는 5월 단오 이전에 쑥을 뜯어 물로 씻는다. 물기를 뺀 후에 이물질을 제거한 쑥을 항아리나 용기에 넣고 설탕이나 시럽을 붓는다. 그리고 100일 정도 발효시킨 후에 효소 1에 찬물 5의 비율로 희석해서 마신다. 100일이 지나면 건더기는 건져내고 효소만을 용기에 담아 저온냉장 보관하여 수시로 먹는다.

Tip

- **한방요법** 잎을 애엽(艾葉)으로 부른다. 복부나 위 냉증에 의한 통증이나 월경불순, 위통에 다른 약재와 처방한다.
- **민간요법** 민간에서 국에 넣어 먹거나, 떡, 개떡, 인절미, 송편, 부침개로 먹는다. 기혈(氣血)을 다스리고 한습(寒濕)을 몰아내며 몸을 따뜻하게 할 때 쓰고, 쑥을 우린 물에 목욕을 하거나 좌욕을 했고, 쑥뿌리를 채취하여 술에 담가 밀봉하여 3개월 후에 약술로 먹었다.

함초

학명 *Salicornia herbacea*
한약명 퉁퉁마디(鹹草)

생육상	한해살이풀	이용	줄기마디, 뿌리
개화시기	8~9월	분포지	서해안이나 남해안 바닷가 갯벌이나 섬
채취시기	6~10월	다른 이름	신초, 복초, 염초, 신풀

■ 형태 4월에는 녹색, 6월에는 노란색, 8~9월에는 붉은색, 10월에는 갈색으로 변한다. 주로 염전이나 갯벌에서 자라고, 높이는 10~30cm 정도이고, 꽃은 8~9월에 마디 끝에서 한 곳에 3송이씩 피고, 열매는 10월에 납작한 달걀 모양으로 여물고 씨는 검은색이다.

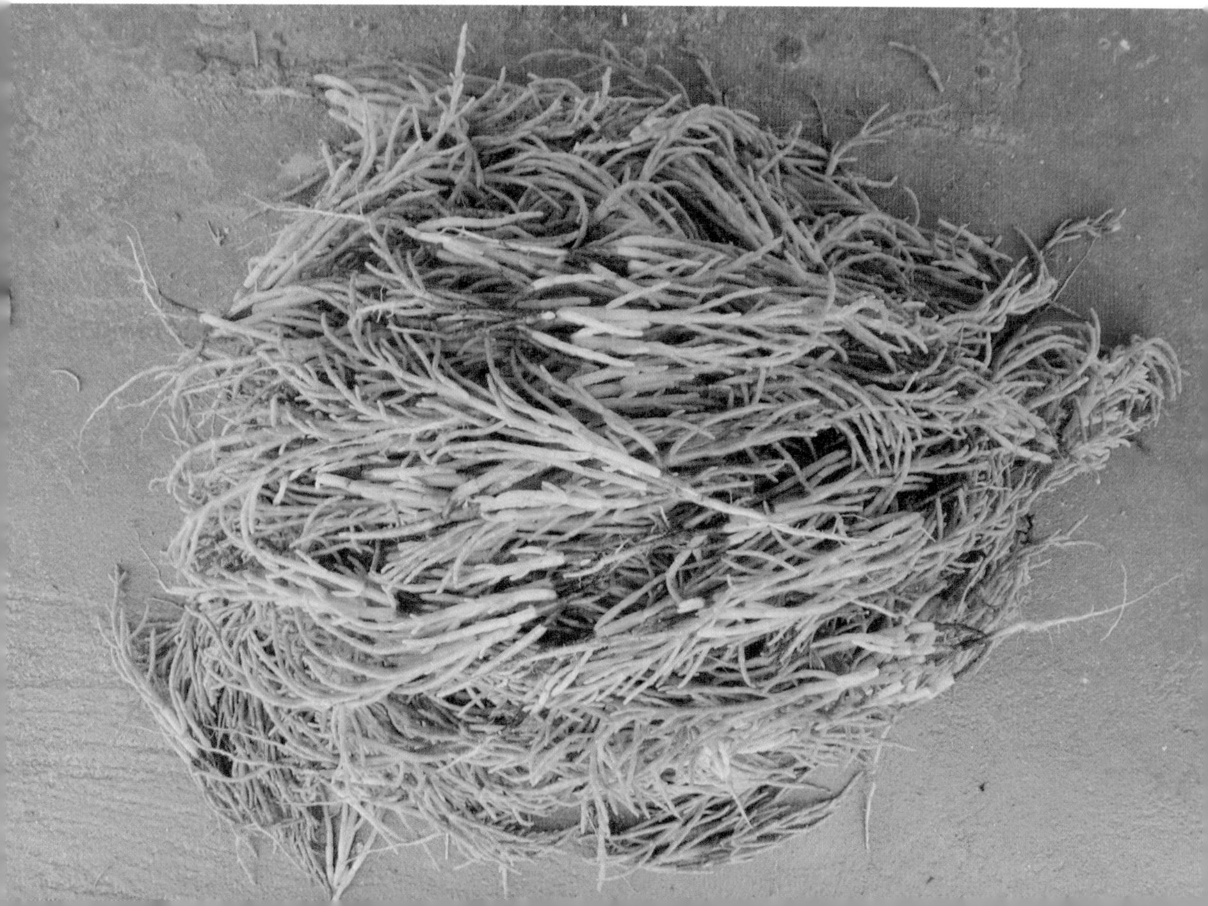

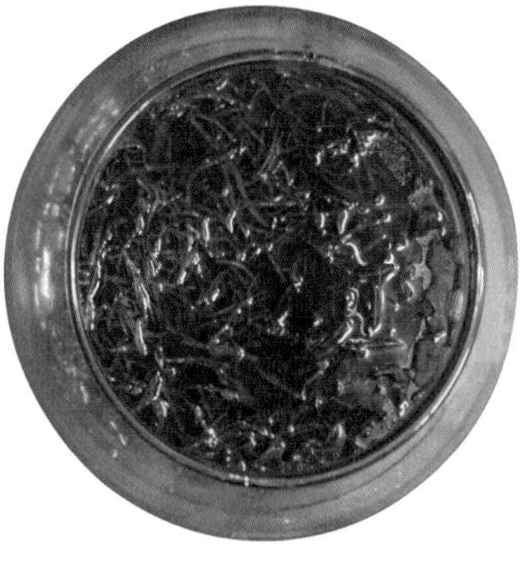

함초(鹹草)는 지구가 빙하기를 거쳐 수억 년의 시간을 보내는 동안 진화를 하지 않은 신비의 풀로 알려져 있다. 그동안 약초로서 관심을 끌지 못하다가 MBC 〈심야스페셜〉과 KBS · SBS, 종편 등을 통해 건강에 유익한 것으로 소개되면서 '갯벌의 산삼'이란 애칭을 가지고 있다. 바다 갯벌에서 자생하기 때문에 갯벌의 산삼이라고 부르고, 잎이 없기 때문에 '퉁퉁마디'라고 부른다. 일본에서 1921년에 천연기념물로 지정하여 보호를 하고 있고, 프랑스에서는 최고의 요리를 만들 때 재료로 쓰인다.

함초는 식용, 약용으로도 가치가 높다. 하루에 1~2번 바닷물이 들고 나는 곳에서 4~9월까지 채취가 가능하고 마디줄기, 뿌리, 생초를 모두 쓸 수 있다. 최근 실험을 통해 김의 40배, 시금치의 200배, 칼슘은 우유의 5배, 철분은 해조류의 2~5배, 요오드는 일일 권장량의 8배가 함유되어 있다.

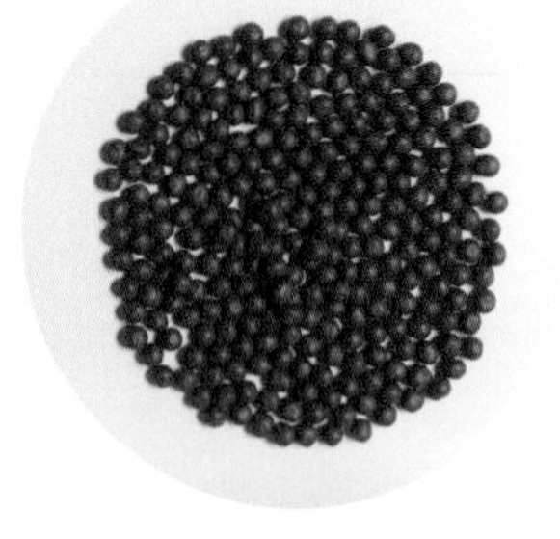

함초에는 바닷물 속에 있는 다양한 미네랄 성분이 많고, 사포닌 성분이 함유되어 있으며, 아미노산 타우린이 40%나 함유하고 있다. 또한 섬유질, 다당체, 미네랄, 아미노산, 베타인, 칼륨, 마그네슘, 칼슘, 철분, 요오드 외 90여 종이 함유되어 있다.

함초는 숙변을 제거, 비만, 면역력, 동맥경화, 중성지방, 고지혈증, 혈액순환에 좋고 피부가 고와지며, 혈관 내 염증을 치료한다. 혈당치를 낮추며, 암세포를 억제, 호르몬의 균형을 맞추고, 피로를 없애주고, 정력 증강에 좋다.

햇볕에 말린 함초를 제분소에서 가루를 내어 찹쌀과 배합해서 환으로 먹는다. 효소를 만들 때는 생함초를 물로 씻고 물기를 뺀 다음 항아리나 용기에 넣고 설탕이나 시럽을 붓는다. 그리고 100일 정도 발효시킨 후에 효소 1에 찬물 5의 비율로 희석해서 마신다.

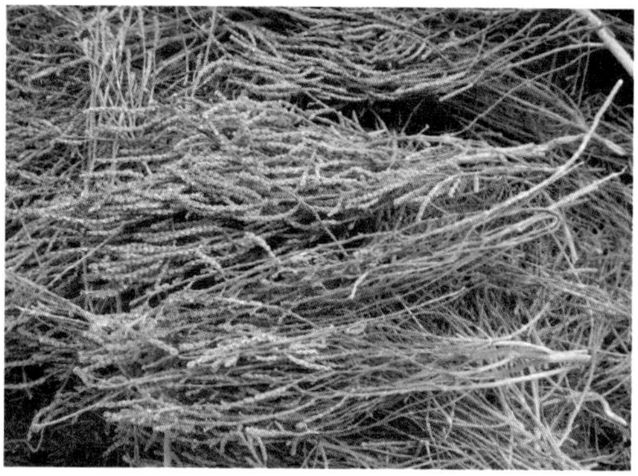

Tip

- **한방요법** 함초의 마디를 '퉁퉁마디'로 부른다. 숙변제거나 당뇨병에 다른 약재와 함께 처방한다. 갯벌에는 함초와 엇비슷한 나문재, 방석나물, 해홍나물, 큰비죽, 기수초 갯당근, 사대풀 등과 구분할 수 있어야 한다.
- **민간요법** 함초를 가루로 내어 양념으로 쓴다. 나물로 무쳐 먹을 수 있고, 김치, 비빔밥, 냉면으로 먹는다.

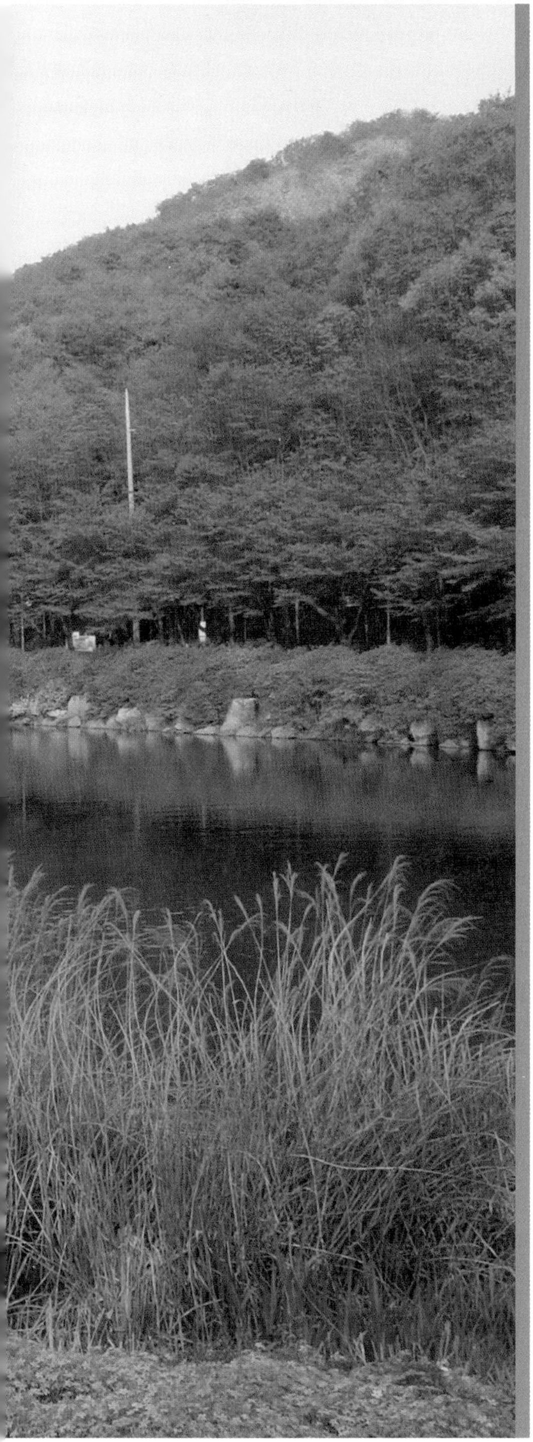

부록

힐링자연치유센터 건강캠프

1. 왜 가시오가피인가?
2. 전통의서에서의 오가피
3. 누가 오가피를 먹어야 하는가?
4. 오가피의 이용 방법
5. 오가피로 건강을 되찾은 사람들

1. 왜 가시오가피인가?

현대인의 최대 화두(話頭)는 건강과 행복

최근 의학의 발달로 100세 시대에 살고 있지만, 수명만 늘어났을 뿐 건강은 받쳐주지 않는 삶을 살고 있다. 개인적으로 건강시계는 멈춰 있고, 날마다 각종 병과 전쟁을 하고 있으며, 아프고 돈 없는 마지막 10년의 삶을 살고 있다는 사실이 충격적이다.

돈으로 살 수 없는 것

세상에 아무리 사람이 많아도 나와 더불어 평생 모든 것을 터놓을 수 있는 친구는 돈으로 못 산다. 약이나 좋은 집은 돈으로 살 수 있지만, 가족과 사랑을 나누는 것은 돈으로 살 수 없다. 지위와 능력은 돈으로 가질 수 있지만, 존경은 돈으로 살 수 없다. 책은 돈으로 살 수 있지만, 책 속의 지식은 돈으로 살 수 없다. 비싼 침대는 돈으로 살 수 있지만, 그 위에서 편안하게 잘 수 있는 잠은 돈으로 살 수 없다. 다이아몬드는 돈으로 살 수 있지만, 좋아하는 사람의 사랑은 돈으로 살 수 없다. 앞으로 살아갈 날이 많이 남았다 한들 그 시간들을 질병과 고통 속에서 보낸다면 행복한 삶이라 할 수 없다. 사람은 누구나 언젠가는 죽는다. 생로병사의 과정을 거쳐야 하지만 건강은 건강할 때 지켜야 한다. 건강은 돈으로 살 수 없다는 것을 깨닫는 게 무엇보다 시급한 이유다.

도심의 대형병원, 병원, 의원, 한의원이 많지만 환자는 더 늘어나는 추세다. 병은 낫지 않고 나날이 환자 수는 증가하고 있다. 정작 나의 병을 고쳐주는 곳은 어디에 있단 말인가. 병든 몸을 고치기 위해 소문난 명의를 찾아보지만 실망 속에서도 자연치유에 대한 기적에 희망을 거는 사람들에게 만병을 치료한다는 오가피의 비밀이 속속 과학적으로 밝혀지고 있다.

가시오가피의 비밀

오가피(五加皮)의 학명은 아칸토파낙스(Acanthopanax)이다. 만병을 치료하는 '가시나무'라는 뜻이다. 오가피는 '나무 인삼'이란 애칭을 가지고 있지만, 그동안 인삼에 밀려 주목을 받지 못했다.

1970년대 미국에서 자양과 강장에 효능을 가진 '시베리아 인삼'이 슈퍼마켓에서 인기를 끈 적이 있었다. 그리고 인삼 약효 연구자로 유명한 러시아의 브렉만 박사가 시베리아 일대에서 고려인삼과 유산한 가시오가피를 발견한 이후 가시오가피가 산삼을 능가한다는 결과를 발표하여 건강식품으로 유명세를 탔다. 현재 오가피 추출물로 우주인의 식량을 만들고 있다. 그동안 올림픽 선수들이 복용했고, 1977년 《중국약전》에서 오가피와 가시오가피를 다른 독립적인 약물로 소개하기 시작했다. 한국은 2002년 월드컵 4강 신화를 이룩한 태극 천사들이 스태미너(stamina)를 강화하기 위하여 오가피를 상복한 이후 건강식품으로 각광을 받기 시작했다.

오가피가 어릴 때에는 산삼, 인삼과 함께 한 가지에 다섯 개의 잎이 나오기 때문에 구별은 어렵지만, 자라면 쉽게 구분할 수 있다. 오가피는 두릅나무과에 속하는 낙엽활엽관목으로 3~4m 정도이고 햇볕을 좋아하는 양지식물로 농약을 하지 않는다. 가시오가피는 가지에 솜털 같은 가시가 많고 잎 가장자리가 날카롭고 5년 지나면 가시는 없어진다.

한국, 러시아, 중국, 일본에서 가시오가피 효능에 대한 연구는 다른 신약처럼 활발하지는 않지만 연구자들의 열정으로 활기를 찾고 있는 중이다. 가시오가피는 '아답토겐' 효과가 인삼보다 좋은 것으로 밝혀졌다. KBS 〈생로병사의 비밀〉에서 면역기능을 좋게 하고, 신장의 사구체나 뇌세포의 변조를 활성화하는 효능을 입증했다. 또한 혈압이 낮은 사람은 높여주는가 하면 높은 사람은 낮추어줄 정도로 균형을 유지시켜준다. 오가피의 가시는 골수에서 생성하는 피를 맑게 하고, 신장의 기능을 개선시킨다. 종양의 발생을 지연시키고 전이를 억제한다.

오가피는 우리나라 전역에 분포하고 있으며 가시오가피는 해발 600m 이상에서 자란다. 그 외 자연산오가피, 왕가시오가피, 민가시오가피, 털오가피, 토종오가피, 섬오가피, 당오가피 등 15여 종으로 자생하거나 농가에 재배되고 있다.

국립농산물품질관리원 친환경인증농산물 생산방법과 사용 자재 등에 따라 유기농산물, 무약농산물, 저농약농산물로 분류하고 있다. 오가피는 병충해와 자연환경을 잘 이기기 때문에 자연산은 물론 농가에서 유기합성농약과 화학비료를

일체 사용하지 않고 재배할 수 있다.

오가피는 부작용이 전혀 없어 식용, 약용으로 가치가 높다. 잎, 줄기, 열매, 뿌리 모두 사용이 가능하다. 건강한 사람이 오가피를 장복하면 노화가 더디고 더욱 강건해진다. 허약자나 환자가 장복하면 건강을 회복할 수 있다.

오가피 농장을 20년째 운영하는, KBS 〈6시 내고향〉 '오가피 명인', SBS '오가피 달인'에 소개된 정경교(60세)에 의하면 면역기능이 향상되고 오장육부의 기능이 좋아지고 근골이 강해지고 심노(心勞), 간로(肝勞), 비로(脾勞), 폐로(肺勞), 신로(腎勞)에 손상이 생긴 질병인 오장(五臟)의 피로인 오로(五勞)와 7종류의 과로로 인한 칠상(七傷)을 치료한다.

오가피를 장복하면 신체기능이 활성화되고, 신진대사가 왕성해지고, 세포가 부활되며, 간장(肝臟)과 신장(腎臟)을 보(補)하고, 근육과 뼈를 튼튼하게 하고, 혈액순환을 좋게 하는 활혈(活血)작용이 뛰어나 신경통, 관절염, 요통, 각종 통증으로 고생하는 사람에게 효과가 있는 것으로 알려져 있다.

오가피의 약성(藥性)은 온(溫)하고 신(辛)하여 오랫동안 장복하면 정력에 좋다. 오가피의 가시는 근골(筋骨)을 강하게 하고, 통증을 진정시켜주고, 신장과 간장의 기능을 강화하여 피로를 잊게 하고 강한 체력을 만들어준다. 팔다리가 저리고 마비되는 사람, 반신불수, 중풍 등에 꾸준히 상복하면 좋다.

면역력 증가

중국에서 동물실험을 통해 혈액순환과 고혈압에 효능이 있는 것으로 밝혀냈고, 러시아 과학아카데미의 브레크만 박사팀에 의하면 오가피가 변조된 생체기능의 전반적인 기능을 증대시켜주고, 리그산이 RNA 합성을 촉진해 백혈구를 만들어주기 때문에 항암, 고혈압, 당뇨 등 현대병 대부분에 효험이 있는 것으로 나타났다.

항암 효과

해발 600m 이상에서만 자라는 가시오가피는 항암효과가 탁월하다. 경상대학교 건강과학연구원에서 우리 땅에서 자생하는 약초 60여 종을 6개월 동안 동물 실험을 통해 10여 종을 선별하였는데 그 중에서 꾸지뽕나무 70%, 느릅나무 80%, 와송 65%, 하고초 75%, 겨우살이 80% 이상이 항암에 효능이 있는 것으로 밝혀냈다. 강원도 농업기술원 박사팀이 가시오가피의 뿌리껍질을 추출물을 투여한 결과 간암(94%), 폐암(91%), 유방암(89%)의 암세포 억제효과가 있는 것으로 밝혀냈다. 일본에서 가시오가피 배당체인 세사민(sesamin)이 사람의 위암세포의 생장을 억제하고 괴사시키는 작용을 규명하여 항암효과를 입증했다. 향후 가시오가피와 오가피 종을 장복하면 면역력이 향상되어 현재 사망 1위인 암을 예방할 수 있다.

오가피는 혈관 내 환경을 정화해주고 관상동맥의 확장에 도움을 주기 때문에 심장질환과 고혈압에 좋고, 혈관 속의 혈전이나 지방질인 고지혈증에 좋고,

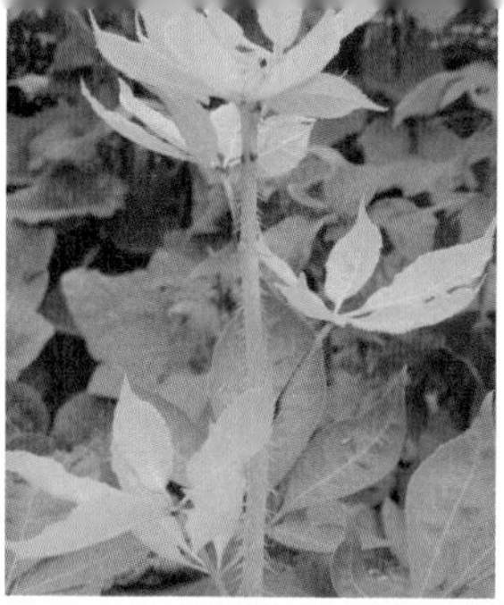

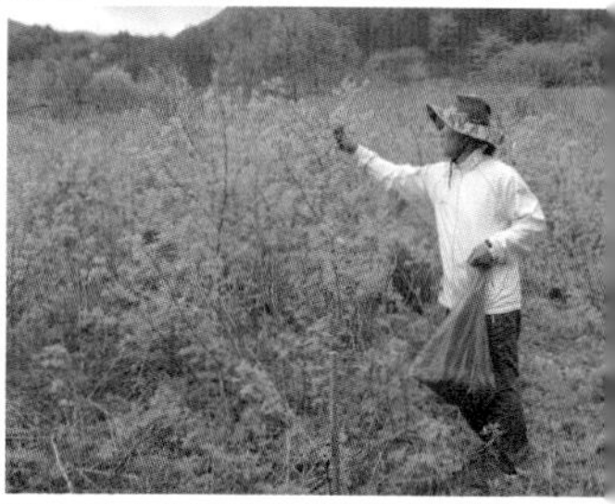

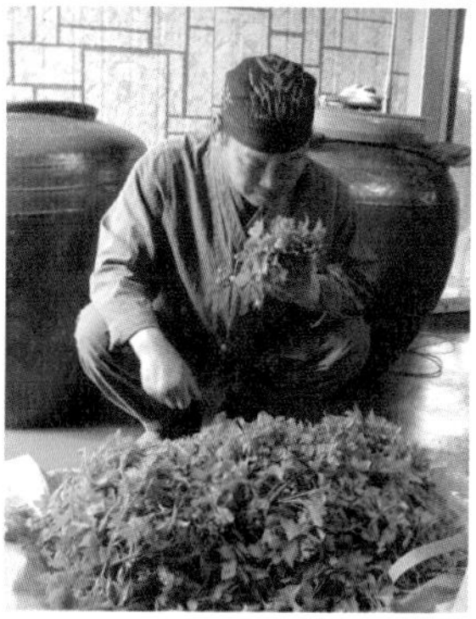

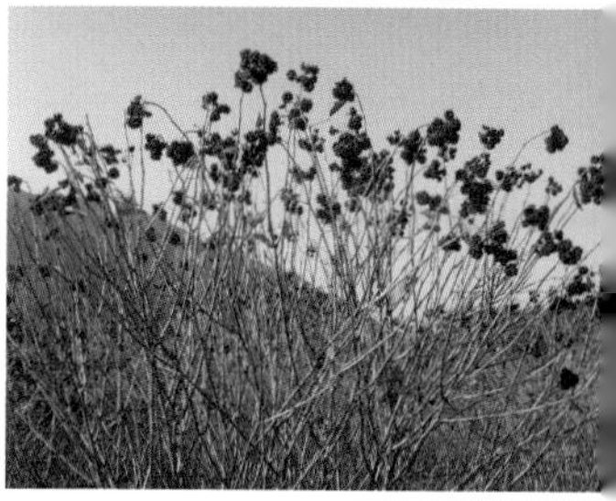

효소가 풍부해 간기능을 개선해 신진대사를 촉진시켜 해독에 도움을 준다. 오가피를 연구한 성광수는 오가피의 추출물(물, 증류수 등)이 치매 예방에도 도움을 준다는 것을 특허를 냈을 정도로 독(毒)이 없기 때문에, 체질에 상관없이 누구나 복용하면 효과를 볼 수 있다.

약리 실험에서 배당체 성분은 항피로작용이 있어 인삼보다 효능이 좋은 것으로 나타났다. 그리고 가시오가피 추출물이 항산화작용을 하여 면역기능을 현저히 상승시키고, 항염증작용, 급성심근 혈액결핍에 대한 보호작용, 혈당 강화작용, 진해거담작용이 있는 것으로 밝혀졌다.

임상에서 우울증, 신경쇠약, 정력증강, 뇌혈전 억제, 고지혈전 감소, 저혈압 치료, 관상동맥경화 심교통의 치료, 당뇨병 치료에 효능이 있음이 밝혀졌다.

다른 사람이 돈이 많고, 건강한 것은 나와 아무 상관없다. 이 세상에서 단 하나뿐인 나의 생명을 건강하게 지키고 관리하는 것이 가장 중요하다. 필자는 10년 이상 오가피 액상차, 효소, 장아찌를 먹으며 병원에 한 번 가지 않고 건강한 몸을 유지하고 있다. 그동안 몰랐던 오가피의 비밀에 귀를 쫑긋 세우고 손상된 몸과 강한 몸을 유지하기 위해서 오가피를 상복한다면 건강 속에서 삶의 질을 높일 수 있다고 확신한다.

2. 전통 의서에서의 오가피

우리 조상은 오가피를 약용으로 썼다. 고려 말 무렵에 인삼을 재배한 것으로 추정하고 있고, 고려시대 〈한림별곡(翰林別曲)〉과 조선시대 홍만선의 《산림경제》를 보면 오가피를 식용과 약용으로 이용했음을 알 수 있다.

조선시대 때 인삼을 무분별하게 채취하여 고갈되면서 산에서 재배하기 시작한 이후 점점 산에서 내려와 인가 근처에서 재배하기 시작하여 지금도 인가 근처에서 재배하고 있다. 최근 웰빙의 붐을 타고 산양삼의 수요가 증가하면서 논·밭·재배삼을 다시 산에서 재배하면서 생산량이 급증하고 있는 현실이지만, 농가에서 밭이나 야산에서 재배가 가능하지만 산에서 자연환경에서 자생하고 있다.

오가피는 1909년 일본 식물학자인 '나카이'에 의해 소개된 이후 지리산오가피와 토종오기피를 비롯하여 약 15종에 이른다. 하지만 한국, 중국, 러시아에서 식용과 약용으로 쓰고 있다.

조선시대 허준이 쓴 《동의보감》에서 오가피를 '삼(蔘) 중에서도 으뜸이라 하여 천삼(天蔘)'이라 하여 '하늘의 선약(仙藥)'이라고 하였다. 오가피는 오장(五臟)이 허약해서 오는 증상인 오로(五勞)와 남자에게 신장의 기(氣)가 허약해서 생기는 증상인 칠상(七傷)을 보하여 기운을 돕는다 할 정도로 건강에 좋은 것으로 알려져 있다. 최근에는 오가피 약효에 대한 연구가 속속 발표되면서 관심이 높아지고 있다.

《동의보감》에서 "오가피는 약성이 따뜻하고 맛이 맵고 쓰고 독이 없어 식용과 약용으로 먹는다. 남자의 발기분에 쓰고, 여자의 음부소양증에 쓰고, 허리가 아프거나 다리가 쑤실 때 관절에 통증이 있을 때 쓴다. 근육과 뼈를 튼튼하게 하고 몸을 강하게 만들어준다. 오래 복용하면 몸이 가벼워지고 노화를 방지해준다"라고 했을 정도로 건강에 좋다. 민간에서 잎, 줄기, 열매, 뿌리를 나물, 장아찌, 차, 효소, 술을 만들어 먹거나 약재로 쓴다.

중국의 《신농본초경》은 약 2000년 전 360여 종의 약초를 체계적으로 다룬 의서로 오가피를 귀한 약초로 취급하여 상급으로 분류했다. 중국 이시진이 쓴 《본초강목》에서 오가피의 효능이 증상별로 기록되어 있고, 먹는 법을 기록하였다. "오가피는 기운을 도와주고 다리에 힘이 없는 것을 좋다. 남자는 음위증을 치료하고, 여자는 허리통증과 음부소양증에 쓰고, 중풍, 장기간 복용하면 근육과 뼈가 튼튼해지고 노화가 방지된다. 오가피 잎을 나물로 먹으면 풍습으로 인한 피부병이 개선되고, 오가피로 술을 담가 먹으면 전신의 통증과 경련을 치료할 수 있다."

구분	내용
동의보감	목숨을 더하고 늙지 않으니 하늘의 선약(仙藥)이다.
본초강목	한 줌의 오기피를 얻으니 한 수레의 황금을 얻는 것보다 낫다.
신농본초경	오래 먹으면 몸을 가볍게 만들어줄 뿐만 아니라 늙지 않고 장수한다.
민간 의약	오가피는 인삼을 능가하는 생약이다.
귀경(歸經)	간(肝) 신경(腎經)으로 들어가 작용한다.
의학입문	오거성(五車星)의 정기(精氣)를 받고 자란다.

3. 누가 오가피를 먹어야 하는가?

대상

구분	병증
어린이	성장 촉진, 근육과 뼈 발달, 뇌기능 활성
청소년	집중력 증강, 운동력 향상, 강한 체력
남성	면역력 증강, 정력증강, 피로회복
여성	젊음 유지, 갱년기 극복, 허리 통증, 무릎 통증
노인	암 예방 고혈압, 당뇨, 노화방지, 골절 예방
건강한 사람	질병 예방 및 강한 체력유지
환자	훼손된 몸을 빠른 시간 내 회복 가능

가시오가피에 함유된 배당체 역할

구분	작용
리그산 (Lysine)	면역력 강화, RNA 합성을 촉진해 백혈구의 수를 증가시켜 준다.
미네랄 (Mineral)	신체의 성장과 유지, 체내 생리기능 조절, 필수영양소를 공급한다.
시나노사이드 (Cyanoside)	진정작용, 요통과 관절염으로 인한 부종을 치료한다.
스테로이드 (Steroid)	항암작용, 혈액순환, 독소 해독작용을 한다.

세사민 (Sesamin)	항산화작용을 한다.
쿠마린 (Coumarin)	혈압 강하작용을 한다.
지린긴 (Gilingin)	노화방지, 신진대사를 촉진시킨다.

가시오가피 의약품 및 이용

구분	활용
항암제	토종오가피 잎에서 추출하여 연구 중
자양강장제	면역력을 높여준다, 정력 강화
피로회복제	생체기능을 향상시켜준다, 신진대사 촉진
소염진통제	섬오가피 뿌리에서 아스피린의 5배 개발
항당뇨제	토종오가피 잎에서 나오는 치산노사이드를 이용해 개발
기능성식품	액상차, 효소, 환, 드링크제, 화장품
식용, 약용	오가피잎 장아찌, 오가피 간장 및 된장, 나물, 약재

논문으로 밝혀진 오가피의 효능

구분	병증	원인 및 효능
경희대학교 한의대 연구팀	류마토이드 관절염	관절 사이의 막힌 활액막, 관절 주위의 염증성 병변
한국한의학연구원 연구팀	어린이 성장 저하 및 골 약화	성장판 말단부의 연골 세포에 활력 증대로 어린이 성장에 도움, 골 무기질의 밀도 증가로 골 강화

경희대학교 동서의학대학원 연구팀	알레르기	외부의 이물질로 인한 자극에 반복적으로 접촉할 때 이상 반응을 일으키는 알레르기
대전대학교 한의학연구소 연구팀	면역력	조혈촉진 및 면역기능 약화
신라대학교 체육학과 연구팀	호흡기	오가피차를 하루 3번 1개월 복용 후 심폐기능 향상
일본	항암효과	가시오가피의 세사민이 위암 세포를 억제, 스트레스에 의한 위궤양 보호
중국	자양, 강장, 당뇨병, 기관지염	지친 심신에 노동 능력 향상, 스태미너 강화, 성기능 개선, 당뇨병, 만성기관지염

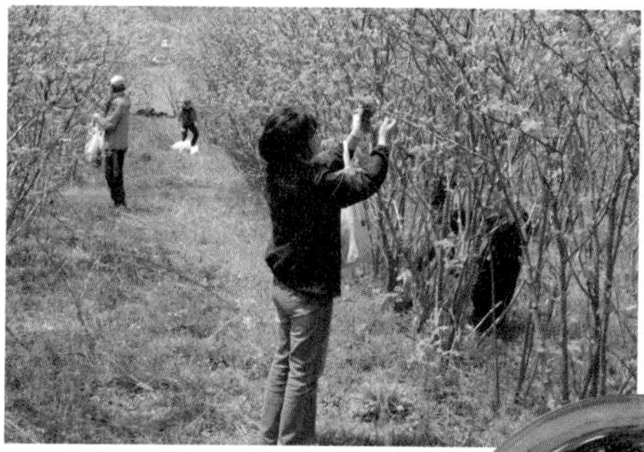

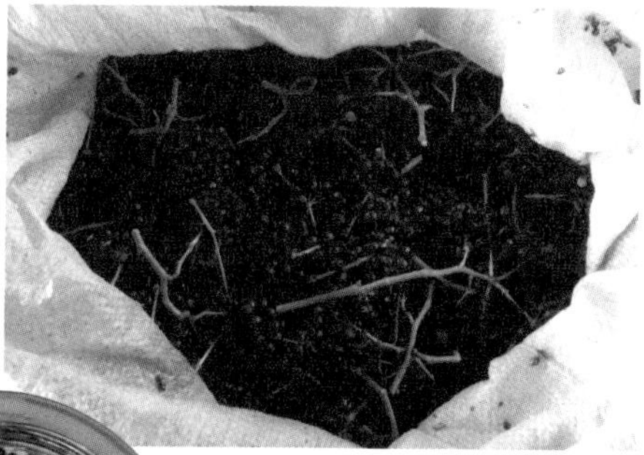

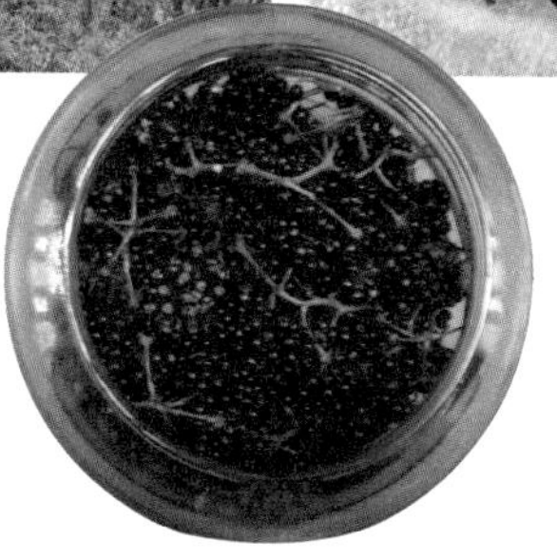

4. 오가피의 이용 방법

구분	이용	방법
잎	나물 장아찌 차 술 환 효소 약재	1. 봄에 잎을 따서 뜨거운 물에 살짝 데쳐서 나물로 무쳐 먹는다. 2. 봄에 잎을 따서 깻잎처럼 간장에 재어 장아찌를 만든다. 3. 봄에 잎을 따서 말려서 차로 먹는다. 4. 봄에 잎을 따서 햇볕에 말려서 가루로 내어 찹쌀과 배합해서 환을 만든다. 5. 봄에 잎을 따서 항아리에 넣고 설탕이나 시럽을 넣고 100일 후에 효소 1에 찬물 5의 비율로 희석해서 마신다. 6. 잎을 말려 쓴다.
열매	효소 술 액상차	1. 가을에 검은 열매를 따서 항아리에 넣고 설탕이나 시럽을 붓는다. 그리고 100일 후에 효소 1에 찬물 5의 비율로 희석해서 마신다. 2. 가을에 검은 열매를 따서 용기에 넣고 20도 소주를 붓고 밀봉하여 15일 후에 먹는다.
가지	약재 술	1. 수시로 가지를 채취하여 햇볕에 말린 후 적당한 크기로 잘라 약재로 쓴다. 2. 수시로 가지를 채취하여 적당한 크기로 잘라 용기에 넣고 소주를 붓고 밀봉하여 3개월 후에 먹는다.
뿌리	약재 액상차	수시로 뿌리를 채취하여 물로 씻은 후 햇볕에 말려 적당한 크기로 잘라 쓴다.

5. 오가피로 건강을 되찾은 사람들

병든 몸을 치유하는 최상의 건강법은 어디에 있단 말인가? 의학의 발달로 100세 시대에 살고 있지만 수명이 늘어나는 만큼 나이를 먹을수록 건강이 받쳐주지 않는 이상한 세계에 살고 있다.

행복의 조건이 많이 있지만 뭐니 뭐니 해도 건강이다. 한국인은 남녀 모두 평균적으로 5~6년씩 병을 앓는다. 평균 수명이 남성이 77세, 여성이 84세에 눈을 감는다. 노후생활 자금도 없는 상태여서 돈 없는 마지막 아프고 질병으로 고통으로 받고 있는 현실에 탄식만 나온다.

건강은 개인적으로 편차가 심하지만 무병장수는 누구나 가지는 꿈이다. 하지만 막상 각종 병에 걸렸을 때 막상 현실에서 극복하는 사람은 그다지 많지 않다. 최근 현대의학에 병든 몸을 맡긴 사람들이 쉽게 병을 치료하지 못하고 평생을 약과 병원에 의지를 해야 하는 상황에서 대체보완요법이나 자연치유가 대안으로 떠오르고 있다.

나의 병은 식습관의 결과라는 말이 있듯이 평소에 올바른 식습관, 자연식 식단, 인체의 불균형, 스트레스를 덜 받고 마음을 다스리고 병을 미리 예방하는 예방의학에 관심을 두고 몸은 스스로 고쳐야 하는 시대가 되었다.

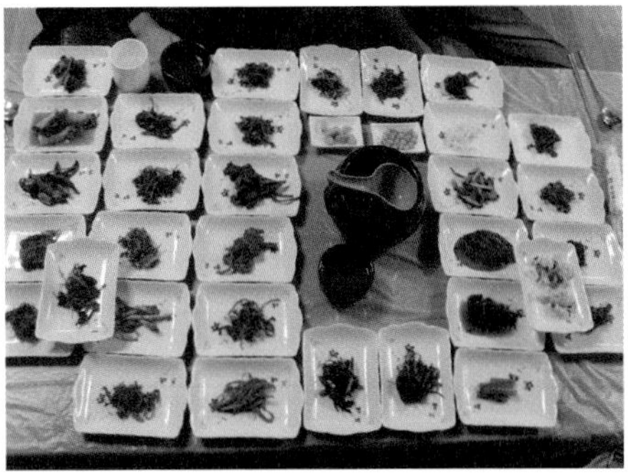

* 오가피주를 곁들인 산야초 자연식

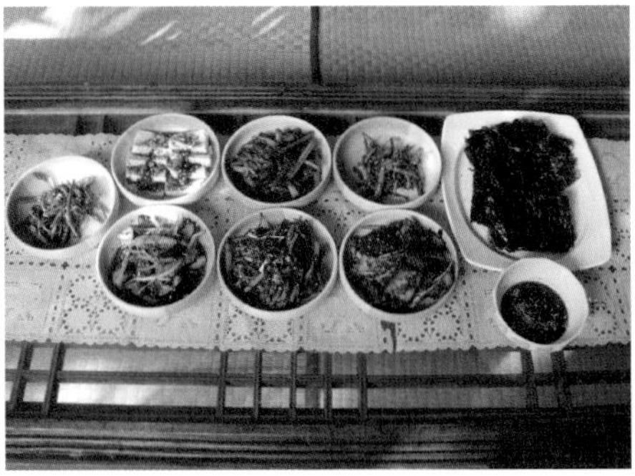

* 자연식

인간은 스스로 몸을 스스로 치유할 수 있는 잠재적 능력을 가지고 있기 때문에 어떤 의술과 약보다도 강력하지만, 부작용이 없다.

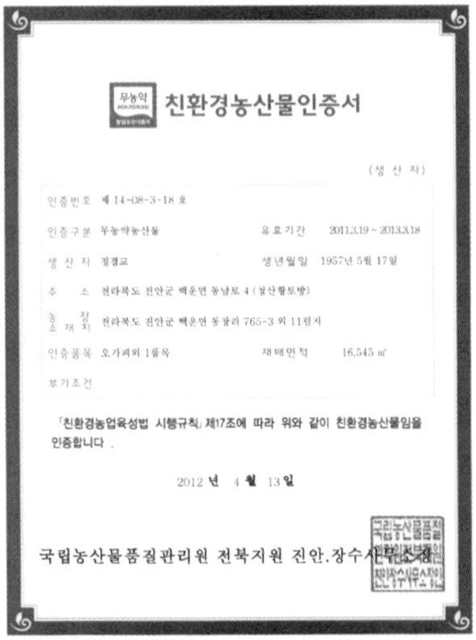

무농약

친환경농산물인증서

(생 산 자)

인증번호	제 14-08-3-18 호		
인증구분	무농약농산물	유효기간	2011.3.19 ~ 2013.3.18
생 산 자	정경교	생년월일	1957년 5월 17일
주 소	전라북도 진안군 백운면 동남로 4 (청산황토방)		
농 장 소 재 지	전라북도 진안군 백운면 동창리 765-3 외 11필지		
인증품목	오가피외 1품목	재배면적	16,545 ㎡
부가조건			

「친환경농업육성법 시행규칙」 제17조에 따라 위와 같이 친환경농산물임을 인증합니다 .

2012 년 4 월 13 일

국립농산물품질관리원 전북지원 진안.장수사무소장

* 무농약인증서

약산 정구영은 힐링자연치유센터를 운영하면서 사람을 살리는 활인에 인생의 태반을 보냈다. 20년째 유기합성농약과 화학비료를 일체 사용하지 않아 국립농산물품질관리원에서 유기농산물 인증을 받고 내공을 담아 지극정성으로 달인 오가피와 효소를 먹고 건강을 찾은 사람들의 체험을 병든 자에게 행복과 건강으로 희망을 주고 있다.

독자에게도 체험으로 병든 몸이 건강한 몸으로 치유되는 희망을 주고 싶다. 이 책을 통해서 더 건강하고 활기찬 삶과 삶의 질이 향상되길 바란다. 약초는 정성으로 달여야 한다. 그저 돈을 보고 몇 시간 또는 하루를 달인다고 하면 효능은 아주 미미하다. 최소 3일은 달인 것을 장복해야 효능을 기대할 수 있다.

전북 진안군 백운면 녹수청산 덕태산(1,113m) 섬진강 발원지 자락에서 힐링자연치유센터를 운영하는 약산 정구영은 삶에서 건강보다 중요한 것은 없다고 강조하면서, 오가피는 하늘의 별인 오성(五星)의 기운과 '천지조화(天地調和) 일월심공(日月心空)'으로 자연의 소리를 들으며 자라는 약초이기 때문에 오가피는 자연산과 무농약으로 재배한 오가피로 추출하는 과정이 중요하고, 오가피 뿌리와 가지를 '가시오가피+토종오가피+섬오가피+두충+감초+증상별 약초'를 가미하여 약한 불로 3일 이상 3~9번 정성스럽게 달여야 한다.

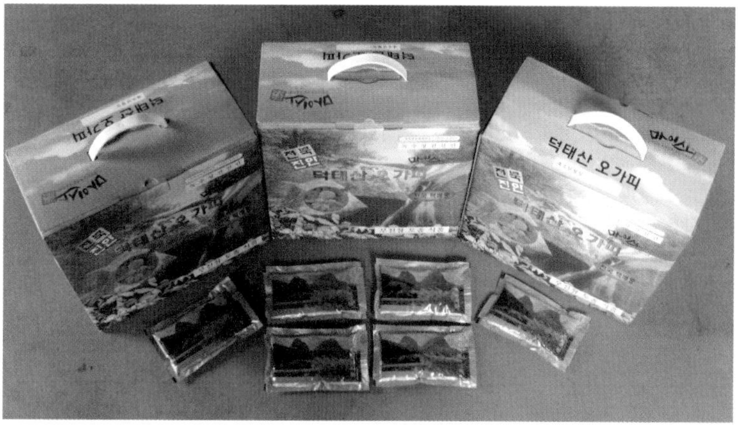

* 토종 가시오가피

● 휠체어에 의지한 몸, 오가피를 통해 생명을 되찾다

저자 **정구영**(60세) 서울시 강남구

2000년 10월 가평에서 교통사고를 당해 늑골 7개가 골절되어 가슴 밑으로는 흑인처럼 피부가 검게 되었다. 서울 ㅇㅇ병원 중환자실에 있다가 일반실에 장기간 입원과 퇴원할 때까지 휠체어에 의지하였다. 평생을 장애자로 살아야 한다는 절망 속에서 대학원에서 만난 정경교 친구가 오가피를 권해 장복한 결과 피부색깔이 정상으로 돌아오고 지금은 누구보다도 건강한 몸이 되었다.

● 오기피를 장복하고 병든 몸에서 100세 청년처럼 건강한 몸이 되다

정경교(60세) 전북 진안군

목포해양대학교를 졸업한 후 외양선을 12년 타면서 외로움 속에서 젊음만 믿고 날마다 술로 인해 몸이 나빠진 상태에서 부산 남포동 자갈치시장 앞에서 쓰러졌다. 그 후에 1등 항해사인 선장 자격증을 취득했지만 매일 설사를 하고 피곤한 상태서 외항선 생활을 더 이상 할 수 없었다. 그래서 1992년 귀농한 후 오가피를 심고 가꾸며 장복한 결과 지금은 100세 청년처럼 건강하며, 방송 · 종편에 수십 차례 출연하기도 했다.

● 오가피를 복용 후 제2의 건강인생을 찾다

조종덕(66세) 서울시 강남구

평소에 건강에 자신이 있었고, 마라톤대회에서 완주한 경험도 있다. 건강출판사를 운영하면서 건강과 관련해서 많은 책을 냈다. 과음하지도 않고 무리를 하지 않았는데, 어느 날 화장실에서 하혈이 계속되었다. 여러 번의 하혈을 한 후에 평지는 물론 오르막길을 걸을 수가 없었다. 마침 저자인 정구영에게 전화를 했더니 오가피를 권유해 복용한 후 건강을 되찾고 활기찬 생활을 하고 있다.

● 잦은 두통과 현기증이 사라졌다

김기정(54세) 경기도 고양시 일산동구

보건소에서 흡연자들에게 담배의 유해성을 상담하는 일을 하고 있다. 갱년기에 접어 쉽게 피곤한 상태에서 무릎을 부딪쳐 일산 정형외과 병원에 21일째 입원하고 있었는데 오가피를 알게 되어 일주일 복용한 후 잦은 두통과 현기증이 사라지고, 무릎통증이 현저하게 감소하였다. 걷지도 운동도 못하는 상태에서 약을 계속 먹어 몸이 더 안 좋아졌지만, 오가피를 만나 새 생명을 얻었다.

● 50년간 턱밑에 면도 독이 오가피 복용 후 사라지다

정연의(고인) 전북 진안군

20대에 면도 독으로 인하여 얼굴 턱 밑에 면도로 인한 종기가 생겨 백방으로 치료를 하였으나, 낫지 않아 항상 고민을 하고 있었다. 그러면 어느 날 갑자기 좋은 직장을 그만두고 외항선을 타는 아들이 귀농을 한다 하여 극구 반대하였다. 아들이 귀농하여 기거할 집을 짓고 농사는 하지 않고 오가피를 심고 오가피를 달인 액상차를 온 가족이 복용을 하게 되었는데 한 달 후에 면도 독이 사라졌다.

● 온 몸의 두드러기가 없어지다

김옥자(57세) 부천시 소사구

여러 번의 고관절 수술로 인하여 병원약과 마취 후유증에 의한 피부발진과 두드러기로 인하여 가려움이 시달렸다. 마침 부천중앙새마을금고 제1기 주부대학에서 '약초효소와 함께 건강한 노후생활' 정구영 강사에게 듣고 효소가 장내환경을 정화, 혈관의 영양을 세포로 보내고 독소를 배출, 세포 형성, 해독을 한다는 것을 알게 되었다. 그래서 가시오가피 액상차와 효소를 신청하여 복용 3일 후 두드러기가 사라졌다.

● 오가피 복용 후 두 다리로 걷고 혼자 버스를 타다

홍금숙 정경교의 모친(고인)

가벼운 뇌출혈로 평생을 병원(양의, 한의)을 달고 살았다. 누군가 부축을 해주지 않으면 혼자서는 걸을 수 없고 버스를 탄다는 것은 상상도 해보지 않았다. 그런데 아들이 귀농하여 오가피를 심고 정성으로 달인 오가피를 복용한 후 3일째부터 부축 없이 걷고 혼자 버스를 탈 수 있게 되었다. 효자 아들 덕분에 걸을 수 있다는 것에 감사한다.

● 산후조리 후유증과 비염을 완치하다

김미경(56세) 전북 전주시 덕진구

결혼 후 산후조리를 제대로 못하여 손목 수근골 뼈가 바근바근할 정도로 손목을 사용하는 데 어려움에 시달렸고, 몸이 냉하여 잦은 감기에 비염을 앓고 살았다. 그런데 오가피를 장복한 후 손목을 사용하는 데 지장이 없고, 비염이 사라졌다. 약을 먹지 않고 오가피를 만난 후 저는 제2의 새 삶을 찾고 주위 사람들에게 천연 건강요법을 전하고 있다.

● 목디스크를 오가피로 완치하다

정의민(32세) 전북 군산시 ○동

육군 전역을 앞두고 어느 날 목뼈(경추 7번)에 이상이 있어 군의관의 처방에 따라 물리치료를 받고 수술을 해야 한다는 권고를 받고 충격을 받았다. 아버지는 수술을 적극적으로 반대하고 의가사 전역을 해야 하는 상황에서 견디다가 전역

후 군산에서 GM에 근무할 때 아버지가 3일간 정성으로 달인 가시오가피를 한 달 복용한 후 피곤함과 목통증이 사라져 새 생명을 얻었다.

● 걸을 수 없던 허리통증이 사라졌다

정은영(63세) 전북 군산시 ○동

시골에서 농사일을 많이 관계로 고질적으로 허리통증에 시달렸다. 농사일을 하다가 일어설 때는 혼자 힘으로는 할 수 없어 지팡이나 주위 사람들에게 의지를 해야만 했다. 남편이 수술을 권유했으나 수술 기피증이 있어 아픈 상태로 살다. 그런데 어느 날 아는 분이 오가피가 허리통증에 좋다 하여 2박스를 주문해 복용한 후 허리통증이 사라졌다. 오가피를 만나 삶의 질이 향상되었다.

● 엉덩이의 종기가 사라졌다

임대환(62세) 전북 진안군

원인을 알 수 종기가 엉덩이에 생겨 전주 ㅇㅇ병원을 다녔으나 낫지 않아 고생을 하고 있던 차 오가피 농장에 취직하여 근무를 하던 중 진하게 달인 오가피를 3개월 정도 복용하자 종기가 사라져 삶에 활력을 얻고 열심히 살고 있다. 오가피식품 가공공장에서 근무하면서 병원에서 포기한 환자들이 오가피를 상복하고 나은 사람을 많이 목격하였다.

● 협심증이 사라졌다

강원식 전북 익산시

유전으로 인하여 심장이 약해 운동을 심하게 하거나 등산을 할 때 가슴이 압박되는 증상으로 전북에서 익산의 ㅇㅇㅇ병원에 20년째 다니며 의사가 준 처방약으로 생활을 해야만 했다. 마침 고등학교 동창인 친구가 오가피 농장을 한다고 하여 동창 모임 때 방문하게 되었고, 오가피를 15일 복용한 후 통증이 사라졌다. 이후 장복을 하자 증상이 완치가 되어 친구에게 감사하며 열심히 살고 있다.

● 인슐린을 맞아야 할 정도로 심한 당뇨병이 사라졌다

이택열(60세) 전북 전주시

누님은 쉽게 피곤하고 입이 마르고 물을 먹지 않으면 생활을 할 수 없어 동네 병원에 진단결과 당뇨병 판정을 받고도 관리를 소홀히 한 채 방치하다가 합병증으로 고생을 하였다. 마침 고등학교 후배가 사무실에 놀러와 대화를 하던 중 오가피를 권유하였다. 거절할 수 없어 오가피를 복용해보았는데, 이후 피곤함이 사라지고 입이 마름 것과 물을 마시고 싶지 않을 정도로 건강해졌다.

● 간경화로 식물인간 상태에서 건강을 되찾다

김점식(56세) 부산시 ○○구

부산에서 신발 공장을 근무하던 중 얼굴이 노랗고 피곤해서 부산의 고신대 병원에서 간에 복수가 차는 간경화 진단을 받고 장기간 입원 후 퇴원하여 집에서 요양을 하던 중 1년이 지나 식물인간이 되어 극단적인 생각으로 자살을 택하여 하던 중 2010년 2월 24일 KBS 〈6시 내고향〉 '오가피 명인'을 보고, 전화하여 오가피를 택배로 주문하여 복용한 후 20일 만에 걷기 시작하였다. 이제는 건강을 찾고 정상인처럼 활기찬 생활을 하고 있다.

● 오가피 복용 후 젊음을 되찾다

전병찬(58세) 경기도 화성시

평생을 농촌을 살리는 일과 4H 활동을 하면서 2014년 5월에 《흙과 나눔》이라는 책도 냈다. 평소에 무리를 하지 않고 건강관리를 잘해왔는데 어느 날 조금만 일을 해도 피곤하고 젊음을 되찾기 위해 주말이면 산도 다니고 한의원에서 보약을 지어 먹어봐도 갈수록 건강이 안 좋아지는 느낌을 받고 있었다. 그러던 차 지인의 소개로 가시오가피와 효소를 복용한 후에 젊음을 다시 회복하였다.

● 온 가족이 오가피로 건강을 되찾았다

김현태(55세) 수원시 영통구

국세공무원 운영과에 근무할 때 강사를 통해 오가피를 알게 되었다. 연로하신

어머니가 무릎과 허리 통증으로 고생을 하셨는데 오가피를 복용한 후 어머니도 좋아지고 나도 건강해졌다. 시간을 내서 오가피 농장을 직접 찾아 채취와 달이는 과정을 확인한 후에 온 가족이 오가피를 상복하였고, 지금은 건강을 되찾고 삶의 질이 향상되어 주위 사람들에게 오가피를 권유하고 있다.

● 피곤함이 사라졌다

정재서(62세) 서울시 은평구

대학교 교수로 집필 활동과 외부 강연으로 인하여 피곤하다는 말을 입에 달고 살았다. 날마다 피곤하다고 하니 아내가 몸에 좋다는 것을 챙겨주기도 하지만 집 근처의 북한산에 자주 오르면서 건강을 되찾으려고 노력을 하기도 했다. 마침 제자인 약산이 오가피 농장으로 초청해 온 가족이 방문한 후 오가피를 복용하였다. 이후에 믿을 수 없을 정도로 체력이 강해져 제2의 인생을 살고 있다.

● 두통과 요실금이 사라지다

최성옥(60세) 서울시 동대문구

젊었을 때 중풍으로 쓰러진 적이 있어 건강염려증에 시달리고 폐경도 30대 후반에 왔다. 잦은 두통과 신장기능이 약하여 주위 사람들에게 말을 못할 정도로 소변을 자주 보고, 요실금 때문에 고민을 하고 있었다. 그때 오가피가 신장에 좋다 하여 구입하여 복용하였다. 이후 믿을 수 없을 정도로 잦은 두통과 요실금이 사라져 오가피를 소개해준 친구에게 고맙게 생각하며 열심히 살고 있다.

● 전립선염이 사라졌다

우대서(92세) 부산시 ○구

전립선염이 심하여 소변을 볼 때 통증이 심하고 힘을 주면 자율성 신경이 통제가 안 되어 대변이 나오기도 하였다. 병원에서 진료를 받고 장기간 약을 복용을 해도 소용이 없었다. 그러던 중 서점에서 약초 관련 책을 보다가 저자에게 전화를 걸어 설명도 없이 살려달라고 했다. 저자가 '오가피+효소+스트렛치환(한풍제약)'을 권유하여 주문하여 한 달 정도 복용 후 심한 증세가 없어지고 소변을 잘 본다.

● 오가피 열매 효소 음용 후 식사를 하게 되었다

이자훈(79세) 성남시 분당구

누구보다도 건강에는 자신이 있어 건강검진은 물론 병원에 가본 적 없이 살았다. 어느 날 대변이 시원하게 보지 못하고 밥맛이 없어 동네 의료원에서 갔더니 큰 병원으로 가보라 해서 진단을 받은 결과 대장암 말기였다. 6번의 항암치료를 잘 받고 7번째 받은 후부터 밥맛이 없고 설령 먹는다 해도 설사를 했다. 저자에게 전화를 걸어 오가피 열매 효소를 음용한 후 밥을 먹을 수 있었다.

● 마지막 희망, 오가피에 걸다

김진섭(87세) 대전시 ○구

지금 아내는 암 투병 중이다. 아내의 곁에서 병수발을 하며 아내가 낫기를 기원하며 살고 있다. 2013년 효소가 좋다는 열풍이 불었고, 효소를 직접 담가 아내에게 음용시켰다. 아내는 음식을 소화하는 효소가 고갈되었는지 설사를 했다. 지금은 오가피를 주문하여 숟가락으로 씹어서 먹고 있다. 암이 쉽게 나을 수 있다고 믿지는 않았다. 하지만 오가피를 먹으며 새 생명에 희망을 걸고 있다.

● 온 몸의 병이 사라지고 건강을 되찾다

진명 스님 서울시 성동구

출가하기 전에 우울증으로 고생을 하다가 출가한 이후 사찰 음식과 자연식을 통하여 건강을 되찾았다. 하지만 도심의 사찰에서 생활을 하다보니 다시 조금만 활동을 해도 쉽게 피곤하고, 음식을 먹어도 소화가 되지 않아 고민을 하던 차 나무동의보감의 저자를 알게 되었다. 그래서 오가피 농장을 방문하여 오가피를 달인 액상차와 가시오가피 열매 효소를 복용한 이후 피곤함이 사라지고 건강을 되찾았다.

참고문헌

- 국립문화재연구소, 민간의학, 1997
- 강명권, 지리산 약초 장아찌, 아카데미북, 2012
- kbs 생로병사의 비밀 제작팀, 비타북스, 2011
- 고경석 · 김윤식, 원색식물도감, 아카데미서적, 1989
- 공무원연금관리공단, 음식과 건강, 2005
- 김옥임 · 남정칠(글) · 이원규(사진), 식물비교도감, 현암사, 2009
- 김정숙, 산나물 들나물, 아카데미북, 2010
- 김정숙 · 한도연, 자연의 깊은 맛 장아찌, 아카데미북, 2010
- 김태정, 한국의 자원식물, 서울대출판부, 1996
- 김태정, 한국의 산야초, 국일미디어, 1994
- 농촌진흥청, 전통지식 모음집(약용식물 이용편), 1997
- 루이스 이그나로, 정헌택 옮김, 심혈관질환 이젠 No, 푸른숲, 2005
- 문관심. 약초의 성분과 이용, 과학백과사전출판사, 1984
- 배기환, 한국의 약용식물, 교학사, 2000
- 배종진, 약초도감, 더블유출판사, 2009
- 식약청, 약용식물도감, 1998
- 신동원, 한권으로 읽는 동의보감, 들녘, 1999
- 신재용, 내 마음대로 달여 마시는 건강약재, 삶과 꿈, 2000
- 신현재, 춤추는 효소, 이채, 2012
- 이영노, 한국식물도감, 교학사, 1997
- 이원섭, 왕실 양명술건강법, 문중, 2010
- 이창복, 대한식물도감, 향문사, 1980

- 이우철, 한국기준식물도감, 아카데미서적, 1996
- 이유미, 우리나무 백가지, 현암사, 1995
- 이영돈, 생로병사의 비밀, kbs 문화사업단, 1997
- 이정민, 처방 동의보감 1 · 2, 태일출판사, 2000
- 임경빈, 나무백과, 일지사, 1977
- 아보 도오루, 면역 건강 완전정복, 2010
- 안덕균, 한국의 본초도감, 교학사, 1998
- 안도 유키오, 인체의 신비, 고려원미디어, 1995
- 안덕균, 약초, 교학사, 2003
- 육창수, 생약도감, 경원, 1997
- 윤국병 · 장준근, 몸에 좋은 산야초, 석오출판사, 1989
- 전통의학연구소 편, 동양의학대사전, 성보사, 2000
- 정경대, 건강약차 108선, 이너북, 2007
- 정구영, 산야초도감, 혜성출판사, 2011
- 정구영, 효소동의보감, 글로북스, 2013
- 정구영, 나무동의보감, 글로북스, 2014
- 정구영, 효소수첩, 우듬지, 2013
- 정구영, 약초대사전, 글로북스, 2014
- 작물시험장, 현대인을 위한 민간약초, 상록사, 2002
- 최진규, 약초 산행, 김영사, 2002
- 최진규, 약이 되는 우리 풀 · 꽃 · 나무 1 · 2, 한문화, 2001

ㄱ

ㄴ

ㅅ

ㅇ

ㅈ

ㅊ

ㅋ

ㅌ

학명으로 찾아보기

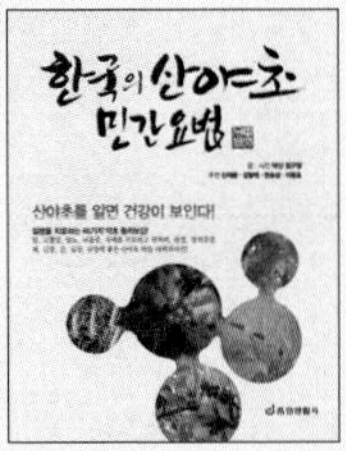

한국의 산야초 민간요법 〈최신 개정판〉

초판 1쇄 발행 | 2015년 2월 17일
초판 2쇄 발행 | 2015년 3월 10일
개정초판 1쇄 발행 | 2017년 8월 23일
개정초판 2쇄 발행 | 2020년 5월 15일

지은이 | 정구영(GuYoung Jeong)
펴낸이 | 최점옥(JeomOg Choi)
펴낸곳 | 중앙생활사(Joongang Life Publishing Co.)

대　표 | 김용주
편　집 | 한옥수 · 유라미
디자인 | 박근영
마케팅 | 김희석
인터넷 | 김회승

출력 | 케이피알 종이 | 한솔PNS 인쇄 | 케이피알 제본 | 은정제책사

잘못된 책은 구입한 서점에서 교환해드립니다.
가격은 표지 뒷면에 있습니다.

ISBN 978-89-6141-205-6(03510)

등록 | 1999년 1월 16일 제2-2730호
주소 | ㊝04590 서울시 중구 다산로20길 5(신당4동 340-128) 중앙빌딩
전화 | (02)2253-4463(代) 팩스 | (02)2253-7988
홈페이지 | www.japub.co.kr 블로그 | http://blog.naver.com/japub
페이스북 | https://www.facebook.com/japub.co.kr 이메일 | japub@naver.com
♣ 중앙생활사는 중앙경제평론사 · 중앙에듀북스와 자매회사입니다.

※ 이 도서의 국립중앙도서관 출판시도서목록(CIP)은 서지정보유통지원시스템 홈페이지(http://seoji.nl.go.kr)와
국가자료공동목록시스템(http://www.nl.go.kr/kolisnet)에서 이용하실 수 있습니다.(CIP제어번호: CIP2017018653)